"博学而笃志，切问而近思。"

《论语》

博晓古今，可立一家之说；
学贯中西，或成经国之才。

复旦博学·复旦博学·复旦博学·复旦博学·复旦博学·复旦博学

基础医学本科核心课程系列教材

总主编：汤其群

局部解剖学

Regional anatomy

主　编　李文生

副主编　王　劼　张红旗

编　委（按姓氏笔画排序）
马丽香　王　劼　孙　燕　李文生
张红旗　邵云潮　秦　杰　高静琰
高　璐

绘　图　杨乔乔

复旦大学出版社

基础医学本科核心课程系列教材
编写委员会名单

总主编　汤其群

顾　问　郭慕依　查锡良　鲁映青　左　伋　钱睿哲

编　委（按姓氏笔画排序）

王　锦	左　伋	孙凤艳	朱虹光	汤其群	张红旗
张志刚	李文生	沈忆文	陆利民	陈　红	陈思锋
周国民	袁正宏	钱睿哲	黄志力	储以微	程训佳

秘　书　曾文姣

序 言

　　医学是人类繁衍与社会发展的曙光，在社会发展的各个阶段具有重要的意义，尤其是在科学鼎新、重视公民生活质量和生存价值的今天，更能体现她的尊严与崇高。

　　医学的世界博大而精深，学科广泛，学理严谨；技术精致，关系密切。大凡医学院校必有基础医学的传承而显现特色。复旦大学基础医学院的前身分别为上海第一医学院基础医学部和上海医科大学基础医学院，诞生至今已整 60 年。沐浴历史沧桑，无论校名更迭，复旦大学基础医学素以"师资雄厚，基础扎实"的风范在国内外医学界树有声望，尤其是基础医学各二级学科自编重视基础理论和实验操作、密切联系临床医学的本科生教材，一直是基础医学院的特色传统。每当校友返校或相聚之时，回忆起在基础医学院所使用的教材及教师严谨、认真授课的情景，都印象深刻。这一传统为培养一批又一批视野开阔、基础理论扎实和实验技能过硬的医学本科生起到关键作用。

　　21 世纪是一个知识爆炸、高度信息化的时代，互联网技术日益丰富，如何改革和精简课程，以适应新时代知识传授的特点和当代大学生学习模式的转变，日益成为当代医学教育关注的核心问题之一。复旦大学基础医学院自 2014 年起在全院范围内，通过聘请具有丰富教学经验和教材编写经验的全国知名教授为顾问、以各学科带头人和骨干教师为主编和编写人员，在全面审视和分析当代医学本科学生基础阶段必备的知识点、知识面的基础上，实施基础医学"主干课程建设"项目，其目的是传承和发扬基础医学院的特色传统，进一步提高基础医学教学的质量。

　　在保持传统特色、协调好基础医学各二级学科和部分临床学科的基础上，在全院范围内组织编写涵盖临床医学、基础医学、公共卫生、药学、护理学等专业学习的医学基础知识的教材，这在基础医学院历史上还是首次。我们对教材编写提出统一要求，即做到内容新颖、语言简练、结合临床；编写格式规范化，图表力求创新；去除陈旧的知识和概念，凡涉及临床学科的教材，如《系统解剖学》《病理学》《生理学》《病理生理学》《药理学》《法医学》等，聘请相关临床专家进行审阅等。

由于编写时间匆促，这套系列教材一定会存在一些不足和遗憾，希望同道们不吝指教和批评，在使用过程中多提宝贵意见，以便再版时完善提高。

2015 年 8 月

前　言

一本优秀的教材，不仅能够传授本学科基本理论、基本知识和基本技能，培养学生的职业道德、创新精神和实践能力，而且能够反映教材编写单位该学科的教学特色和优良传统。

我校出版的《局部解剖学》就是这样一部教材。该教材最早可追溯到 20 世纪 60 年代，经过一代代主编、编者和学生们的共同努力，《局部解剖学》已形成具有我校鲜明特色的优秀教材，主要表现在教学内容上充分重视实验操作，训练学生的动手能力；密切联系临床，培养学生以疾病为中心的分析能力。因此，对这样一本教材进行修订，是一项十分艰巨的任务，我们深感责任重大。

根据复旦大学基础医学院和复旦大学出版社对教材编写提出的总体要求，我们组织全体编写老师认真学习我校前几版和全国统编及其他兄弟院校主编的《局部解剖学》教材，总结各自的优点，经过充分讨论，大家一致认为新版教材的基本框架仍以我校前几版教材为基础，结合其他教材的一些特色，最后成书。全书以授课内容的顺序排版，共包括绪论、上肢、颈部、头部、下肢、胸部、腹部、盆部、会阴、脊柱区 10 个部分，约 18 万字，插图 209 幅。

新版教材的特色主要体现在以下几个方面。

1) 内容简要，图文并茂：在保证知识较为系统的前提下，删除一些已在系解中讲授的或者是论文性的内容，显著减轻了学生的负担。同时，为方便观察和理解局部结构，全书采用彩色插图，形象逼真。

2) 注重实践，联系临床：本书在操作指导上，强调局部的层次概念，以层次找结构。同时，强调基础与临床的结合，通过对局部可能出现的症状、手术解剖要点的描述和分析，以期学生掌握相关的解剖学知识及其临床应用，激发大家的学习兴趣。

3) 为适应医学影像学的发展，增加了部分典型断层解剖图片，这些图片均来自我校人体科学馆的断层标本，方便大家课后自学。

在本书付梓之际，首先感谢《局部解剖学》前几版的主编于彦铮教授、罗宝国教授以及其他编者，正是由于他们的卓越追求和无私奉献，才有了这样一本具有上医特色的局部解剖学教材原本；其次感谢所有参与本书编写的老师，大家在教学、科研工作十分繁忙的情况下，仍然抽出时间，精诚协作，力争编写出最好的内容。复旦大学附属中山医院骨科邵云潮副主任医师也在繁忙的临床工作之余，参与本书部分章节的编写和审阅。同时，要感谢复旦大学附属中山医院泌尿外科王国民教授，他对本书的部分章节进行了认真细致的审阅，提出了宝贵的意见，从他的身上，我们学到了前辈医学大家为人为事之风范。最后要感谢中国科学院神经科学研究所杨乔乔博士后，她自小对美术十分感兴趣，在我系攻读博士期间，重修人体解剖学，对人体形态、结构有了更加深入的了解，全书的彩色插图多数由她重新绘制。

教材使用是改进和提高的最佳途径。只有经过千锤百炼，才能铸就精品与特色。限于主编和编委的水平，因此，我们真诚期待广大读者在本书使用过程中，多提批评和建议，不断地修正不足、改正错误，以使本书日臻完善。

李文生

2016 年 5 月

目 录

绪论 ……………………………………………………………………………… 1

第一章　上肢 ……………………………………………………………… **5**
　　第一节　概述 ……………………………………………………………… 5
　　第二节　胸前区及腋区 …………………………………………………… 7
　　第三节　臂前区、肘前区及前臂前区 …………………………………… 19
　　第四节　肩胛区、臂后区、肘后区及前臂后区 ………………………… 29
　　第五节　手掌及手指掌面 ………………………………………………… 35
　　第六节　手背及手指背面 ………………………………………………… 44
　　第七节　断层影像解剖 …………………………………………………… 48

第二章　颈部 ……………………………………………………………… **50**
　　第一节　概述 ……………………………………………………………… 50
　　第二节　颈前区 …………………………………………………………… 54
　　第三节　胸锁乳突肌区和颈外侧区 ……………………………………… 67
　　第四节　断层影像解剖 …………………………………………………… 71

第三章　头部 ……………………………………………………………… **73**
　　第一节　概述 ……………………………………………………………… 73
　　第二节　面部 ……………………………………………………………… 75
　　第三节　颞下窝、下颌后窝及翼腭窝 …………………………………… 82
　　第四节　颅部 ……………………………………………………………… 86
　　第五节　脑的解剖 ………………………………………………………… 94
　　第六节　断层影像解剖 …………………………………………………… 97

第四章　下肢 ……………………………………………………………… **99**
　　第一节　概述 ……………………………………………………………… 99
　　第二节　股前内侧区 ……………………………………………………… 101

第三节　臀区和股后区 …………………………………… 110

第四节　腘窝和小腿后区 ………………………………… 115

第五节　小腿前外侧区、踝前区及足背 ………………… 120

第六节　踝后区和足底 …………………………………… 125

第七节　断层影像解剖 …………………………………… 129

第五章　胸部 ……………………………………………… 130

第一节　概述 ……………………………………………… 130

第二节　胸壁、胸膜及肺 ………………………………… 131

第三节　纵隔 ……………………………………………… 142

第四节　心 ………………………………………………… 151

第五节　断层影像解剖 …………………………………… 158

第六章　腹部 ……………………………………………… 161

第一节　概述 ……………………………………………… 161

第二节　腹前外侧壁 ……………………………………… 163

第三节　腹膜及腹部脏器的初步观察 …………………… 174

第四节　结肠上区器官 …………………………………… 184

第五节　肝的解剖 ………………………………………… 194

第六节　结肠下区器官 …………………………………… 198

第七节　腹后壁 …………………………………………… 204

第八节　断层影像解剖 …………………………………… 211

第七章　盆部 ……………………………………………… 214

第一节　概述 ……………………………………………… 214

第二节　盆腔 ……………………………………………… 214

第八章　会阴 ……………………………………………… 229

第一节　概述 ……………………………………………… 229

第二节　肛区 ……………………………………………… 229

第三节　尿生殖区 ………………………………………… 234

第九章　脊柱区 …………………………………………… 239

第一节　概述 ……………………………………………… 239

第二节　脊柱周围的软组织 ……………………………… 240

第三节　背部深层及脊柱 ………………………………… 246

中英文对照索引 …………………………………………… 250

主要参考文献 ……………………………………………… 253

绪　　论

局部解剖学(regional anatomy)是指按照人体的局部分区,研究各区域内器官与结构的位置、形态、毗邻、层次关系和临床应用的科学。局部解剖学是解剖学的分科之一,它是在完成系统解剖学学习的基础上,通过实地尸体解剖和观察,巩固相关知识,为下一步临床课程和临床实践的学习打下坚实的基础。因此,局部解剖学是基础医学与临床医学之间重要的桥梁课程。

一、人体的分区及基本层次结构

人体可分为头、颈、躯干(包括胸部、腹部、盆部和会阴)、上肢和下肢5个部分。头与躯干的基本结构大致相同,均由皮肤、浅筋膜、深筋膜、肌和骨骼等共同构成腔或管,容纳并保护中枢神经、感觉器官和内脏器官等。四肢以骨骼为支架,肌跨越关节附着于骨,深筋膜包裹着肌,浅筋膜位于皮下。全身各局部、器官均有血管和神经分布。

（一）皮肤

皮肤(skin)被覆于全身表面,借结缔组织的纤维束与深面的浅筋膜相连。人体各部的皮肤厚薄不一,一般总是腹侧面较薄,背侧面较厚,但手和足则相反。此外,全身皮肤的纹理并不一致。因此,在作皮肤切口时应注意上述特点。

（二）浅筋膜

浅筋膜(superficial fascia)位于皮下,又称皮下组织,全身都有,属于疏松结缔组织。它的厚薄和结构,在不同部位有着较大的差别。全身除眼睑、阴囊等部位外,都含有脂肪组织(因人的胖瘦不同而有明显的区别)。浅筋膜内纤维束的强弱和松紧,关系着皮肤移动性的大小,以及解剖时剥离皮肤的难易。头皮、项、背、手掌和足底等部位的浅筋膜致密,使皮肤紧密连接于深部结构,其他部位的浅筋膜相对疏松并有弹性。

浅筋膜内有皮神经、浅血管和浅淋巴管分布。皮神经穿出深筋膜后,走行在浅筋膜内,并以细支分布于皮肤。浅静脉明显,多吻合,一般不与动脉伴行,最后穿深筋膜注入深静脉。浅层动脉细小。浅淋巴管丰富,细小,肉眼不易辨认。在头颈、腋窝和腹股沟等交界部位的浅筋膜内可见到淋巴结。

（三）深筋膜

深筋膜(deep fascia)又称固有筋膜,是位于浅筋膜深面包裹着肌的一层纤维组织膜。在四肢,深筋膜深入肌群之间,附着于骨,构成肌间隔。深筋膜包裹肌形成肌鞘,包裹血管和神经形成血管神经鞘,包裹腺体形成筋膜鞘或囊。在某些部位,如腕部和踝部,深筋膜在局部横行增厚,两端固定于骨性突起上形成支持带,能约束其深面的肌腱。解剖时应注意各处深筋膜的厚薄及其与肌的关系。

（四）肌

肌(muscle)包括平滑肌、心肌和骨骼肌。骨骼肌一般由肌腹和肌腱组成。肌腹由肌纤维构成的肌束组成,具有收缩功能;肌腱呈条索状或带状,由胶原纤维束构成。骨骼肌以腱附着于骨面或筋膜上。某些肌或腱在与骨、关节囊和筋膜的接触处,有滑膜囊形成,以减少摩擦。解剖肌时应先使之紧张,认清其边界,然后沿肌束的方向,清除结缔组织并进行分离。

（五）血管

动脉(artery)与伴行静脉相比管径细、管腔圆、管壁厚且有弹性。静脉(vein)管径较粗、管腔塌陷、管壁薄且弹性差。在尸体上,动脉腔内一般不含血液,而静脉腔内常含有凝固的血块。静脉属支多,彼此之间多吻合。深静脉常与动脉伴行,在四肢与中小型动脉伴行的静脉多是2条,走行在动脉两侧。

（六）淋巴管和淋巴结

淋巴管(lymphatic vessel)形态结构与静脉相似,管壁薄,呈白色,除胸导管和右淋巴导管及位于淋巴结附近的淋巴管能够观察到外,其他部位的淋巴管不易解剖和辨认。淋巴结(lymph node)为大小不一的圆形或椭圆形小体,呈灰红色,常沿血管配布,多位于人体的凹窝或隐蔽处,如腋窝、腹股沟和胸、腹、盆腔内的大血管周围。

（七）神经

神经(nerve)呈白色条索状,除皮神经外,常与血管伴行,由结缔组织包绕形成血管神经束。脏器周围的自主神经常缠绕在脏器和血管壁上形成神经丛,随血管分布,解剖时较难分离。

二、解剖器械及使用

（一）解剖刀

解剖刀(scalpel)有不同的型号。常用刀刃切开皮肤、切断肌和其他软组织,用刀尖修洁血管和神经,用刀柄钝性分离组织等。一般右手持刀,切皮时可用抓持法,即将刀柄捏于拇指与中指、环指和小指3指之间,示指指腹压在刀背上,切开皮肤。修洁血管、神经和其他结构时,可采用执笔法,即用拇指、示指和中指3指捏持刀柄前部,用手指指间关节和掌间关节的小幅度运动,沿血管和神经的走向进行修洁。用刀时应时刻注意安全,谨防误伤自己和他人。

（二）解剖镊

解剖镊(forceps)分有齿镊和无齿镊两种。前者用于夹持皮肤或较坚韧的结构;后者用于夹持血管、神经和肌等组织。一般左手持镊,将解剖镊夹于拇指与示指、中指指腹之间,用手指捏紧,也可两手同时持镊进行血管、神经的追踪和分离。切忌用有齿镊夹持血管、神经和肌组织,以防损坏上述结构。

（三）　剪

剪（scissors）有直剪和弯剪、圆头和尖头及长、短之分。圆头一般用于剪开、分离组织和修洁血管；尖头常用于剪断较坚韧的结构如肌腱、韧带等。正确的持剪方法是将拇指和无名指伸入剪柄的环内，中指放在剪环的前方，示指压在剪刀轴处，这样能起到稳定和定向的作用。

（四）　血管钳

血管钳（hemostatic forceps）用于分离软组织及血管和神经等，在解剖时也可钳夹皮肤、肌腱和韧带等，作牵引固定之用。

三、　解剖操作的基本技术

（一）　解剖皮肤

在尸体皮肤上，先按拟作的皮肤切口用刀尖背划一线痕，然后沿该线将刀刃与皮肤呈45°角切开皮肤。切口深度以切透皮肤、但不伤及筋膜为宜。可用有齿镊或血管钳牵起切开的皮肤一角，将皮肤翻起，用刀将皮肤与皮下组织分开，将皮肤剥离、翻起。注意勿使过多的皮下组织附于皮片。

（二）　解剖浅筋膜

浅筋膜的解剖主要是显露浅静脉、皮神经，并清除疏松结缔组织。沿浅静脉、皮神经走向切开浅筋膜，暴露并分离之。在某些部位的浅筋膜内有浅淋巴结，用刀尖分离脂肪组织，寻找淋巴结，观察与淋巴结相连的淋巴管。将解剖出的主要浅静脉和皮神经保留，其余的组织、淋巴结及小静脉一律清除，暴露深筋膜。

（三）　解剖深筋膜

深筋膜覆盖在肌的表面，解剖时用解剖镊提起深筋膜，沿肌纤维方向，使刀刃平贴肌表面，将筋膜从肌表面分离并切除之。腰背部及四肢的深筋膜厚而致密，可成层切除或切开翻起。躯干部深筋膜大部分与肌层结合紧密，因此，难以完整剥离。

（四）　解剖血管、神经

深部的血管、神经均走行于肌与肌之间，或位于脏器周围的结缔组织内。解剖时，先用刀尖沿血管、神经主干的走向，划开包绕它们的血管神经鞘，显露出血管、神经的主干，然后用解剖镊提起血管、神经，剔除周围的结缔组织及缠绕在血管壁上的神经丛，找出其分支。

（五）　解剖肌

沿肌纤维的方向切开并剥离肌表面的深筋膜，修整肌的边界，观察肌的位置、形态、起止、血管和神经的分布。有时需按规定将肌切断，以便观察深层结构。在切断肌时，先将其边界完全分清，并用刀柄或手指伸入其深面，将其与深面的结构分离，然后用刀将肌切断，注意勿伤及深层结构。

（六）　解剖脏器

打开胸、腹腔后，先原位观察脏器所在的位置、体表投影、毗邻关系和浆膜配布。再查看其血管、神经，根据操作要求决定是否切断血管、神经及有关固定装置，取出脏器后作进一步观察。

四、 解剖操作注意事项

第一,尊重尸体。尸体是"无语良师(silent mentor)",是他们无私的奉献,才有我们实习的机会,是人间的大爱。我们要尊重他,珍惜他,理解他,教室内保持安静,不可大声喧哗。

第二,做好预习。局部解剖学课时少,内容多,因此课堂时间紧,且相关知识已在系统解剖学上讲授过,故应在每次课前做好预习。

第三,勤动手、善用眼、多思考。尸体解剖是学好局部解剖学最重要的方法,也是临床外科手术技术的基础,故应尽可能多动手、多观察、多思考,不断总结,做到基础联系临床,形态结合功能。

第四,强调层次概念。要按操作要求由浅入深逐层解剖,完成一层内的主要结构解剖后才可进行下一层解剖,要主次分明,先查主要结构,再寻找次要结构。对主要结构要加以保护,必要时在做好标记后切断,避免切除。

第五,团队合作。每次课前小组成员应明确分工,大家轮流担任主刀、助手、阅读指导等岗位。每一结构被切除或割断前,应让全组成员都观察一下,同时应争取多看些别的尸体,更多地了解一些变异情况,透彻理解器官结构共性和个性的辩证关系。

第六,保持清洁卫生。下课时,应把解剖器械擦洗干净,妥善保管。把尸体盖好,不得暴露在外,以防干燥。将解剖下来的组织碎片收拾干净,送到专用的保洁箱内,保持实验室的清洁卫生。

(李文生)

第一章　上　肢

第一节　概　述

　　上肢(the upper limb)是人类重要的劳动器官,其骨骼轻巧,形态各异,关节囊薄而松弛,侧副韧带相对薄弱,肌形状细长、数目较多。上肢的动脉供应来自锁骨下动脉;静脉则汇集于锁骨下静脉;淋巴先集于腋淋巴结,再汇至锁骨下干。上肢的神经主要由臂丛发出。因此,上肢功能多样,运动灵活,尤其是手的结构功能更加复杂。

一、境界与分区

　　1. 境界　上肢与颈、胸、背部相连,以锁骨上缘外1/3段、肩峰至第7颈椎棘突的连线与颈部为界;以三角肌前、后缘上端与腋前、后襞下缘中点的连线与胸和背部为界。

　　2. 分区　上肢可分为肩、臂、肘、前臂、腕和手6部分。为方便解剖操作,可以将上肢分为:胸前区及腋区,臂前区、肘前区及前臂前区,肩胛区、臂后区、肘后区及前臂后区,手掌及手指掌面,手背及手指背面。

二、表面解剖

　　（一）体表标志

　　1. 胸前区及腋区

　　(1) 锁骨:位于颈根前方,居皮下,呈横"S"形,全长均可触及,锁骨的胸骨端最突起,明显突出于胸骨颈静脉切迹的外侧,肩峰端向外与肩胛骨的肩峰相接。

　　(2) 三角肌胸大肌间沟:位于锁骨外侧份的下方,胸大肌与三角肌之间。其近端在体表呈现一个凹窝,称锁骨下窝(infraclavicular fossa)。向窝底深按,可以摸到肩胛骨的喙突。

　　(3) 乳头:男性乳头平对第4肋间隙或第5肋,女性乳头的位置随乳房的形态不同而有改变。

　　(4) 腋窝:腋区的皮肤在上肢外展时呈现明显的凹陷,称腋窝(axillary fossa)。窝的前面为胸大肌边缘构成的腋前襞,窝的后面为背阔肌、大圆肌所形成的腋后襞,窝的内面为胸壁,外面为臂的上段。

2. 肩区

(1) 肩峰：为肩部的最高点，在肩区的外上方可以摸到。

(2) 肩胛冈：从肩峰至背部能触及其全长。肩区圆隆，主要由覆盖在肱骨上端的三角肌构成。

3. 臂区

(1) 肱二头肌：于臂的前面形成一个明显隆起，肌的内、外侧各有一条纵沟，称肱二头肌内侧沟（medial groove of biceps brachii）和肱二头肌外侧沟（lateral groove of biceps brachii）。

(2) 肱三头肌：3 个头于前臂伸直时，均可辨认。三角肌后缘下方的一条纵形隆起为长头，其外侧的隆起为外侧头，其内下方的隆起为内侧头。

4. 肘区

(1) 肱骨内、外上髁：是肘部两侧上方最突出的骨点，皮下可以摸到。

(2) 鹰嘴：为肘后明显的骨突，肘关节屈伸时，可见尺骨鹰嘴随关节的屈伸而移动。前臂伸直时，鹰嘴与肱骨内、外上髁在一条横线上；屈肘时，则 3 个骨突构成等腰三角形。

(3) 桡骨头：在肘后肱骨外上髁的下方，当回旋前臂时可摸到桡骨头在转动。

(4) 肘窝：是肘关节前方的一个三角形凹窝，其下外侧界为肱桡肌，下内侧界为旋前圆肌，上界为肱骨内、外上髁之间的连线。

(5) 肱二头肌腱及其腱膜：在肘窝内可摸到肱二头肌腱，当前臂半屈时，还可在肱二头肌腱内侧摸到其腱膜。

5. 前臂区和腕区

(1) 尺骨茎突和桡骨茎突：尺骨后缘为前臂后面的纵行骨隆起，往上接鹰嘴，向下可摸到尺骨头及其后内侧向下的突起，称尺骨茎突。在桡骨下端外侧可摸到桡骨茎突。桡骨茎突位置低于尺骨茎突 1～1.5 cm。因此，两个茎突不在同一水平线上。

(2) 腕部的肌腱：屈腕时前臂下份前面可以看到 3 条肌腱。掌长肌腱居中；外侧为桡侧腕屈肌腱，桡动脉就位于该腱的外侧；内侧为尺侧腕屈肌腱，止于豌豆骨。在伸腕、伸指时，在手背皮下可见指伸肌腱。

6. 手区

(1) 鱼际和小鱼际：是手掌桡侧、尺侧的肌性隆起，分别由拇指短肌、小指短肌组成。掌心为两鱼际之间的凹陷部分，相当于掌腱膜的位置。有 3 条掌横纹，最长的斜纹行于鱼际尺侧，深面有正中神经通过；近侧横纹略斜行于掌中部，桡侧端与鱼际纹重叠；远侧横纹横行，适对第 3～5 掌指关节的连线，其桡侧端稍弯向第 2 指蹼处。

(2) 解剖学鼻烟窝（snuff box）：为拇指外展伸直时，见到的尺侧由拇长伸肌腱、桡侧由拇长展肌腱和拇短伸肌腱所形成的三角形凹陷，其近侧界为桡骨茎突，窝底为手舟骨和大多角骨。手指压向窝底可摸到桡动脉的搏动。

（二）体表投影

了解血管神经的体表投影有较高的临床应用价值，如在诊断上用来测试脉搏，在治疗上用来压迫血管止血和采血等。

1. **上肢动脉干的投影** 上肢向外平展,胸锁关节至锁骨中点向上弓曲的连线相当于**锁骨下动脉**的行径。锁骨中点到肘窝中点稍下处为**腋动脉和肱动脉**的行径。从肘窝中点稍下处到豌豆骨桡侧作一抛物线,为**尺动脉**的行径。**桡动脉**的行径则可以肘窝中点稍下方到桡骨茎突前方连线表示。**掌深弓**(deep palmar arch)位置相当于握拳时中指所指的水平;而**掌浅弓**(superficial palmar arch)则约在其远侧2 cm处,相当于掌近侧横纹处。

2. **上肢神经干的投影** 上肢的神经干并不完全与动脉干伴行,但神经干的体表投影可以利用动脉的行径作为标志。臂丛位于锁骨下动脉的上后方,下行至腋动脉处,臂丛的内侧束、外侧束和后束则分别排列于腋动脉的内侧、外侧和后方。主要神经干的投影如下。

(1)正中神经:在臂部行径与肱动脉相同,至肘窝位于动脉内侧,到腕部在桡侧腕屈肌腱与掌长肌腱之间,后经腕管入掌。

(2)尺神经:在臂部为腋窝顶至肱骨内上髁与鹰嘴之间中点的连线。在前臂为肱骨内上髁与鹰嘴之间中点至豌豆骨桡侧缘的连线。

(3)桡神经:在臂部自腋后襞的下后方经桡神经沟至臂部外侧中、下 1/3 交界处的连线。在前臂部肱骨外上髁至桡骨茎突的连线为桡神经浅支的投影,自肱骨外上髁至前臂背侧中线的中、下 1/3 交界处的连线,为桡神经深支的体表投影。

(三) 上肢的轴线和提携角

肱骨的纵轴线称臂轴,尺骨的纵轴线称前臂轴。当前臂充分伸直并旋后时,两轴构成一向外开放的钝角,称提携角。正常为 165°～170°,该角男性大于女性。提携角的互补角为 10°～15°。此角＞15°时,称肘外翻;0°～10°时,称直肘;＜0°时,称肘内翻。

第二节　胸前区及腋区

一、 基本要求

(1)腋腔各壁的组成。

(2)腋动脉的分段及分支。

(3)臂丛的组成及分支。

(4)腋淋巴结的分群、位置及回流关系。

(5)三边孔和四边孔的组成及内容。

(6)乳房的胸前外侧壁层次解剖、血供及淋巴回流。

二、 主要内容

(一) 腋腔的组成

当上肢外展时,胸壁与臂上部之间所形成的皮肤凹陷称腋窝。腋窝的皮肤较薄,内有大量的皮脂腺和汗腺,成人有腋毛。腋腔在腋窝皮肤和筋膜的深面,位于胸廓与臂部之间,是由骨和肌肉围成的一个锥体形间隙(图 1-1)。

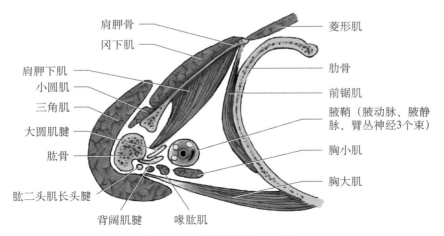

图 1-1　右侧腋区横断面(上面观)

腋腔由尖、底和 4 个壁组成。

（1）尖：为腋腔上口,由第 1 肋骨、锁骨和肩胛骨上缘所围成。腋腔向上与颈根部相连,腋动、静脉和臂丛等经此口与锁骨下动、静脉和臂丛相延续。

（2）底：朝向下外,由皮肤、浅筋膜和腋筋膜构成。

（3）前壁：由浅入深为皮肤、浅筋膜、深筋膜、胸大肌、胸小肌及锁胸筋膜组成。 由腋腔到胸前壁的血管、神经和淋巴管等结构,大多穿过锁胸筋膜。

（4）内侧壁：由胸廓上 4 根肋骨及其间的肋间肌和前锯肌所组成。

（5）后壁：由背阔肌、大圆肌、肩胛下肌和肩胛骨组成。 后壁肌肉之间构成两个孔,内侧为三边孔(triangular space),外侧为四边孔(quadrangular space)。 三边孔上界为肩胛下肌和小圆肌,下界为大圆肌,外侧界为肱三头肌长头。 四边孔上界为肩胛下肌和小圆肌,下界为大圆肌和背阔肌,内侧界为肱三头肌长头,外侧界为肱骨近侧段。

（6）外侧壁：主要由肱骨近侧段、肱二头肌长、短头和喙肱肌所组成。 因为腋动、静脉和臂丛及其分支沿该壁走行,故十分重要。 在形态结构上,前、后壁的肌肉向内分别附着于胸廓的前、后面,向外侧则逐渐靠拢止于肱骨结节间沟附近,故外侧壁比内侧壁狭窄。 由此可以联想到腋动脉等结构和肩关节紧密相邻,肩关节脱位时容易压迫腋动脉。

（二）腋腔内的结构

腋腔内除大量疏松结缔组织外,主要有：①腋动脉及其分支；②腋静脉及其属支；③臂丛及其分支；④腋淋巴结。腋腔内的血管神经主干都是沿着喙肱肌内侧走行进入臂部,这些血管神经都被筋膜(腋鞘)包裹在一起。在腋腔臂丛阻滞麻醉时,药液即注入此鞘内,注意勿伤及血管和神经。腋动脉和一些神经的分支走行与胸小肌、喙肱肌、背阔肌的毗邻关系密切,故这些结构都可作为识别腋腔血管、神经的重要标志。

1. 以胸小肌为标志　以胸小肌为标志观察腋腔内侧壁有关血管、神经和淋巴结。

胸小肌起自第 3~5 肋骨(近肋软骨处),纤维行向外上方,止于肩胛骨喙突(图 1-2)。

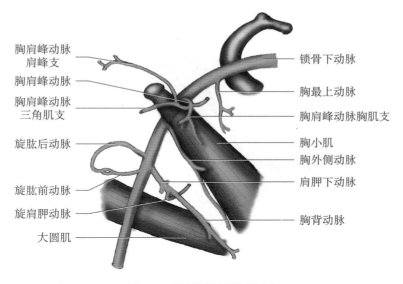

胸肩峰动脉肩峰支
胸肩峰动脉
胸肩峰动脉三角肌支
旋肱后动脉
旋肱前动脉
旋肩胛动脉
大圆肌

锁骨下动脉
胸最上动脉
胸肩峰动脉胸肌支
胸小肌
胸外侧动脉
肩胛下动脉
胸背动脉

图 1-2　腋动脉的分段及其分支

(1) 腋动脉：为锁骨下动脉的延续，离开腋腔后更名为肱动脉。腋动脉被胸小肌分为3段。第1段是胸小肌以上的部分，有1个分支为胸最上动脉，分布于第1、第2肋间隙。第2段在胸小肌后方，有2个分支，即胸肩峰动脉和胸外侧动脉，分布于胸前壁。第3段是胸小肌以下部分，有3个分支，即肩胛下动脉、旋肱后动脉和旋肱前动脉，分布于腋后壁和肩部。其中肩胛下动脉向下延续分为胸背动脉及旋肩胛动脉，分布于腋后壁。

(2) 胸小肌上缘的结构：在胸小肌上缘至锁骨下肌和喙突之间，由深筋膜形成三角形的锁胸筋膜(clavipectoral fascia)。穿过此筋膜的结构有：①头静脉沿三角肌胸大肌间沟走行，在锁骨下方穿过锁胸筋膜注入腋静脉，在乳腺癌根治术时需加以保护。②胸肩峰动脉与起自臂丛外侧束的胸外侧神经相互伴行，共同穿出锁胸筋膜。动脉分布于胸大肌、胸小肌和三角肌，神经主要支配胸大肌等。③胸肩峰静脉及收集乳房上部的淋巴管也穿过此筋膜分别注入腋静脉和锁骨下淋巴结。

(3) 胸小肌下缘的结构主要有：①胸外侧动脉，沿胸小肌下缘向下行于胸廓外侧面，分布于胸大肌、胸小肌、前锯肌和乳房。②在胸外侧动脉的后方，有1条胸长神经于胸廓侧面，沿前锯肌表面下降，并支配该肌。胸长神经在乳腺癌手术时应加以保护，损伤后将影响患侧上肢上举。③胸背神经，发自臂丛后束，在胸外侧动脉的后方，沿肩胛骨腋缘至背阔肌外侧缘中点内面并支配该肌。胸背神经的下段与肩胛下动脉的分支胸背动脉伴行。④腋淋巴结前群位于胸外侧血管周围，后群位于肩胛下动脉周围。⑤在胸小肌表面常常可以找到胸内侧神经，此神经从胸小肌穿出后支配胸大肌。

2. 以喙肱肌为标志　以喙肱肌为标志观察腋腔内血管、神经和淋巴结(图1-3)。

腋动脉在喙肱肌内侧。腋静脉则在动脉内侧，是由贵要静脉和2条肱静脉汇合而成，其属支与胸壁静脉有广泛的吻合，故当乳腺癌手术广泛切除时这些与胸壁吻合的属支也应切除。腋动脉被胸小肌覆盖的是第2段，臂丛形成3个束，分别包绕腋动脉第2段的外、内、后

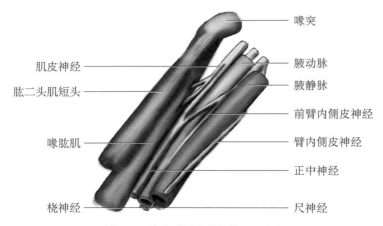

图 1-3　腋动、静脉与臂丛神经的关系

3面,故命名为外侧束、内侧束和后束。每束各有两个主要分支,合成臂丛的 5 条主要神经。这些神经分别位于腋动脉第 3 段的周围。明确了这些神经和动脉的关系,就容易辨认这些神经。内侧束和外侧束的 4 个分支构成一个"M"形结构,最后形成 3 条神经。肌皮神经位于腋动脉的外侧,发出后不久即穿过喙肱肌,进入肱二头肌和肱肌之间。正中神经由内、外侧束各一个头合成,内侧束发出的内侧头斜跨过腋动脉的前方,与外侧头合并成为正中神经,位于腋动脉的前外侧。尺神经是内侧束的分支,位于腋动脉内侧,在腋动、静脉之间的深面。它很容易与前臂内侧皮神经混淆,其鉴别方法是:尺神经较粗大,位置也较深;前臂内侧皮神经虽位于腋动脉的内侧,但比尺神经细,位置较浅。由于肌皮神经、正中神经、尺神经构成"M"形结构,故只要找到其中任何一支,向上追踪至分离处,即可沿"M"形结构找到其他两条神经,也可凭此与桡神经鉴别,不会将桡神经误作为尺神经。后束的两个主要分支,即桡神经与腋神经,均位于腋动脉的后面。臂丛的 5 个主要分支中有 4 条是纵行的,只有腋神经是横行的。腋神经在肩胛下肌下缘处穿四边孔,从后方绕肱骨外科颈行走,故肱骨外科颈骨折时容易伤及此神经。另外,从内侧束还发出臂内侧皮神经,它经过腋静脉后方然后转向腋静脉内侧至其前面。在腋静脉的内侧还有腋淋巴结外侧群,收集上肢来的淋巴液。

3. 以背阔肌为标志　以背阔肌为标志观察腋腔内的血管和神经。

(1)在腋腔后壁背阔肌止点的上方,可以找出腋神经及与其伴行的旋肱后动脉,它们一起穿四边孔绕肱骨外科颈至背侧支配三角肌。当肱骨外科颈骨折时,可损伤腋神经,使三角肌萎缩,形成方肩。

(2)在背阔肌肌腱的浅面斜向下外到肱骨干后方桡神经沟的是桡神经和肱深动脉。

(3)在背阔肌外侧缘的中点内面可找到胸背神经,它支配背阔肌。背阔肌的外侧缘向胸壁投影处可找到胸长神经,它支配前锯肌。在乳腺癌根治术中,应避免损伤这两条神经。

(三) 腋淋巴结

腋淋巴结在腋腔内的疏松结缔组织里面,不易清理,依其位置可分为 5 群,与腋腔的尖、底和 4 个壁相适应,多数位于各壁的血管附近(图 1-4)。

1. 外侧群　外侧群位于腋腔的外侧壁,沿腋静脉的内侧排列,收集上肢来的淋巴。其输

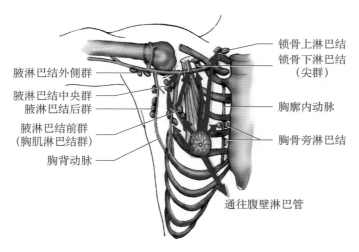

锁骨上淋巴结
锁骨下淋巴结
（尖群）
腋淋巴结外侧群
腋淋巴结中央群
腋淋巴结后群
腋淋巴结前群
（胸肌淋巴结群）
胸背动脉
胸廓内动脉
胸骨旁淋巴结
通往腹壁淋巴管

图 1 - 4 乳房的淋巴回流

出淋巴管注入中央群和尖群，也可注入锁骨上淋巴结。手和前臂感染时首先侵及该群。

2. 前群（胸肌淋巴结群） 前群位于腋腔内侧壁胸大肌深面、胸小肌下缘前锯肌浅面及胸外侧动、静脉和胸长神经周围，收纳乳房大部、上肢和胸前外侧壁的淋巴。其输出淋巴管注入中央群或尖群。

3. 后群（肩胛下淋巴结群） 后群位于肩胛下动脉及胸背神经周围，收纳背上部、颈后部及胸后壁的淋巴。乳腺癌手术时，应注意保护胸背神经。其输出淋巴管注入中央群和尖群。

4. 中央群 中央群位于腋腔底部中央的疏松结缔组织内，收纳前、后、外侧群的淋巴。其输出淋巴管注入尖群。

5. 尖群（锁骨下群） 尖群位于锁骨下方，胸小肌上缘，锁胸筋膜深面，沿腋静脉近侧段排列。收纳乳房上部和腋腔外、前、后及中央群的淋巴液，并有输出管与颈深下淋巴结相交通，最后汇成锁骨下干。

（四）乳房

1. 位置 女性乳房位于胸大肌前方的浅筋膜内，相当于第 3～6 肋间隙，两侧在胸骨旁线到腋中线之间。有的腺体向外上方腋腔突出，并可穿过深筋膜附着于第 3 肋间隙附近，此突出部分的腺体称为乳房尾部。

2. 构造 乳房主要由乳腺、结缔组织、脂肪和营养支配乳腺的血管及神经组成（图 1－5）。乳房中央为乳头，其周围环状的色素沉着区称乳晕。乳头和乳晕内含有少量平滑肌及变形的皮脂腺（乳晕腺）。每个乳房除含有脂肪结缔组织外，还有 15～20 个乳腺小叶，小叶以乳头为中心，呈放射状排列，每叶皆有一输乳管，它开口于乳头。每个输乳管在接近乳头部分扩大成输乳管窦。根据上述解剖特点，在做乳房手术时应沿输乳管的方向作放射状切口，以减少输乳管的损伤。但是该切口往往留下明显瘢痕，不符合女性美学的需要，因此临床上陆续提出了乳晕切口、弧形切口和下皱襞切口以及乳腺微创旋切手术方法等（图 1－6）。

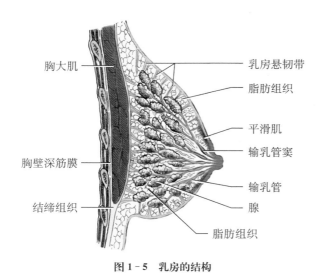

图 1-5　乳房的结构

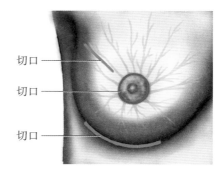

图 1-6　乳房的手术切口

胸壁浅筋膜不仅形成整个乳房的包囊,同时向乳房内深入,形成小叶间隔,对乳腺和脂肪组织起支持作用,保持一定的弹性和硬度。小叶间隔附着于皮肤、乳头和胸大肌筋膜之间,称乳房悬韧带或 Cooper 韧带。当癌细胞侵犯乳房时,Cooper 韧带不随乳房组织增大而拉长,因此使乳房皮肤凹陷,呈橘皮样的改变,是乳腺癌的晚期表现。

3. 血管和神经　乳房的血供主要为胸廓内动脉的穿支,其次为胸外侧动脉乳房外侧支、第 3～7 肋间后动脉的穿支及胸肩峰动脉的乳房支。静脉分为浅、深两组。浅静脉即乳房皮下的静脉,深静脉与上述同名动脉伴行,分别汇入胸廓内静脉、腋静脉、奇静脉或半奇静脉。

乳房的神经主要由第 2～6 肋间神经的外侧皮支及前皮支支配,此外尚有锁骨上神经及胸内、外侧神经支配。

4. 淋巴回流　女性乳房的淋巴管网非常丰富,淋巴回流的途径和淋巴结群的位置有重要的临床意义。乳房炎症和癌肿时,多沿淋巴途径扩散和转移。乳房的淋巴管网可分为浅、深两组。浅淋巴毛细管网位于皮下和皮内,在乳晕周围形成乳晕下淋巴管丛。深淋巴毛细管网在乳腺各小叶周围的间隙和输乳管壁内合成深淋巴管丛。两者之间有丰富的吻合。其输出管主要沿胸大肌下缘深面流向腋淋巴结。乳房各部的淋巴流向不同,大体归纳如下(见图 1-4)。

(1) 乳房外侧和上部的淋巴管:汇集为 2～3 条大淋巴管向外上方走行,首先注入腋淋巴结前群(胸肌淋巴结),前群位于胸小肌下缘第 3 肋骨表面附近,沿胸外侧动脉排列,一般由 2～4 个淋巴结组成。其输出管再汇入中央群和锁骨下淋巴结(尖群)。在乳腺癌时,前群往往较其他淋巴结群更易受累。因此,作乳腺癌根治术时需将胸大肌、胸小肌一同切除。

(2) 乳房内侧的淋巴管:可以穿过肋间肌汇入沿胸廓内动脉排列的胸骨旁淋巴结。其输出管继而注入纵隔或锁骨上淋巴结。临床上,对内侧象限的乳腺癌根治术,除摘除腋腔淋巴结外,有时还考虑把胸骨旁淋巴结一起切除(即乳腺癌扩大根治术)。

（3）乳房下内侧的淋巴管：可穿过腹前壁与膈下间隙及肝的淋巴管汇合。

（4）乳房深部的淋巴管：可穿过胸大肌、胸小肌，汇入腋淋巴结尖群外，有时在胸大肌、胸小肌之间也有几个淋巴结，称胸肌间淋巴结，也可直接汇入颈根部的颈深淋巴结。

（5）乳房浅淋巴管：与皮肤淋巴管有着广泛的联系，当上述淋巴管发生阻塞时，将产生淋巴逆流，癌细胞即可通过这些淋巴管转移至对侧。

乳房的淋巴回流主要汇入腋淋巴结。当乳腺炎症或癌肿时，首先多侵及同侧腋淋巴结，引起不同程度的肿大。由于浅淋巴管有着广泛的吻合，因此也可以发生对侧转移。

（五）临床要点

1. 锁骨骨折　锁骨中 1/3 段易发生骨折，多发生在儿童及青壮年。骨折后，骨折近端因受胸锁乳突肌牵拉而向后上方移位，骨折远端因受上肢重力和胸大肌、背阔肌与斜方肌牵拉而向前下内方移位，形成凸向上的成角、错位及缩短畸形。锁骨深面的大血管和臂丛，因有锁骨下肌的保护，一般不易受到损伤。

2. 臂丛神经阻滞麻醉　是将局部麻醉药注入臂丛神经干周围使其所支配的区域产生神经传导阻滞的麻醉方法，适用于手、前臂、臂及肩部各种手术。根据穿刺部位不同可分为 3 种方法：①肌间沟法，在前、中斜角肌与肩胛舌骨肌形成的三角形间隙内，穿刺点即相当于环状软骨边缘第 6 颈椎水平；②腋路法，上肢外展，显露腋窝，摸到腋动脉搏动，取动脉搏动最高点为穿刺点，麻醉药注入到腋鞘内，注意不要将麻醉药注入血管；③锁骨上法，在锁骨中点上约 1 cm 处将针头向内后下方进针寻找第 1 肋骨，可将麻醉药注在第 1 肋骨面上，注意不要穿破胸膜顶。在作肌间沟法麻醉时，若注入的麻醉药波及喉返神经和膈神经，可导致声音嘶哑和呼吸困难，故应避免同时作双侧锁骨上臂丛神经阻滞麻醉。

3. 臂丛损伤　是由外伤、分娩时产伤等原因引起的一种周围神经损伤。依损伤部位的不同，可分为臂丛神经根损伤、神经干损伤、神经束损伤，其症状各异。臂丛的上位各神经根受到牵拉而致损伤时会出现臂型麻痹，称为 Erb-Duchenne 麻痹，主要是颈 5、颈 6 神经根或由颈 5、颈 6 神经根组成的上干损伤。损伤后出现肩关节不能外展、旋外（三角肌等麻痹）、肘关节伸直（肱二头肌、肱肌、肱桡肌麻痹）等症状。臂丛下位神经根损伤时，出现前臂型麻痹，亦称 Klumpke 麻痹，即颈 8、胸 1 神经根或由颈 8、胸 1 神经根组成的臂丛下干损伤，主要累及尺神经和正中神经内侧根，体征是某些手内在肌、屈指和屈腕肌麻痹。复旦大学附属华山医院顾玉东等在国际上首次利用膈神经移位和健侧颈 7 神经根移位治疗臂丛根性撕脱伤，取得了原创性的成果。

4. 肩关节脱位　因肩关节的解剖和生理特点，如肱骨头大、关节盂浅而小、关节囊松弛、关节活动范围大、遭受外力的机会多等，容易导致肩关节脱位。它约占全身关节脱位的50%，多发生在青壮年男性。由于关节囊前下方组织薄弱，因此肩关节前脱位多见，常因间接暴力所致，如跌倒时上肢外展外旋，手掌或肘部着地，外力沿肱骨纵轴向上冲击，肱骨头自肩胛下肌和大圆肌之间薄弱部撕脱关节囊，向前下脱出，形成前脱位。肱骨头被推至肩胛骨喙突下，形成喙突下脱位，如暴力较大，肱骨头再向前移至锁骨下，形成锁骨下脱位。此时与关节囊相连的冈上肌、冈下肌、小圆肌、肩胛下肌或肱二头肌长头可能会被撕裂。紧贴着肱骨外科颈走行的腋神经,亦可能被损伤。

三、层次解剖

（一） 皮肤切口

（1）沿前正中线从胸骨柄上缘的颈静脉切迹向下作一纵向切口达剑突。

（2）从颈静脉切迹,沿锁骨达肩峰作一横行切口。

（3）从剑突沿肋弓向外下至腋后线作一斜行切口。

（4）从剑突向外上至乳晕部作一斜行切口,到乳晕部时沿该部作环形切口,然后再向外上斜行至腋前壁,再转至臂内侧纵行向下达臂部中点处,在该切口的下端作一横切口（图1-7）。

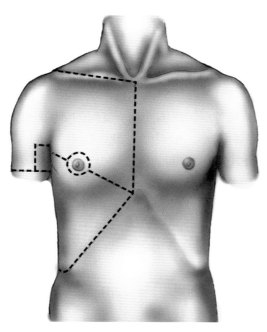

图1-7 胸前区的皮肤切口

（二） 浅层结构

该区皮肤较薄,剥离时不要太深,避免损伤浅层血管、皮神经和深筋膜。翻皮时还应注意皮肤与浅筋膜的紧密和疏松关系。如系女尸,应注意在乳房部的浅筋膜内的纤维束。这些纤维束连接于皮肤和深筋膜之间,构成乳腺的支架,支持位于浅筋膜内的乳腺组织,并将乳腺分为各小叶（见图1-5）。乳腺的血管和神经亦循这些纤维束的方向走行。乳腺实为位于浅筋膜内的腺体,解剖时将整个乳房部分切下,可按教师具体要求进行操作或复习。

1. **颈阔肌、锁骨上神经** 颈阔肌属皮肌,较薄,位于浅筋膜内。锁骨上神经经锁骨前面分布至胸壁第2肋以上的胸部及肩部和肩胛冈以上的皮肤。与颈部解剖结合观察。

2. **肋间神经前皮支** 沿胸部正中线的切口切开浅筋膜,用解剖镊将切口缘提起向外翻,注意在近胸骨缘的肋间隙处,寻找出肋间神经前皮支（图1-8）。此神经穿过胸大肌和深筋膜沿肋间方向走行,其形态特点是细并略带珠白色的条束,常有血管伴行,以此可与邻近的结缔组织相区别。找到神经血管后,可沿其行径追踪一段距离,同时观察一下肋间神经前皮支所分布的大致范围。其伴行动脉为胸廓内动脉的穿支,这些神经血管都很小,一般以第3肋间的分支最大,解剖1～2条作为代表即可。

3. **肋间神经外侧皮支、肋间臂神经** 自腋前襞沿胸廓外侧面向下作纵向切口,将浅筋膜向内翻起,沿肋间隙方向找出肋间神经外侧皮支（见图1-8）。该神经在胸大肌下缘处穿出深筋膜分向前、后两侧走行,其中有些分支伸到乳房部皮肤,解剖出1～2条即可。留心观察第2肋间神经外侧皮支,该支称为肋间臂神经,较长,跨过腋腔和臂内侧皮神经相交通（留

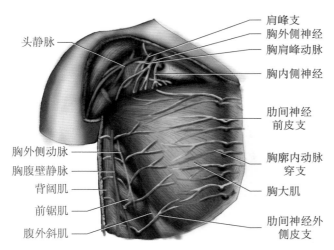

图 1 - 8　肋间神经前、外侧皮支和胸前区出入锁胸筋膜的结构

待后面解剖一并观察）。

（三）深层结构

1. 观察胸前筋膜和腋筋膜　除去乳房，清理残余的浅筋膜，观察深筋膜即胸前筋膜，可见被覆于胸大肌表面的深筋膜向上连于锁骨，向外下由胸大肌下缘连于构成腋腔底的腋筋膜，其中央部薄弱，有皮神经、浅血管、淋巴管穿过，呈筛状，故称筛状筋膜。腋筋膜向外上与三角肌筋膜相连。

2. 头静脉的解剖　小心切开三角肌与胸大肌之间的筋膜，在三角肌胸大肌间沟内找出头静脉，并查看其附近有无淋巴结，追踪头静脉至锁骨下窝，它在该处穿过锁胸筋膜注入腋静脉。

3. 胸大肌的解剖　先把胸大肌表面的深筋膜剥离干净，再修整胸大肌下缘边界，观察胸大肌的起点、纤维方向及跨过的关节。紧贴胸大肌锁骨头并沿其胸骨起点的外侧 1～2 cm 处作弧形切口，将该肌从起点翻向止点，注意观察进入胸大肌的血管和神经，尽量保留这些血管神经。然后在胸大肌的胸骨旁起点处找出 1～2 支胸廓内动脉的穿支（与肋间神经前皮支伴行）。因此，临床作乳腺癌根治术切断胸大肌起点时，需要结扎这些血管，以免血管断端缩回入胸腔，引起胸腔内出血。

4. 观察锁胸筋膜的位置　观察胸大肌深面的胸小肌，它起于第 3～5 肋骨的前面，肌纤维斜向外上，止于肩胛骨喙突。此肌与腋腔内血管神经的安排有较恒定的关系，是一个标志性结构。观察包绕胸小肌的筋膜是与胸大肌表面的深筋膜相连续的。该部从胸小肌下缘连于腋筋膜的深筋膜部分称腋悬韧带。包绕胸小肌的深筋膜向上延伸，在胸小肌的上缘与锁骨之间有时为较致密的膜，有时为一些略含脂肪的膜性组织，此膜即锁胸筋膜（图 1 - 9），其深面与腋动、静脉的第 1 段相毗邻。

5. 观察胸小肌上缘穿锁胸筋膜的主要结构　在切断胸小肌前，观察从胸小肌上缘穿过锁胸筋膜的结构（图 1 - 10）。

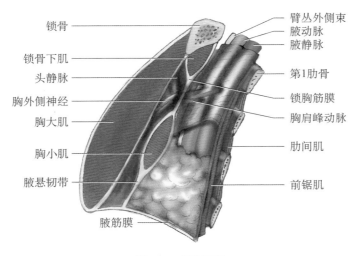

图 1-9　锁胸筋膜

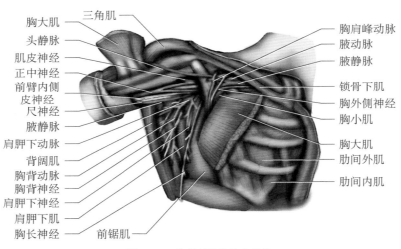

图 1-10　胸前区及腋腔内结构

（1）胸外侧神经：用解剖镊在胸小肌上缘分离，并找出穿锁胸筋膜支配胸大肌锁骨部的胸外侧神经。

（2）胸肩峰动脉：为腋动脉的分支，它穿出锁胸筋膜之后，其胸肌支与胸外侧神经伴行营养胸大肌。分离并辨认血管、神经后，进一步追踪胸肩峰动脉至其起点处。

（3）头静脉及锁骨下淋巴结：进一步追踪头静脉，观察它在胸小肌上缘穿过锁胸筋膜汇入腋静脉。在汇入处可见到若干个淋巴结，为锁骨下淋巴结。它主要接受上肢桡侧浅淋巴管、腋淋巴结前群及乳房深部的一些淋巴液。在解剖锁骨下淋巴结时应联想到腋腔内的淋巴结均位于血管附近，在腋腔的底、尖部和四壁。解剖血管时需注意淋巴结的位置。

6. 观察胸小肌周围的结构

（1）腋淋巴结前群：位于胸小肌下缘附近，第 3 肋骨的前方，常有 1～3 个淋巴结；在胸外侧动脉的附近,前锯肌的浅面,常可见到2~4个淋巴结(见图1-4)。它收纳上肢、胸前外侧壁、乳房中央和外侧部的淋巴液。罹患乳腺癌时,该淋巴结群往往较其他淋巴结群更易受累,临床检查可在腋前襞深面摸到。

(2)胸内侧神经:在胸小肌表面寻找从胸小肌穿出到胸大肌的胸内侧神经。

7. 以喙肱肌为标志 观察腋腔外侧壁的血管和神经(见图1-3)。

(1)观察腋鞘、腋动脉和臂丛:将上肢外展,清除胸小肌下方的筋膜,然后从腋腔外侧壁逐步清除腋腔内的脂肪,检查胸小肌和喙肱肌,它们均附着于肩胛骨的喙突。在喙肱肌的内侧,注意观察由深筋膜包绕该部血管神经束所形成的筋膜鞘(即腋鞘)。切开腋鞘,找出腋动脉,以腋动脉为中心向上追寻,可见由臂丛形成的内侧束、外侧束和后束分别位于腋动脉第2段的内侧、外侧和后方。在追寻腋动脉和清理腋腔的过程中,暂不必追踪腋动脉的分支。

(2)观察正中神经、肌皮神经、腋静脉:于腋动脉和喙肱肌之间找出肌皮神经,将喙肱肌向外侧拉开,可见肌皮神经是从外侧束发出斜向外下穿入喙肱肌。在腋动脉的前方,可见正中神经的内侧头和外侧头合并呈"M"形沿动脉前方下降。于腋动脉的内侧可见一条粗大的血管,即是与其伴行的腋静脉。

(3)找出前臂内侧皮神经、臂内侧皮神经和尺神经:在腋动、静脉之间的间隙内找出细长的神经,即前臂内侧皮神经。在此神经的背面(深面)有一条粗大的神经为内侧束发出的尺神经。继续寻找位于腋静脉内侧面的一条细长的神经,这是臂内侧皮神经。由上向下清理臂内侧皮神经,常可看到由第2肋间穿出的肋间臂神经横跨腋腔底部与其相连。

(4)腋淋巴结外侧群和中央群:在腋腔外侧壁腋静脉附近找到腋淋巴结外侧群,它主要收纳除与头静脉伴行以外的上肢淋巴。上肢感染时往往多侵及此群。在找到上述各血管神经后,进一步清理腋腔内残留的脂肪,同时注意靠近腋腔底部的脂肪组织中有一些较大的淋巴结,即腋淋巴结中央群。此群主要收纳腋腔内的前、后、外3个群的淋巴(见图1-4)。

(5)观察桡神经:用解剖镊撑开腋动、静脉之间的间隙,重新找出尺神经,在此神经的外侧、腋动脉的后方可见由后束发出的桡神经。

8. 观察腋腔后壁三边孔、四边孔内的结构(图1-11、1-12)

(1)找出腋神经及伴行的旋肱后动脉:将桡神经向内侧拉起,沿其外侧缘向上,至肩胛下肌下缘和背阔肌止点的上方可找到腋神经及伴行的旋肱后动脉,一起穿过四边孔至背侧。暂时不要清理干净,以免损伤血管、神经。

(2)肩胛下动脉及其分支:在腋神经起始处附近,腋动脉发出肩胛下动脉。该动脉沿肩胛下肌前面下行,并分为旋肩胛动脉和胸背动脉。前者穿过三边孔至肩胛骨的背侧,后者与胸背神经伴行。

9. 解剖胸背神经,观察腋淋巴结后群 把背阔肌外侧缘清理干净,在肩胛下动脉下段附近找出一条纵形向外走行的神经,即胸背神经。该神经自后束发出,跨过肩胛下动脉的前方在背阔肌外侧缘中点进入该肌。在肩胛下动脉周围观察到的一些淋巴结,即腋淋巴结后群(见图1-4、1-10)。

10. 观察肩胛下神经上支和下支 追踪胸背神经至其臂丛后束起点处,可见肩胛下神经位

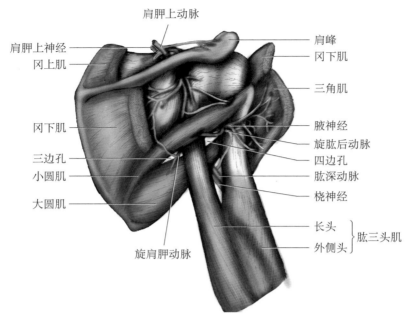

图 1-11　三角肌区和肩胛区的结构（后面观）

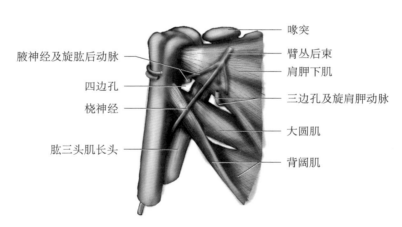

图 1-12　三边孔和四边孔内的结构（前面观）

于腋神经的上方,在两者之间可找到肩胛下神经下支。清理追踪该神经进入大圆肌处,它分布于肩胛下肌下份和大圆肌。清理腋腔内脂肪,将胸小肌断端向两侧翻开,在胸背神经的上方再找到由后束发出的肩胛下神经上支,它分布于肩胛下肌的上份(见图 1-10)。

11. 观察腋腔内侧壁的结构

(1) 胸外侧动脉:检查腋腔内侧壁,观察以前找到的肋间神经外侧皮支,它们从胸廓侧面前锯肌的锯齿间穿出,分布于躯干侧面的皮肤。在前锯肌表面沿胸小肌下缘向下找出胸外侧动脉,追寻该动脉至其起点处,可见它起自腋动脉第 2 段。

(2) 找出胸长神经:在胸外侧动脉的后方,约在背阔肌的外侧缘向胸壁的表面投影处可找到支配前锯肌的胸长神经。该神经比胸背神经细,发自臂丛根部(见图1-10)。

第三节 臂前区、肘前区及前臂前区

一、基本要求

(1) 区域内的浅静脉和皮神经。

(2) 臂及前臂的动脉、神经的位置和分支。

(3) 臂和前臂前群肌的名称、位置和作用。

(4) 肘窝的境界和内容。

(5) 前臂屈侧上1/3、中1/3、下1/3不同局部的深筋膜、肌肉的结构特征和血管及神经的毗邻。

二、主要内容

(一) 臂部深筋膜及臂内、外侧肌间隔

臂部的深筋膜,向上移行于三角肌筋膜、胸前筋膜和腋筋膜,向下移行于前臂筋膜。在屈侧的臂筋膜较薄,覆盖肱二头肌等屈肌群;伸侧的较厚,覆盖肱三头肌并为该肌所附着。深筋膜在臂部屈肌和伸肌之间形成臂内、外侧肌间隔(medial and lateral brachial intermuscular septum),分别向深部附着于肱骨内、外上髁上嵴,因此将臂部分成臂前、后骨筋膜鞘。前鞘包绕喙肱肌、肱二头肌、肱肌及肱血管、肌皮神经、正中神经及尺神经上段等。后鞘包绕肱三头肌、肱深血管、桡神经和尺神经下段等(图1-13)。

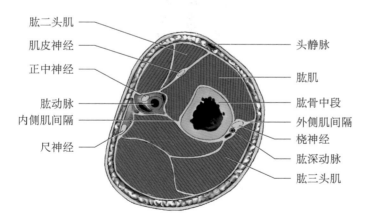

图1-13 臂中份示肌间隔(横断面)

(二) 以肱二头肌为标记,观察臂部血管、神经

1. 肱二头肌内侧沟的结构 肱二头肌内侧沟有贵要静脉、肱动脉干及与它伴行的两条肱静脉、正中神经、尺神经。正中神经伴随肱动脉走行于内侧沟中,初在动脉的外侧,于臂中部跨越动脉前方至其内侧。

2. 肱二头肌外侧沟的结构 在外侧沟浅筋膜里有头静脉和肌皮神经的终末支前臂外侧皮神经。

3. 肱骨中点附近结构的特点 在肱骨中点附近除上述有关肌肉附着外,还有很多结构在这里转换位置,如贵要静脉穿入深筋膜;尺神经离开肱动脉穿过内侧肌间隔到臂后面;桡神经从臂后面穿外侧肌间隔到前面;正中神经在此水平跨过肱动脉前方,由动脉外侧转到内侧。故肱骨中点(相当于三角肌止点处)应作为寻找这些结构的重要标志。

4. 肱动脉的走行特点 由于肱动脉走行于肱二头肌内侧沟,位置又很表浅,所以在整个行程中均可能摸到,但由于在臂的上份动脉是行于骨的内侧,故向外侧压时才能摸到,在臂的下份时是走行于肱骨前方,故需向后压才能摸到。如遇到前臂受伤出血时,即可在上述两处压迫肱动脉,起到急救时暂时止血作用(图1-14)。

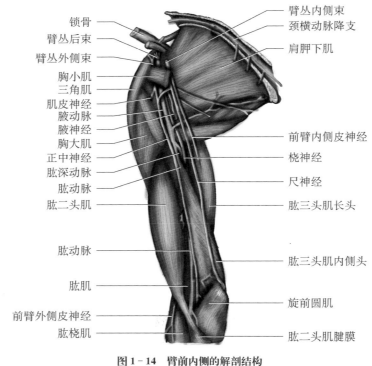

图1-14 臂前内侧的解剖结构

5. 肱动脉变异 有12%~15%肱动脉存在变异。一种是肱动脉在高位分成尺动脉和桡动脉,此时当尺动脉或桡动脉在前臂受伤出血时,欲在臂部结扎肱动脉时不易达到止血目的。另一种是肱动脉或腋动脉发出一支浅肱动脉,走行在正中神经浅面,向下分成浅尺动脉及浅桡动脉,本干向下称为深肱动脉,至前臂称为骨间总动脉。有上述动脉异常者,肱深动脉及尺侧上副动脉仍可起自肱动脉的其余部分。

(三) 前臂部深筋膜的结构特征

前臂深筋膜与臂和手的筋膜相互延续,较为发达。在前臂上部,其内侧的筋膜因有肱二头肌腱膜的参与而增强,并有屈肌群从其内面起始。肱二头肌腱膜向内下方走行,覆盖于肘窝前面移行于前臂深筋膜。前臂后面的深筋膜被肱三头肌腱膜增强,较致密,纤维纵行并有伸肌起始。另外,筋膜还附着于鹰嘴和尺骨后缘处,起增强固定作用。

在前臂中部,筋膜较强,纤维方向不定。

在前臂下部,为了与屈、伸肌腱相适应,筋膜增厚,纤维横行,形成前面的腕掌侧韧带、屈肌支持带和后面的伸肌支持带。两韧带在桡侧附着于桡骨外缘,在尺侧附着于尺骨茎突和内侧的腕骨(豌豆骨、三角骨、钩骨)。

前臂深筋膜同样形成内、外侧肌间隔,并与尺、桡骨骨间膜共同构成前臂前、后骨筋膜鞘。前骨筋膜鞘内有旋前圆肌、方肌和前臂屈肌群;后骨筋膜鞘内有旋后肌和前臂伸肌群。

(四)肘窝的组成

肘窝是肘前方的三角形间隙,下外侧界为肱桡肌,下内侧界为旋前圆肌,两肌在远侧汇合处形成肘窝的尖,上界是肱骨内、外上髁间的连线。覆盖肘窝的是由肱二头肌腱膜增强的深筋膜,以及浅面的皮神经和浅静脉。窝底为肱肌和旋后肌。肘窝内的主要结构有:肱二头肌腱,肱动脉末端,桡、尺动脉的起始段,正中神经和桡神经(图1-15)。

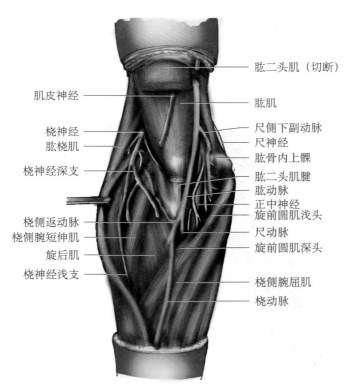

图1-15 肘窝前面的深层结构

(五)肘前区的血管、神经

以肱二头肌腱及其腱膜为标志,观察肘前区有关血管、神经的毗邻。

了解各主要结构在肘部的位置安排很重要,如果掌握这里的结构毗邻,就容易向下辨认前臂部的结构安排,而且大的血管、神经在肘部附近容易在活体上触及,因此可通过触摸帮助学习,又可作为活体检查的重要标志。

肘窝内标志性结构是肱二头肌腱及其腱膜,当肘关节屈曲时能够摸到(见图 1-15)。

1. 肱二头肌腱内侧的结构 肱动脉于腱膜的下缘处或旋前圆肌上缘分为桡、尺动脉。正中神经在臂部不发出任何分支,而是在前臂上份向内侧发出许多肌支,支配前臂屈肌(除尺侧腕屈肌和指深屈肌尺侧半由尺神经、肱桡肌由桡神经支配外)。肌支如受到损伤,将引起肌肉瘫痪。前臂屈肌的上份大部是在正中神经的内侧,故至前臂屈肌的肌支是由神经的内侧缘发出,因此正中神经的内侧缘是危险缘,而其外侧缘则称安全缘,临床手术时应予注意。

2. 肱二头肌腱外侧的结构 肌皮神经是从肱二头肌外侧缘,距肘横纹以上 3～5 cm 处穿出深筋膜延续为前臂外侧皮神经。

桡神经位于肱肌的外侧,即肱肌和肱桡肌之间的沟内,易与肌皮神经混淆。其区别方法是:肌皮神经走行于肱肌前面,介于肱肌和肱二头肌之间;桡神经走行于肱肌外侧,介于肱肌和肱桡肌之间。在活体上不易摸到桡神经,如将肘部微屈,以握紧拳的桡侧缘置于较重的台面下,用力向上抬起,则肱桡肌和桡侧腕伸肌显得较突出,肱肌与肱桡肌之间的沟就易于摸清,在此沟内可摸到桡神经。前臂伸肌在桡神经的外侧,桡神经至伸肌群的分支均起自神经的外侧缘,故其外侧缘是危险缘,而内侧缘为安全缘。

3. 肘正中静脉、贵要静脉上段和前臂内侧皮神经 此浅静脉、皮神经常于肱二头肌腱膜浅面经过。

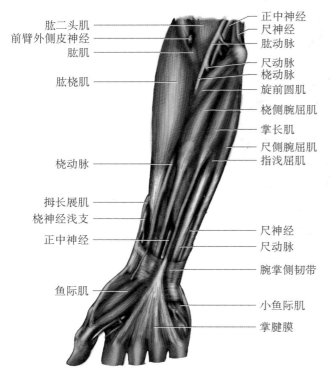

图 1-16 前臂前面的浅层结构

（六）主要血管、神经的位置

以旋前圆肌和指浅屈肌为标志,主要血管、神经的位置归纳如下(图 1-16、1-17)。

1. 桡动脉 桡动脉为肱动脉的直接连续,沿旋前圆肌上缘斜向外下,在前臂中部处跨过旋前圆肌的止点前方继续于肱桡肌的深面下行至腕部。

2. 桡神经 桡神经在肘窝处分为浅、深两支。浅支在肱桡肌深面直向下行,至前臂中段处与桡动脉伴行,同时跨过旋前圆肌的止点前方至前臂下段,此时浅支逐渐离开桡动脉,并转向背侧。浅支与桡动脉在前臂的关系似"X"形。其深支则穿过旋后肌至前臂背侧。

3. 正中神经 正中神经穿过旋前圆肌两头之间,然后经指浅屈肌的

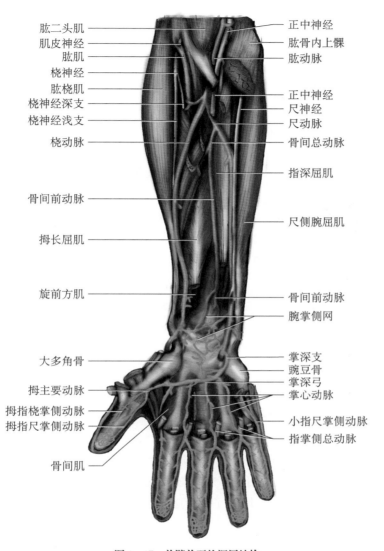

肱二头肌 —— 正中神经
肌皮神经 —— 肱骨内上髁
肱肌 —— 肱动脉
桡神经
肱桡肌
桡神经深支 —— 正中神经
桡神经浅支 —— 尺神经
桡动脉 —— 尺动脉
—— 骨间总动脉
—— 指深屈肌
骨间前动脉 —— 尺侧腕屈肌
拇长屈肌
旋前方肌 —— 骨间前动脉
—— 腕掌侧网
大多角骨 —— 掌深支
拇主要动脉 —— 豌豆骨
—— 掌深弓
拇指桡掌侧动脉 —— 掌心动脉
拇指尺掌侧动脉 —— 小指尺掌侧动脉
—— 指掌侧总动脉
骨间肌

图 1-17 前臂前面的深层结构

上缘进入该肌深面,即前臂屈肌第 2 和第 3 两层之间(指浅、指深屈肌之间)行至腕部。

4. **尺动脉** 尺动脉自肱动脉发出后以抛物线形式向内下走行,在旋前圆肌上缘中点处穿过该肌深头的深面。它与正中神经交叉并以该肌深头相隔。在尺动脉的稍下方发出骨间总动脉,走行于指深屈肌与拇长屈肌之间,到骨间膜处分为骨间前、后动脉。尺动脉干在指浅屈肌与指深屈肌之间向下内方斜行,至尺侧腕屈肌深面的桡侧,而后垂直下降,到豌豆骨桡侧至手掌。

5. **尺神经** 尺神经自肱骨内上髁下方穿过尺侧腕屈肌二头之间,进入指浅屈肌的深面,约至前臂中段处与尺动脉开始伴行直至腕部。尺神经与尺动脉在前臂的行径关系似"Y"形。

6. **肘关节动脉网组成** 肘关节动脉网主要由肱动脉、尺动脉和桡动脉发出的 9 条分支

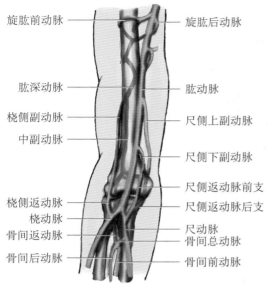

旋肱前动脉　　　　　旋肱后动脉

肱深动脉　　　　　肱动脉

桡侧副动脉　　　　尺侧上副动脉

中副动脉　　　　尺侧下副动脉

　　　　　　尺侧返动脉前支

桡侧返动脉　　　尺侧返动脉后支
桡动脉
骨间返动脉　　　尺动脉
　　　　　　骨间总动脉
骨间后动脉　　　骨间前动脉

图 1 - 18　肘关节动脉网

组成(图 1 - 18)。

（1）来自肱动脉的尺侧下副动脉的前支与尺动脉发出的尺侧返动脉前支吻合。

（2）来自肱动脉的尺侧下副动脉的后支、尺侧上副动脉与尺动脉发出尺侧返动脉后支吻合。

（3）来自肱深动脉的桡侧副动脉与桡动脉发出的桡侧返动脉吻合。

（4）来自肱深动脉的中副动脉与骨间总动脉发出的骨间返动脉吻合。

（七）前臂屈侧不同层面的结构特点

1. 前臂屈侧上 1/3 段　它的近侧端与臂部的远侧端相连共同组成肘关节及肘窝。在此区内有从臂部延续下来的动脉和神经,并有从手部和前臂远端汇集来的静脉和淋巴管经过。肘关节是上肢的第二大关节,有许多肌肉或肌腱跨过,因此前臂屈侧上 1/3 具有下列特征。

（1）浅筋膜:浅静脉与皮神经虽无明显伴行关系,但通常皮神经比浅静脉位置深。前臂外侧皮神经从深筋膜穿出后于浅静脉的深面下行,分布于前臂前面桡侧,而前臂内侧皮神经则分布于尺侧。

（2）深筋膜:与臂部筋膜延续,由于前臂屈肌部分肌纤维起于深筋膜,故此区的深筋膜有两个特点:一是深筋膜与肌肉紧密相连不易分割;二是肱二头肌腱部分纤维向内侧与深筋膜交织在一起,形成了肱二头肌腱膜,增强了约束肌肉的作用。

（3）肌肉、血管和神经:肱桡肌起于肱骨外上髁,其他前臂浅层屈肌皆起于肱骨内上髁,自外侧向内侧依次为:旋前圆肌、桡侧腕屈肌、掌长肌、指浅屈肌、尺侧腕屈肌。这些肌肉起于一处,肌腹紧密靠拢不易分离。肱二头肌腱及肱肌经过肘窝前方分别止于桡、尺骨粗隆处。由于前臂此区肌肉数目多,多是肌腹,故比其他区域在形态上显得特别粗大。

旋前圆肌呈长带形,在肘窝的内下缘分为浅、深两头,浅头起于肱骨内上髁(肱头),深头起于尺骨冠突(尺头),两头合并止于桡骨掌侧中部前外侧面。以**旋前圆肌**为标志,其局部的血管神经安排如下。

1）旋前圆肌近止点的前面有桡动脉和桡神经浅支经过(神经在外侧)。

2）旋前圆肌浅深两头之间有正中神经穿过。此神经在未穿肌肉之前,在该肌上缘向尺侧分出许多肌支到前臂屈肌群。

3）旋前圆肌深面有尺动、静脉经过。尺动脉是肱动脉的终末支之一,一般比桡动脉稍粗大。尺动脉在桡骨颈水平分出后,斜向内下行,经过旋前圆肌的深面。注意此区的尺动脉与尺神经并不伴行,动脉在外侧,神经在内侧。

2. 前臂屈侧中 1/3 段

（1）浅筋膜：尺侧有贵要静脉及其属支和前臂内侧皮神经；桡侧有头静脉及其属支和前臂外侧皮神经。

（2）深筋膜：与上 1/3、下 1/3 段相比较弱。

（3）肌肉、血管和神经：肌肉主要为肌腹，较易分离。尺动脉、尺神经在此段开始伴行，走行于尺侧腕屈肌、指浅屈肌及指深屈肌 3 块肌肉的间隙内。正中神经紧贴指浅屈肌的深面向远端下降。桡神经浅支和桡动脉在此段内开始互相靠近（神经在桡侧），两者均在肱桡肌深面下行。

3. 前臂屈侧下 1/3 段

（1）浅筋膜：头静脉从手的背侧转至前臂屈侧，桡神经浅支约在前臂中、下 1/3 交界处穿出深筋膜，转至腕背及手背。尺神经手背支亦在此区经尺侧腕屈肌和尺骨之间从深筋膜穿出转向手背。

（2）深筋膜：前臂深筋膜向下延续，形成腕掌侧韧带，再向下形成屈肌支持带。此处深筋膜不仅覆盖肌腱表面，而且还向深部伸入包绕各深层肌腱。

1）腕掌侧韧带：前臂深筋膜在腕前区增厚形成腕掌侧韧带，对前臂屈肌腱有固定、保护和支持作用。

2）屈肌支持带：位于腕掌侧韧带的远侧深面，又名腕横韧带，是厚而坚韧的纤维性结缔组织带，内侧端附着于豌豆骨和钩骨钩，外侧端附于手舟骨和大多角骨结节。

3）腕尺侧管（ulnar carpal canal）：为腕掌侧韧带内侧端与屈肌支持带之间的间隙，内有尺神经和尺动、静脉通过。尺神经在腕部表浅，易受损伤。

4）腕桡侧管（radial carpal canal）：屈肌支持带桡侧端分两层附着于舟骨结节和大多角骨结节，其间隙称为腕桡侧管，内有桡侧腕屈肌腱及其腱鞘通过。

（3）肌肉、血管和神经：因前臂屈肌皆形成腱，故前臂远端比上 1/3、中 1/3 段外形为细。标志性肌腱有 3 条：桡侧腕屈肌腱、掌长肌腱和尺侧腕屈肌腱。桡侧腕屈肌腱的桡侧有桡动、静脉，此肌腱与掌长肌腱之间有正中神经经过，下行经腕管至手掌。尺侧腕屈肌腱的桡侧有尺动脉和尺神经。此段最深面有旋前方肌和前臂屈肌后间隙。

（八）临床要点

1. 肱骨骨折 肱骨骨折多由直接或间接暴力引起，直接暴力常由外侧击打肱骨干中份，致横形或粉碎形骨折。间接暴力常由于手部着地或肘部着地，力向上传导，导致肱骨下 1/3 段骨折。可发生于任何年龄。常见的有：①肱骨外科颈骨折时，骨折近段因受冈上肌，冈下肌和小圆肌牵拉呈外展、旋外位，骨折远段因受背阔肌、胸大肌和大圆肌牵拉呈内收、旋内位，由于肱骨外科颈无肌肉附着，腋神经与肱骨外科颈直接相贴，故骨折时，骨折断端易损伤腋神经而导致方肩畸形。在手术时也要注意保护。②肱骨干中段骨折时，易合并桡神经损伤，出现垂腕。③肱骨髁上或髁间骨折时，因为肱二头肌腱膜深面紧邻正中神经和肱动脉，故容易压迫正中神经和肱动脉，而导致前臂肌缺血挛缩、正中神经分布区皮肤感觉障碍和肌肉纤维化。

2. 网球肘 又称肱骨外上髁炎(external humeral epicondylitis),指肘关节外侧前臂伸肌起点处的肌腱炎症,常引起疼痛。患者会在用力抓握或提举物体时感到疼痛明显。网球肘是过劳性综合征的典型病种,网球运动员较常见,最常见于中年妇女家务操劳较多者。

三、 层次解剖

(一) 皮肤切口

(1) 在肱骨内、外上髁水平作一横切口。

(2) 在腕部水平作一横切口。

(3) 经过以上两横切口的中点向上作一纵向切口,上行切口与胸前区和腋区的切口相交。然后将皮肤分别向内、外翻开(图1-19)。

(二) 浅层结构

1. 头静脉和前臂外侧皮神经 在肱二头肌外侧沟处分离浅筋膜,在浅筋膜内解剖出头静脉,向下剥离浅筋膜,在臂下部外侧找出与头静脉伴行的前臂外侧皮神经。沿头静脉继续向外下追踪,可见头静脉在前臂下份转至背侧,它起自手臂静脉网的桡侧。不必追踪,待手背解剖时观察。从前臂下段再将前臂外侧皮神经向上追踪,可见它在肘窝上方处从肱二头肌与肱肌之间穿出,是肌皮神经的终末支(图1-20)。

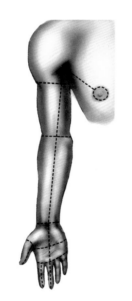

图1-19 上肢的皮肤切口

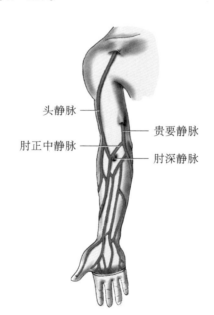

头静脉
贵要静脉
肘正中静脉
肘深静脉

图1-20 上肢的浅静脉

2. 贵要静脉和前臂内侧皮神经 在臂部下段肱二头肌内侧沟内找出贵要静脉,它与前臂内侧皮神经伴随,于臂部中份两者一起穿入深筋膜的深面。在肱骨内上髁上方,贵要静脉附近有时可找到滑车上淋巴结(或肘浅淋巴结),它收集手尺侧半和前臂尺侧半的部分淋巴。

由于该淋巴结很小,故不易找到。贵要静脉位于前臂内侧面时,常分成两支,向下转至前臂背侧,其起点为手背静脉网的尺侧端,暂不追踪。

3. 肘正中静脉和肘深静脉 头静脉与贵要静脉之间的吻合支,最主要的为斜行或横行跨过肘窝的肘正中静脉,但也可以没有肘正中静脉,而是头静脉及贵要静脉只有一斜至前臂前面的属支,这些属支变异很多。临床上,常在此处进行静脉注射。在肘窝处经常有一条较大的穿支,提起肘正中静脉时,可见它穿入到深部的静脉,这条穿支为肘深静脉。

(三) 臂部内侧、外侧肌间隔

剥离浅筋膜,按皮肤切口切开臂的深筋膜,分别向内、外侧剥离,用解剖镊将内侧的深筋膜提起,再用刀柄向肱骨内侧方向作钝性剥离。在肱骨中点与肱骨下端之间可观察到分隔前、后肌群的一片膜性结构,即内侧肌间隔(见图 1-13)。在臂远端注意观察尺神经及伴行的尺侧上副动脉与内侧肌间隔的关系:尺神经、尺侧上副动脉在臂中点处,自前向后穿此隔到其深面(可结合臂后区解剖时一并观察)。用同样的方法观察外侧肌间隔,此隔是分隔肱三头肌与肱肌、肱桡肌和桡侧腕长伸肌之间的一片膜性结构,但不像内侧肌间隔明显。桡神经经肱骨肌管由臂后面转向外侧,在臂下段穿过外侧肌间隔至臂前面(可结合肘前区解剖一并观察)。

(四) 肱二头肌内侧沟、外侧沟和臂下份血管、神经毗邻

在肱二头肌内侧沟找出与腋动脉延续的肱动脉。清理动脉干,不要损伤与该动脉的伴行静脉。解剖肱动脉的分支及有关神经(见图 1-14)。

1. 肱深动脉 肱深动脉起于肱动脉,在背阔肌腱下方与桡神经一起转向肱骨后面,行于肱骨肌管内。

2. 正中神经 在肱动脉外侧找到正中神经,观察它一般于喙肱肌止点处相当臂部中点的地方跨过肱动脉的前方。

3. 肌皮神经 清理肱二头肌和喙肱肌,分开喙肱肌和肱二头肌短头,可见肌皮神经穿过喙肱肌。翻开肱二头肌肌腹,可见肌皮神经行于肱二头肌和肱肌之间,至肱二头肌腱外侧缘穿出改名为前臂外侧皮神经。

4. 桡神经 屈曲肘关节,仔细分离肱肌与肱桡肌,在肘关节外上方找出桡神经。该神经较粗,注意桡神经与前臂外侧皮神经是以**肱肌**相隔的。肱肌外侧为桡神经,肱肌前面为前臂外侧皮神经。

(五) 前臂深筋膜、肱二头肌腱膜和屈肌支持带

清理前臂前面的浅筋膜,保留头静脉、贵要静脉主干,去掉其他浅静脉。观察前臂前面的深筋膜,注意在肘部。由于肱二头肌腱膜的加强而增厚,该腱膜起自肱二头肌腱的内侧缘斜向下,内至前臂上份的内侧面,一般位于肘正中静脉的深面,以此使浅静脉与深面的肱动、静脉相隔。前臂上份的深筋膜由于有很多前臂屈肌从其深面起始,故与肌肉连接较紧,致密,不必勉强剥离。注意观察肱二头肌腱膜的形状和范围,保留此处腱膜,以便复习时作为标志。前臂下份的筋膜较薄,但近腕部则由若干横行纤维加强,先形成腕掌侧韧带,继形成屈肌支持带(腕横韧带)。纵行切开深筋膜,在腕部不要太深,以免损伤深面的腱鞘。将筋膜向两侧翻开,必要时可切割除去(见图1-16)。

(六) 肘窝的组成

清理和观察肘窝的边界和内容(见图1-15)。

(七) 肱二头肌腱和旋前圆肌与血管、神经的毗邻

以肱二头肌腱及旋前圆肌为标志,观察它们与血管神经的相互关系(见图1-16、1-17)。

1. 肱动脉的解剖 将肱二头肌腱膜在其近肌腱处切断,向内侧翻开(注意:不要误切断肱二头肌肌腱)。在解剖深层结构时,可将肘部放松使之略微屈曲,这样便于撑开肌间隙,寻找其间的血管神经。清理肘窝内的脂肪,在肱二头肌腱的内侧找出肱动脉和正中神经,注意此时正中神经位于肱动脉的内侧,与臂部的解剖连续起来观察比较两者的关系。

2. 桡动脉的解剖 在肱二头肌腱膜下缘与旋前圆肌交界处,可见到肱动脉分为两支,一支较大的是桡动脉,斜向外下,似为肱动脉的直接延续,跨过肱二头肌腱的下端,进入肱桡肌前缘的深面,再跨过旋前圆肌止点浅面下行。清理肱桡肌的全长,注意其下份有两块肌肉跨过,即拇长展肌和拇短伸肌,将它们推向后面,留心不要损伤桡神经。提起肱桡肌前缘,拉向外侧,重新找出桡动脉,可见它自起点直行至桡骨下端前方,在此处它绕过腕部桡侧缘在拇长展肌和拇短伸肌腱的深面转入手背。它的行程是在伸肌(肱桡肌发生时是属于伸肌群)与屈肌之间的肌间隙内,位于旋前圆肌的浅面,其上份位于肱桡肌与旋前圆肌之间,其下份位于肱桡肌与桡侧腕屈肌之间,属于伸肌群的动脉,故其分支走向外侧。

3. 尺动脉、骨间总动脉和正中神经的解剖 肱动脉的另一分支是尺动脉,它走行于肱二头肌腱的内侧。追踪正中神经向下,可见到正中神经穿入旋前圆肌。在穿过该肌之前先发出若干至浅层屈肌的肌支。这些分支均起自神经的内侧,清理时应从正中神经外侧缘进行。在旋前圆肌中点切断该肌覆盖在正中神经表面的浅份,将其上部拉向内侧,可见尺动脉在旋前圆肌的深面,故在离开肘窝时与正中神经以旋前圆肌深头(起自尺骨)相隔。向下约距尺动脉起点2～3 cm处,在旋前圆肌中点的深面,尺动脉发出一较大的分支即骨间总动脉,它很快就分成两支,即骨间前动脉和骨间后动脉。骨间前动脉经旋前圆肌深份的深面,常发出一细小分支称正中动脉,并与正中神经发出的骨间前神经伴行下降,分开拇长屈肌与指深屈肌即可见到该血管神经沿骨间膜表面下行至旋前方肌,并分支到拇长屈肌与指深屈肌。骨间前动脉在旋前方肌上缘处发出分支供应该肌,后又穿骨间膜至前臂的背侧。骨间后动脉在肘窝处穿过骨间膜孔而到达前臂后区。在肱动脉分为尺动脉与桡动脉分叉处,有时可观察到肘深淋巴结。

4. 桡神经及分支的解剖 从臂部找出桡神经,清理其在臂部发出的分支分别至肱三头肌、肱桡肌、桡侧腕长伸肌。桡神经在肱骨外上髁前方分成深、浅两支:①桡神经深支,又称骨间后神经,行于肱桡肌深面,在发出至桡侧腕短伸肌与旋后肌的肌支后,即穿入旋后肌,分布于前臂背侧肌肉;②桡神经浅支为桡神经本干的延续,其行程大部分为肱桡肌前缘所覆盖,在前臂中1/3与桡动脉平行,在下1/3又离开桡动脉,约在腕关节上方5 cm处经肱桡肌深面穿出深筋膜,分布于手背桡侧皮肤。

（八）前臂肌肉、血管和神经

1. 浅层肌肉及有关滑液鞘（synovial sheath）的观察 解剖起自肱骨内上髁的浅层屈肌,注意不要伤及支配它的神经(见前解剖)。将浅层的各屈肌(图1-16)分别清理至腕部。依次查明旋前圆肌至桡骨体中点外侧缘、桡侧腕屈肌至桡侧腕管(屈肌支持带桡侧端两层之间,有滑液鞘包裹)、掌长肌跨过屈肌支持带(浅面)至掌心、尺侧腕屈肌附着于豌豆骨,后两肌腱没有滑液鞘。清理时注意勿伤及肌肉或肌腱之间的神经血管,在上述4肌腱的深面,观察指浅屈肌。指浅屈肌和指深屈肌腱有共同的滑液鞘,穿过屈肌支持带的深面,到达掌部。此滑液鞘是完整的,注意该鞘沿有关肌腱逐渐膨大,上端至屈肌支持带上方2～3 cm处,向下则深入掌部(待手掌解剖时观察)。在前臂下1/3处不同高度切断桡侧腕屈肌和掌长肌,将断端向上下拉起,保留肌肉的完整,以便复位进行复习。暴露指浅屈肌的全貌,注意其起自肱骨内上髁斜行向外下,在桡骨体的起点处位于旋前圆肌的下方。

2. 正中神经、尺神经、尺动脉的观察 于腕部切断指浅屈肌腱(注意不要伤及深面的正中神经),将其断端的近侧份拉向上外,以暴露该肌深面的结构(见图1-16、1-17)。

（1）正中神经的行径:正中神经沿指浅屈肌的深面直向下行,在掌长肌的桡侧切开深筋膜,可找到正中神经,在腕部位于掌长肌腱和桡侧腕屈肌腱之间。

（2）尺动脉及尺神经的行径:尺动脉自旋前圆肌深份的深面穿过,亦经过指浅屈肌的深面,它与正中神经交叉,从神经深面经过,斜向内侧,达前臂上、中1/3交界处,转而垂直向下,在此处它与尺神经构成血管神经束,故尺动脉在前臂的行程,像一条抛物线。将尺侧腕屈肌拉向内侧,在前臂下1/3,尺动脉的内侧找出尺神经,向上追踪到肘部,找出它在肱骨内上髁下方,尺侧腕屈肌二头之间自背侧穿至前臂前面的情况,并在此处找出它支配尺侧腕屈肌的肌支,以及下方的另一支配到指深屈肌尺侧份的分支。此处约靠近尺骨茎突上方,尺神经分出手背支,经尺侧腕屈肌深面、尺骨茎突远侧端到达手背。

确认指浅屈肌深面的肌肉,外侧为拇长屈肌,内侧为指深屈肌。追踪这些结构至腕部。

（九）前臂屈肌后间隙

清理旋前方肌,注意此处疏松结缔组织范围较广泛,下通掌部,上达旋前方肌上缘以上,这个间隙称为前臂屈肌后间隙。其重要性在于如屈肌腱滑液鞘病变时脓液可经此间隙扩延。间隙的前界为拇长屈肌和指深屈肌,后界为旋前方肌。

第四节 肩胛区、臂后区、肘后区及前臂后区

一、基本要求

（1）肌腱袖的概念及其功能意义。

（2）腋神经和旋肱后动脉的行径及其与肱骨外科颈的关系。

（3）桡神经和肱深动脉的行径及其与肱骨的关系。

（4）臂和前臂后群肌的名称、位置和作用。

（5）肱骨肌管的组成及内容。

二、主要内容

（一）肌腱袖

肌腱袖（musculotendinous cuff）又称肩袖，是由冈上肌、冈下肌、小圆肌和肩胛下肌的肌腱联合形成的腱板状结构，包绕肩关节的上、后和前方，并与肩关节囊愈着，是肩关节重要的稳定装置。肩关节脱位或扭伤，常导致肌腱袖破裂（图1-21）。

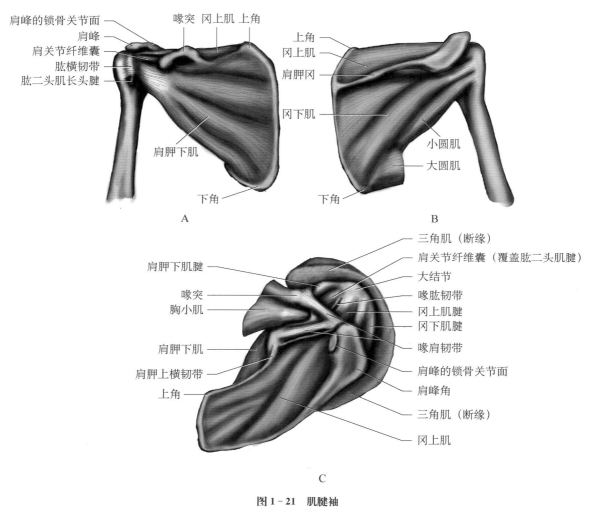

图1-21　肌腱袖

A. 前面观；B. 后面观；C. 上面观

（二）腋神经和旋肱后动脉的毗邻

腋神经发自臂丛后束，从腋部向后行，与旋肱后动脉一起通过四边孔，绕肱骨外科颈后面至三角肌深面，发出肌支支配三角肌、小圆肌。余部纤维自三角肌后缘中点穿出延续为皮

支,即臂外侧上皮神经,分布于肩部和臂外侧区上部的皮肤。此外,尚有 1～2 支关节支,由肩
关节下方进入肩关节(图 1 - 22)。

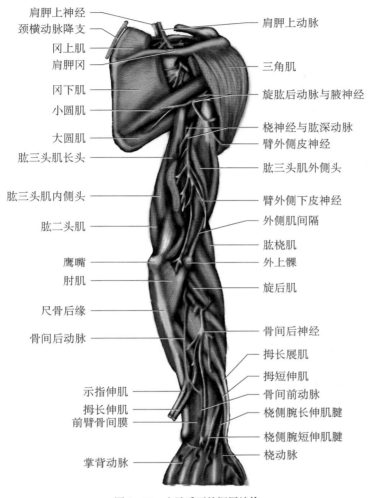

图 1 - 22　上肢后面的深层结构

旋肱后动脉发自腋动脉第 3 段,经四边孔绕过肱骨外科颈的后面,向前与旋肱前动脉
吻合。

在肱骨外科颈骨折、肩关节脱位及使用腋杖不当的情况下,都有可能损伤旋肱前、后动
脉和腋神经。损伤腋神经可导致臂不能外展(三角肌麻痹)、肩部和臂外上部的皮肤感觉障
碍。如三角肌麻痹时间较长,导致该肌萎缩时,则肩部膨隆的外形消失而呈方形肩。

(三) 桡神经和肱深动脉的毗邻

桡神经是臂丛后束最大的分支,先行于腋动脉的后方,与肱深动脉及其两条伴行静脉一
起进入肱骨肌管。桡神经从内上向外下走行在桡神经沟内,旋绕肱骨至肱骨外侧,在肱骨外
上髁上方穿外侧肌间隔进入肱桡肌与肱肌之间。桡神经在臂部发出肌支分布于肱三头肌、

肘肌(见图 1 - 22),发出关节支分布于肘关节,其皮支有 3 支:臂后皮神经于腋窝发出后分布于臂后区的皮肤;臂外侧下皮神经在三角肌止点远侧浅出,分布于臂外侧下部的皮肤;前臂后皮神经自臂中份外侧浅出下行至前臂后面,达腕部,沿途分支分布于前臂后面皮肤。

桡神经和肱深动脉由于在桡神经沟处紧贴肱骨干,所以在肱骨中段骨折时,容易并发桡神经损伤。此外,在该处不适当地使用止血带,或全身麻醉时,将臂部紧压于手术台边缘过久时,常可损伤桡神经而导致伸肌群麻痹,引起垂腕症。其支配的皮肤区域也可出现感觉丧失。

（四） 肘后区的结构特征

肘后区皮肤较厚,移动性大,浅筋膜不甚发达,深筋膜在肱骨内、外上髁及尺骨后缘处和骨膜紧密附着。

此区有 3 个明显的骨性隆起:①肱骨内上髁,是前臂屈肌的起点;②肱骨外上髁,是前臂伸肌的起点;③尺骨的鹰嘴,是肱三头肌肌腱的止点。当肘关节伸直时,这 3 个隆起位于一条直线上,当屈肘至 90°时,则三者成一个尖朝下的等腰三角形。上述三点形成的三角称肘后三角。此三点的位置关系有助于鉴别肘关节脱位和肱骨髁上骨折。即在肘关节后脱位时,三点关系常呈尖朝上的三角形,而在肱骨髁上骨折时三点关系不变。

在肱骨内上髁与鹰嘴间的深窝内有尺神经走行,在皮下可触摸到,位于深筋膜深面,在肘关节骨折、脱位或手术时可能伤及。

（五） 前臂背侧的肌肉、骨间后神经及伴行动脉的毗邻

前臂背侧共有 10 块肌肉,可分为浅、深两层(见图 1 - 22,图 1 - 23):

浅层肌 5 块:桡侧腕长伸肌、桡侧腕短伸肌、指伸肌、小指伸肌、尺侧腕伸肌。

深层肌 5 块:旋后肌、拇长展肌、拇短伸肌、拇长伸肌、示指伸肌。

骨间后神经和骨间后动脉及两条伴行静脉共同组成前臂背侧的血管神经束。桡神经深支在桡骨颈与肱桡肌之间穿过旋后肌至前臂背区,而骨间后动脉是骨间总动脉的分支,其从前面穿骨间膜上缘进入前臂背侧。以后两者伴行于前臂背侧的浅、深两层肌肉之间下降,达拇短伸肌下缘附近,贴骨间膜后面下行,并与从前面穿骨间膜而来的骨间前动脉的穿支伴行至腕部。骨间后神经在穿入旋后肌之前为桡神经深支本干,它向外侧发出肌支支配肱桡肌和桡侧腕长伸

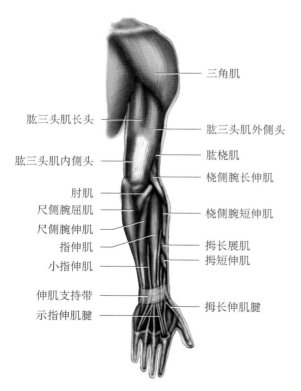

图 1 - 23　上肢后面的浅层结构

三角肌
肱三头肌长头
肱三头肌内侧头
肘肌
尺侧腕屈肌
尺侧腕伸肌
指伸肌
小指伸肌
伸肌支持带
示指肌腱

肱三头肌外侧头
肱桡肌
桡侧腕长伸肌
桡侧腕短伸肌
拇长展肌
拇短伸肌
拇长伸肌腱

肌;桡神经深支穿出旋后肌后称骨间后神经,并向内侧发出分支,支配其余诸肌。所以当桡神经在不同部位损伤时,可以引起不同的症状。在穿旋后肌之后受损时,伸腕功能保留,但拇指不能外展;在穿旋后肌之前受损时,则前臂伸肌均遭瘫痪,腕下垂,指不能伸。

（六）临床要点

1. 肩周炎　又称肩关节周围炎,俗称凝肩、五十肩,它是肩关节囊及其周围肌腱、韧带和滑囊的慢性无菌性炎症,如肌腱的损伤或炎症、肱二头肌长头的腱鞘炎、肩峰下囊及三角肌下囊等肩周滑膜囊的慢性炎症,以及任何原因所引起的肩关节囊炎症。肱二头肌短头虽然是关节外结构,受损后也可成为肩关节周围炎的病因。该病以肩关节疼痛和活动不便为主要症状,好发于 50 岁左右的体力劳动者,女性发病率略高于男性。

2. 桡神经损伤　根据损伤部位不同,体征也不同。

（1）在腋部,因腋杖压迫背阔肌和大圆肌腱而损伤桡神经者常见。损伤后,除出现"垂腕"等症状外,还有伸肘障碍（肱三头肌瘫痪）。

（2）在肱骨肌管内,桡神经可因肱骨干中段骨折、使用止血带不当或臂部被紧压在手术台边而损伤,导致肱桡肌和前臂后群肌瘫痪,呈现"垂腕"症,掌指关节伸直受限,前臂处于旋前畸形,拇指、示指、中指桡侧背面近侧部和手背桡侧半皮肤感觉障碍（第 1 掌骨间隙背侧面皮肤感觉障碍最为严重）。

（3）桡骨头脱位、桡骨颈骨折或旋后肌病变等,均可引起单纯桡神经深支损伤。桡神经深支损伤时,将涉及指伸肌和拇长、短伸肌及拇长展肌,因而各指的掌指关节伸直受限,拇指外展无力。因为指骨间关节的主要伸肌是骨间肌和蚓状肌,而不是指伸肌,所以此处损伤桡神经深支时,各指的伸指运动不受影响。单纯桡神经深支损伤时,桡侧腕长伸肌不受牵连,皮肤感觉亦无障碍。

（4）在前臂损伤桡神经浅支时,仅出现手背桡侧半皮肤感觉障碍。

3. 桡骨远端骨折　指距桡骨远端关节面 3 cm 以内的骨折,这个部位是松质骨与密质骨的交界处,为解剖薄弱处,一旦遭受外力,容易骨折,多见于老年妇女、儿童及青年。正常情况下,桡骨远端关节面向掌侧倾斜 10°～15°,向尺侧倾斜 20°～25°,桡骨茎突较尺骨茎突低约为 1～1.5 cm。当骨折移位时,这种关系发生改变,因此可形成伸直型骨折和屈曲型骨折。伸直型桡骨远端骨折又称 Colles 骨折,较多见。跌倒时腕关节处于背伸及前臂旋前位、手掌着地,暴力集中于桡骨远端松质骨处而引起骨折,骨折远端向背侧及桡侧移位。屈曲型桡骨远端骨折又称 Smith 骨折,较少见。桡骨远端骨折是绝经后妇女中最常见的骨质疏松性骨折之一,近年来因人口老龄化发病率明显增多。

4. 上肢后区周围神经卡压综合征

周围神经卡压综合征绝大多数是与该神经穿越特殊的解剖结构有关,特别是在穿越骨纤维管道时更容易受到压迫而产生卡压。

（1）肩胛上神经卡压综合征:指肩胛上神经在肩胛骨上缘的肩胛切迹内被卡压引起。该切迹外侧为喙突基底,上有横韧带,从而形成骨纤维管。表现为持续钝性肩痛,向颈及肩胛间区放射,肩部活动增加时疼痛加重,肩外展外旋无力。

（2）肘部尺神经卡压综合征：反复地伸、屈肘关节使得尺神经在肘后的骨纤维管内受到持续的牵拉、摩擦和挤压，是造成肘部尺神经卡压的主要原因。起病缓慢，前臂尺侧、手尺侧、第4和第5指有麻木刺痛。尺神经沟内可摸到增粗的神经，有压痛。将尺神经松解并前置到尺侧腕屈肌等肌肉内可治疗尺神经在肘部的卡压，有较好的效果。

（3）桡神经卡压综合征：

1）桡神经浅支卡压综合征：是由于桡神经浅支从肱桡肌深区穿过肱桡肌和桡侧腕长伸肌的肌腱肌腹交界处受到卡压，而产生了手背桡侧半的麻痛和感觉的改变，用局部封闭治疗有良好效果。

2）骨间后神经卡压综合征：骨间后神经（桡神经深支）绕过桡骨经过旋后肌浅头近侧缘腱膜弓的下方时受到卡压，是导致骨间后神经卡压症的解剖原因。此弓是 Frohse 首先描述的，故称 Frohse 腱弓。解剖学研究可以看到在 Frohse 腱弓、桡侧腕短伸肌内侧的腱性缘和旋后肌管出口处远侧腱弓等处，均可卡压骨间后神经。临床上观察到在桡侧返动脉发出的分支跨越骨间后神经的情况亦很常见，切断横跨神经的血管后可见其下方的神经有明显的压迹。该病起病缓慢，可逐渐发生伸掌指关节、伸拇指、外展拇指无力，伸腕偏向桡侧，原因是尺侧腕伸肌受累，桡侧伸腕肌完整。该病无感觉异常，无疼痛。因骨间后神经为单纯运动神经，故本病一旦确认，即需手术减压。

三、 层次解剖

（一） 皮肤切口

（1）在肘关节后上方作一横切口，将皮肤剥离向上翻至肩胛区。

（2）在腕关节背面作一横切口，然后剥离前臂后区皮片暴露出浅筋膜。

（二） 肩胛部的肌肉、血管和神经

1. 腋神经、旋肱后动脉的解剖　在解剖之前，先观察三角肌的起止点和纤维方向，用解剖刀从其中份横行切断该肌（注意勿切太深，以免切断血管神经主干），将三角肌向上、下两端翻起，查看进入三角肌的腋神经和旋肱后动脉。这些血管、神经皆由四边孔进入本区，同时注意观察动脉、神经与肱骨外科颈的关系（见图1-22、1-23）。

2. 肩胛上动脉和肩胛上神经的解剖　沿肩胛冈切断斜方肌的附着点，并向上、下翻起，再切开坚固的冈上肌和冈下肌筋膜，分别清理出冈上肌、冈下肌、小圆肌、大圆肌、背阔肌及肱三头肌长头。切断冈上肌、冈下肌的中段，将外侧份向外翻起，注意位于该段肌肉深处的血管、神经。肩胛上动脉于肩胛横韧带上方跨入冈上窝，而肩胛上神经往往从韧带下方进入。血管和神经由冈上窝绕肩胛颈进入冈下肌深面的冈下窝（见图1-22）。观察该动脉与旋肩胛动脉的吻合情况（参考示教标本）。

3. 旋肩胛动脉的解剖　从三边孔内重新找出旋肩胛动脉，观察该动脉与肩胛上动脉的吻合。

（三） 桡神经与肱深动脉的解剖

清理肱三头肌及其筋膜，找出桡神经和肱深动脉进入肌肉之孔，由此孔沿桡神经沟方向

插入解剖锯作为引导,即进入肱骨肌管(又称桡神经管,由肱三头肌内、外侧头和肱骨桡神经沟围成)。保护好管内的血管、神经,可沿管的方向切断肱三头肌外侧头。清理管内的桡神经及其分支和肱深动脉。追踪桡神经到臂中点以下处,一直看到它穿过外侧肌间隔为止(见图1-22)。

（四）　肘后区和前臂后区的浅层结构

1. 前臂背侧皮神经、桡神经浅支和尺神经手背支的解剖　在肘后及前臂后面小心解剖出浅静脉及皮神经。在肘关节的上方,外侧肌间隔处,去掉脂肪,解剖出从桡神经分出的前臂背侧皮神经,该神经向下分布于前臂背侧。在前臂的远侧端,腕关节上方的桡侧,可解剖出桡神经的浅支。在尺骨头的内侧可寻出尺神经分出的手背支。它们穿出深筋膜而分布于手背和指背的皮肤。

2. 尺神经的解剖　在肱骨内上髁的后上方,清理出自臂前面穿向后面的尺神经及伴行的尺侧上副动脉。追踪尺神经到肱骨尺神经沟,它穿过尺侧腕屈肌近端两头之间,又转至前臂的前面,位于尺侧腕屈肌的深面。

（五）　前臂背侧深筋膜及伸肌支持带

清理并切开前臂后面的深筋膜,上1/3深筋膜因有肌肉起始,不宜强行剥离。保留伸肌支持带,观察该处的筋膜,既厚又坚韧,并紧紧地与前臂肌肉连在一起。观察本区浅层肌肉不但起自肱骨外上髁,而且大部分的肌束起自深筋膜。由于筋膜的坚韧性,深部组织感染有脓液时在相当长的时间内不会在前臂后区形成明显的肿胀(见图1-23)。

（六）　前臂背侧深层结构

1. 指伸肌的解剖　清理并分离前臂背侧各肌肉,结合系统解剖学内容,复习辨认各肌。然后,在前臂下1/3处横行切断指伸肌,将断端分别向上、下翻开。注意观察在指伸肌深面的疏松结缔组织间隙,该间隙向上通过骨间膜的孔与前臂前方的屈肌后间隙相通(见图1-22)。

2. 旋后肌、骨间后神经和骨间后动脉的解剖　认清旋后肌并观察肌纤维,以理解其功能,观察旋后肌弓的形态。在该肌浅、深两份之间找出骨间后神经(即桡神经深支)。它在拇长展肌的表面与血管伴行向下,到拇长伸肌外侧缘(即拇长伸肌与拇长展肌之间)走向拇长伸肌深面,与前面穿过来的骨间前动脉伴行。从旋后肌下缘找出骨间后动脉,它分出的返支,向上到肘后,本干向下逐渐细小,最后终于腕背侧动脉网。

第五节　手掌及手指掌面

一、基本要求

（1）腕管的组成及内容。

（2）屈肌支持带(腕横韧带)及通过韧带浅面及深面的结构。

（3）掌浅弓、掌深弓的组成与分布。

（4）正中神经、尺神经和桡神经的分支与分布。

（5）手内骨筋膜鞘的构成及内容、筋膜间隙的位置及境界。

二、 主要内容

（一）手掌的层次结构

1. 浅层结构　浅层结构包括皮肤、浅筋膜和掌腱膜（图 1－24）。

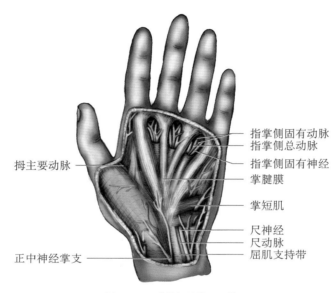

指掌侧固有动脉
指掌侧总动脉
指掌侧固有神经
掌腱膜
掌短肌
尺神经
尺动脉
屈肌支持带

拇主要动脉

正中神经掌支

图 1－24　手掌部的浅层结构

（1）皮肤：手掌皮肤表面有 3 条掌纹。最长一条是斜纹，位于鱼际内侧缘，与拇指内收运动相适应；其他两条横纹（近侧横纹、远侧横纹），与握拳屈掌指关节相适应。

（2）浅筋膜：致密，有许多与掌面垂直的纤维束，向浅层连于皮肤，向深层连于掌腱膜。由于纤维束把皮肤与掌腱膜紧密连在一起，所以皮肤的移动性小。此类结构的优点是有助于把握工具，便于劳动；缺点是当筋膜内有炎症时，脓液多局限于一处，不易向四周蔓延。因此，手术切开排脓时，需将纤维束切断才能引流通畅。手掌手术切口，一般应与掌纹平行，这样可以减少瘢痕挛缩，保证手的功能。

（3）深筋膜和掌腱膜：手掌深筋膜分浅、深层。浅层在两侧部较薄弱，分别覆盖在大、小鱼际表面，中间部特别坚厚，有掌长肌腱纤维加强，称掌腱膜（palmar aponeurosis）。掌腱膜实际系深筋膜浅层与掌长肌的腱纤维互相交织共同构成，形如三角形，尖向上与掌长肌腱相续，底向下分成 4 束，分别附着于第 2～5 指的屈肌腱纤维鞘上，掌腱膜深面遮盖着肌腱，故掌腱膜有协助屈指的功能。深筋膜深层较薄，覆盖在骨间掌侧肌、拇收肌和掌骨表面。

2. 中层结构　中层结构包括掌浅弓、正中神经、尺神经的浅支、指浅屈肌腱、指深屈肌腱及蚓状肌（图 1－25）。

（1）掌浅弓：位于掌腱膜的深面，正中神经的浅面，由桡动脉的掌浅支和尺动脉终支吻合

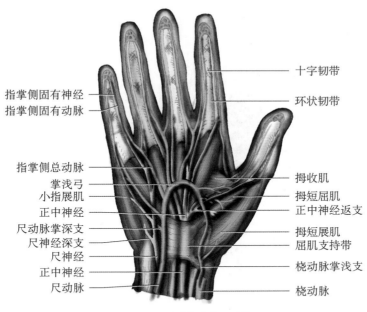

指掌侧固有神经
指掌侧固有动脉

十字韧带
环状韧带

指掌侧总动脉
掌浅弓
小指展肌
正中神经
尺动脉掌深支
尺神经深支
尺神经
正中神经
尺动脉

拇收肌
拇短屈肌
正中神经返支
拇短展肌
屈肌支持带
桡动脉掌浅支
桡动脉

图 1 - 25　手掌部的中层结构

而成(一般以尺动脉为主)。掌浅弓的表面投影,相当于手掌近侧横纹处(或凸缘约平掌骨中部)。从弓的凸缘发出 3 条指掌侧总动脉,分别沿两条屈肌腱之间下行至第 2～4 指蹼处穿出。每条动脉再分为两支指掌侧固有动脉,向远端走行于相邻两指的相对缘。小指尺侧缘的血液由尺动脉直接发出分支供应。拇指的两侧缘及示指的桡侧缘,一般由桡动脉直接发出分支供应。

(2) 正中神经:通过腕管,走行于掌浅弓的深面(略偏向桡侧)。在大鱼际内侧缘中点处,先发出一支返支到鱼际,支配除拇收肌外的鱼际肌群。正中神经返支的表面定位是鱼际内侧缘的中点,相当于腕前横纹下方约 2.5 cm 处。手术时不能随意在此作切口,以免损伤神经,引起拇指运动障碍。正中神经的下行分支,支配第 1、第 2 蚓状肌及手掌桡侧 3 个半手指的皮肤感觉。

(3) 尺神经:经腕横韧带的浅面,紧贴豌豆骨的桡侧与尺动脉之间下行,再经掌短肌的深面至手掌。尺神经在豌豆骨稍下分为浅、深两支。浅支下行分出一条细支至小指的尺侧缘;主干继续下行至第 4 指蹼处分为两支,分别至第 4、第 5 两指的相对缘。尺神经的浅支支配手掌尺侧一个半手指的皮肤感觉(深支在深层结构叙述)。

在正中神经和尺神经浅支的深面,有指浅、指深屈肌腱,拇长屈肌腱及 4 条蚓状肌。蚓状肌起于指深屈肌腱的桡侧,向远侧移行,绕第 2～5 指的第 1 节指骨的桡侧,止于第 2～5 指的指背腱膜。其作用是屈掌指关节和伸指间关节。

3. 深层结构　深层结构包括尺神经深支、掌深弓、骨间肌及掌骨(图 1 - 26)。

(1) 尺神经深支:先发出分支支配小鱼际肌,然后伴尺动脉深支,穿小指展肌和小指短屈肌之间至指深屈肌腱的深面,发出分支支配全部骨间肌,第 3、第 4 蚓状肌和拇收肌。

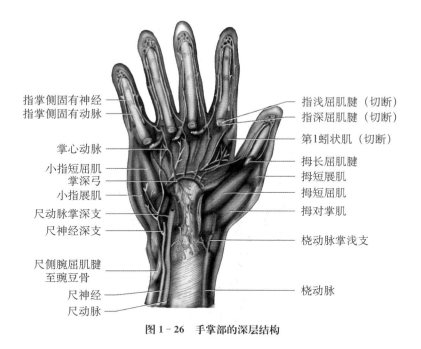

指掌侧固有神经　　指浅屈肌腱（切断）
指掌侧固有动脉　　指深屈肌腱（切断）
掌心动脉　　第1蚓状肌（切断）
小指短屈肌　　拇长屈肌腱
掌深弓　　拇短展肌
小指展肌　　拇短屈肌
尺动脉掌深支　　拇对掌肌
尺神经深支
桡动脉掌浅支
尺侧腕屈肌腱
至豌豆骨
尺神经　　桡动脉
尺动脉

图 1 - 26　手掌部的深层结构

（2）掌深弓：一般位于尺神经深支的浅面，弓的凸缘约与掌骨底（腕掌关节）相一致。它由桡动脉终支和尺动脉的掌深支吻合而成（一般以桡动脉为主）。从弓向远侧发出 3 条掌心动脉，与掌浅弓发出的分支相交通，分布于手掌及手指。掌浅弓与掌深弓组成两层互相连通的血管吻合，有重要的功能意义。当手紧握物体时，血管常常受到压迫，而使掌浅弓的血流受阻，这时血液仍能经掌深弓流通，保证手的血供。故手掌外伤出血时，应在腕部同时压迫尺、桡两动脉才能达到止血目的。

（3）骨间肌和掌骨：位于掌深弓深面，骨间肌共有 7 块。骨间掌侧肌 3 块，骨间背侧肌 4 块。骨间肌表面有深筋膜的深层覆盖。骨间掌侧肌的作用是使第 2、第 4 和第 5 指向中指的方向内收；骨间背侧肌是以中指的中线为基准，外展第 2、第 4 和第 5 指。由于骨间肌还止于指背腱膜，所以它们也有和蚓状肌相同的作用。

综上所述，手掌部层次结构以掌心部为例，表示如下：皮肤→浅筋膜→深筋膜浅层和掌腱膜→掌浅弓→正中神经（桡侧）和尺神经浅支（尺侧）→指浅、指深屈肌腱和蚓状肌→掌深弓和尺神经深支→深筋膜深层（掌深筋膜）、骨间肌及掌骨。

（二）手掌的骨筋膜鞘

掌腱膜的外侧缘发出一纤维隔，经鱼际肌和示指屈肌腱之间向深层伸入，附于第 1 掌骨，称为掌外侧肌间隔（lateral intermuscular septum of palm）。从掌腱膜内侧缘发出掌内侧肌间隔（medial intermuscular septum of palm），经小鱼际和小指屈肌腱之间伸入，附于第 5 掌骨。因此，在手掌形成了 3 个骨筋膜鞘，即外侧骨筋膜鞘、中间骨筋膜鞘和内侧骨筋膜鞘。

1. 外侧骨筋膜鞘　外侧骨筋膜鞘又称鱼际鞘，由鱼际筋膜、掌外侧肌间隔和第 1 掌骨围成，内含拇短展肌、拇短屈肌、拇对掌肌、拇长屈肌腱及其腱鞘和拇指的血管、神经等。

2. 中间骨筋膜鞘　中间骨筋膜鞘又称掌中间鞘，由掌腱膜、掌内侧肌间隔、掌外侧肌间隔和骨间掌侧筋膜及拇收肌筋膜共同围成。其内有指浅、深屈肌腱及其屈肌总腱鞘、蚓状肌、掌浅弓、指血管和神经等。

3. 内侧骨筋膜鞘　内侧骨筋膜鞘又称小鱼际鞘，由小鱼际筋膜、掌内侧肌间隔和第 5 掌骨围成。其内有小指展肌、小指短屈肌、小指对掌肌和小指的血管、神经等。

此外，在掌中间鞘的后方外侧半还有拇收肌鞘，由拇收肌筋膜、骨间掌侧筋膜、第 1 掌骨和第 3 掌骨共同围成，该鞘包绕拇收肌。

（三）手掌的间隙

手掌的间隙是指位于手掌中间深部的疏松组织间隙。它由掌中隔分为鱼际间隙和掌中间隙。掌中隔由掌腱膜的桡侧缘向深部发出，斜向尺侧附着于第 3 掌骨前缘的筋膜（图 1-27、1-28）。

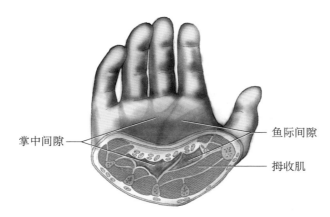

图 1-27　手掌间隙示意图

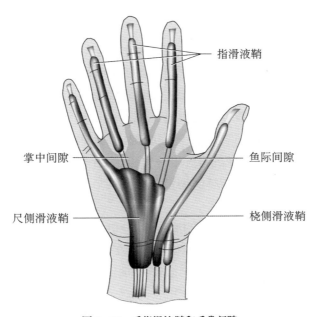

图 1-28　手指滑液鞘和手掌间隙

1. 掌中间隙 掌中间隙(midpalmar space)位于手心的内侧半。前界为中指、环指、小指的屈肌腱及第2～4蚓状肌,后界为第3～5掌骨及骨间肌前面的骨间掌侧筋膜(深筋膜深层),外侧以掌中隔与鱼际间隙相隔,内侧是从掌腱膜至第5掌骨之间形成的掌内侧肌间隔。掌中间隙居于尺侧深面,经腕管与前臂屈肌后间隙相通;远侧沿第2～4蚓状肌管(鞘)可达第2～4指蹼处与皮下组织相通。

2. 鱼际间隙 鱼际间隙(thenar space)又称拇收肌间隙,位于手心的外侧半。前界为掌中隔前部、示指屈肌腱和第1蚓状肌,后界为拇收肌筋膜(深筋膜深层),内侧以掌中隔与掌中间隙为界,外侧是掌外侧肌间隔。鱼际间隙的近侧是密闭的,远侧经第1蚓状肌管(鞘)与示指背侧交通。

(四)手指

手指借掌指关节与手掌相连,运动十分灵活。拇指短粗,只有两节指骨,但运动范围最大,可完成一半的手功能。

1. 浅层结构

(1)皮肤:手指掌侧的皮肤较厚,富有汗腺和指纹,但没有毛和皮脂腺,故不易生疖肿。在指腹处,神经末梢非常丰富,触觉特别灵敏,可辨别物体的质地和形状。在指掌横纹处,因无皮下组织,故皮肤直接与腱鞘相连,刺伤感染时,常常导致腱鞘炎。指背皮肤较薄,皮下脂肪较少,活动度较掌侧大。手指皮肤血供丰富,外伤或烧伤时,应尽量保留。

指甲是指背皮肤的衍生结构,由真皮增厚而成。甲下的真皮为甲床,甲根部的皮肤生发层,是指甲的生长点,手术时应注意保护。围绕甲根及其两侧的皮肤皱褶为甲廓,常因刺伤感染形成甲沟炎,如蔓延至甲下,形成甲下脓肿,需及时手术治疗。

(2)皮下组织:指掌侧的皮下组织积聚成球状,有纤维束介于其间,将皮肤连于指骨骨膜和腱鞘,当外伤感染时,常向深层扩散。

2. 深层结构

(1)指浅、深屈肌腱的附着及特点:指浅屈肌腱在第1节指骨处变扁,并覆盖、包绕着指深屈肌腱,继向远侧分成两段,附着于第2节指骨的两侧缘。而指深屈肌腱继续向远侧端行走,止于第3节指骨的掌侧面。指浅屈肌腱主要屈近侧指关节,指深屈肌腱主要屈远侧指关节。两腱既有独立的滑动范围,又互相协同增加肌力。

(2)指腱鞘的特点:指腱鞘包绕指浅、深屈肌腱,由腱纤维鞘和腱滑液鞘两部分构成。腱纤维鞘是指掌侧深筋膜增厚所形成的骨纤维性管道,附着于指骨及关节囊的两侧,在第1、第2节指骨体处,环状纤维增强形成指环状韧带。在指关节处比较薄弱,纤维交叉形成指十字韧带。

腱滑液鞘是包绕肌腱的双层套管状的滑液囊,分脏层与壁层。脏层包绕肌腱,壁层紧贴纤维鞘的内面。脏、壁两层,在鞘的两端相互移行。在肌腱紧贴骨的一侧处,犹如肠的系膜,也彼此移行,构成腱系膜,保护出入肌腱的血管和神经。由于肌腱经常运动,腱系膜大部消失,仅在血管神经出入处保留下来,称为腱纽。

第2～4指的腱鞘从第3节指骨底,向近侧延伸,越过3个关节,达掌指关节的上方。但是,拇指及小指的腱滑液鞘,分别与桡侧囊、尺侧囊相连续。

（五）临床要点

1. 正中神经的损伤　正中神经行程较长,不同部位出现损伤会产生不同的症状。

（1）腕管:正中神经通过腕管时易被卡压而出现一系列症状和体征,称为腕管综合征（Carpal Tunnel Syndrome）。腕管是一个由腕骨和屈肌支持带组成的骨纤维管道。前者构成腕管的桡、尺及背侧壁,后者构成掌侧壁。腕管顶部是横跨于尺侧的钩骨、三角骨和桡侧的舟骨、大多角骨之间的屈肌支持带。正中神经和屈肌腱（拇长屈肌腱、4 条指浅屈肌腱、4 条指深屈肌腱）由腕管内通过。由于腕管各壁坚硬,管腔狭窄,任何使腕管缩小或内容物胀大的因素,均可使正中神经受压,导致拇短展肌、拇短屈肌和拇对掌肌瘫痪进而萎缩,出现鱼际平坦、拇指对掌功能障碍、外展无力和处于内收位（拇收肌未瘫痪）。此外,还有桡侧两条蚓状肌瘫痪和桡侧 3 个半指掌面及背面远侧部的皮肤感觉障碍。腕管综合征临床表现为桡侧 3 个手指端麻木或疼痛,持物无力,以中指为甚。夜间或清晨症状最重,有麻醒史,活动后手麻好转为主要临床特点,是周围神经卡压性疾病发病率最高的一种。

（2）手掌:正中神经返支可因外伤或手术损伤,症状与前述类似,仅无蚓状肌瘫痪和皮肤感觉丧失。

（3）前臂前区下部:此处正中神经位置表浅,易受锐器损伤,出现与腕管综合征相似的表现。

2. 尺神经损伤　尺神经在腕部卡压的主要临床表现是手尺侧 1 个半手指的感觉异常和手内在肌的萎缩。与肘部尺神经卡压综合征的鉴别是该征的环小指背侧及掌背部尺侧感觉无异常,这是因为尺神经手背支没有受到卡压。当尺神经在腕尺侧管内损伤时,由于第 3～4 蚓状肌、骨间肌瘫痪,从而显示出指伸肌的作用,表现为掌指关节过伸,指骨间关节屈曲,第 4、第 5 指尤为显著;由于骨间肌萎缩,各掌骨间隙变宽,第 2～5 指不能内收和外展;由于拇收肌瘫痪而使拇指处于外展位;小鱼际肌瘫痪而致小指运动障碍。以上表现统称为鹰爪征。此外,还有尺侧 1 个半掌面皮肤感觉障碍。

3. 手掌筋膜间隙和指滑膜鞘感染的切开　掌中间隙感染时,应在第 3、第 4 指间的指蹼处作切口,切开引流,切口应防止进入尺侧囊。鱼际间隙感染时的最佳切口是沿第 2 掌骨掌面下半的桡侧缘进行。

（1）尺侧囊感染:自小指掌侧根部向近侧切开,可达腕部,注意勿损伤尺神经。

（2）桡侧囊感染:自拇指近节指骨掌侧面起,沿鱼际内侧向近侧呈弧形切开。切口不应太靠近侧,以防损伤正中神经返支。

手的切开应特别注意保护以下各神经和血管:①正中神经返支;②尺神经深支（体表投影是正对钩骨钩内侧,然后经钩的远侧走向桡侧）;③掌浅弓;④各指掌侧总神经和动、静脉;⑤各指掌侧固有神经和动、静脉。

4. 腱鞘炎　是指腱鞘因机械性摩擦而引起的慢性无菌性炎性改变。腱鞘炎是骨科常见病,多见于手工劳动者,特别是用手指反复做伸、屈、捏、握操作的人易患此病,一般女性多于男性,有屈指肌腱狭窄性腱鞘炎、尺侧腕伸肌腱鞘炎等。

三、 层次解剖

（一） 皮肤切口

（1）从腕部的横行切口中点起作一纵向切口直达中指的末端。

（2）在指根处作一横行辅助切口，不要过深，以免损伤皮下结构。

（3）可沿示指中线作一纵向切口。

（二） 浅筋膜的结构特征

手掌皮肤较厚，富有汗腺，无毛。浅筋膜组织很致密，内有很多纤维隔向浅层连于皮肤，向深层连于掌腱膜，所以皮肤的移动性不大。若浅筋膜内有化脓性炎症，脓液多局限不易扩散，且疼痛难忍。在剥离该层时比较困难，需耐心地把皮肤向两侧翻开。注意，在小鱼际的浅面有横行肌束，叫掌短肌。清除浅筋膜，显示银白色的掌腱膜至手掌的远端。近指蹼处须注意自掌腱膜穿出的神经血管，切勿解剖过深而使之损伤（见图 1 - 24）。

（三） 掌腱膜和掌筋膜间隙的解剖

1. **掌腱膜** 掌腱膜系增厚的深筋膜，掌中部分因有掌长肌的腱纤维加入，所以特别坚厚，形如三角，尖端向上附着在屈肌支持带，底向远侧分为 4 束，在近指蹼处有指神经、血管及蚓状肌在束间潜出。覆盖在鱼际和小鱼际诸肌表面的深筋膜均较薄弱（见图 1 - 24）。

2. **掌中间隙和鱼际间隙** 将掌腱膜在尖端附着处挑起切断，由近侧向远侧剥离，留心从腱膜发出纤维隔，向深部附着于第 3 掌骨，即掌中隔。因此，在手掌构成了两个筋膜间隙，即掌中间隙和鱼际间隙。筋膜间隙是一个潜在性的间隙，在临床治疗手部感染时应予以重视。为了搞清筋膜间隙的局部毗邻，可结合教学示教标本对照插图，阅读前面相关内容，便于掌握（见图 1 - 27、1 - 28）。

（四） 尺神经、尺动脉及其分支的行径与毗邻

1. **腕尺侧管（亦称 Guyon 管）** 尺神经干进入掌部，经过腕部的骨纤维性隧道，称腕尺侧管。腕尺侧管的构成是：尺侧为豌豆骨和尺侧腕屈肌腱；桡侧为钩骨钩和屈肌支持带；底部为豆钩韧带；顶为腕掌侧韧带（由腕部深筋膜形成）。腕尺侧管长约为 2.0 cm（豌豆骨近端至小鱼际肌腱弓远缘）。腕尺侧管的上口（入口）在断面上呈三角形，其尺侧为豌豆骨近侧，底为屈肌支持带，顶为腕掌侧韧带；下口（出口）尺侧为豌豆骨远侧，桡侧为钩骨钩，底为豆钩韧带，顶为腕掌侧韧带及掌短肌。管内有尺神经和尺动脉主干。管被小鱼际肌腱弓分为浅、深两部分，浅层内有尺神经浅支和尺动脉终支；深层即豆钩管，内有尺动脉掌深支和尺神经深支。腕尺侧管是一个缺乏扩张缓冲的通道，各种引起管内压力增高的因素均有可能导致尺神经受压迫，从而产生腕尺侧管综合征。

2. **尺动脉掌深支、终支和掌浅弓** 从屈肌支持带上缘、豌豆骨的桡侧找出尺动脉和尺神经。由近侧向远侧在尺侧清理掌短肌。该肌属皮肌，肌纤维横行，切断该肌，在其深份清理尺动脉和尺神经。在豌豆骨的远侧尺动脉分为掌深支、终支。掌深支与尺神经的深支穿至深部参加掌深弓的构成；终支转向桡侧常与桡动脉的掌浅支构成掌浅弓。桡动脉的掌浅支较难寻找，常行于拇短展肌深面，可沿着掌浅支行径切断拇短展肌，见其是否与尺动脉终支吻合（见图 1 - 25、1 - 26）。

3. 指掌侧总动脉　由掌浅弓的凸缘向远侧分别发出 4 条指动脉,尺侧的一支走向小指的尺侧缘,其他 3 支叫指掌侧总动脉,行于第 2～4 指蹼处,各自再分出指掌侧固有动脉,分布于相邻两指的相对缘(见图 1 - 25、1 - 26)。

4. 尺神经浅支、深支和指固有神经　在豌豆骨外侧与尺动脉之间找出尺神经,它在豌豆骨的稍下方也分为深浅两支。深支在平钩骨钩的上内方起自尺神经后立即发出分支支配小鱼际诸肌,然后与尺动脉的深支一并穿入手掌深部而分布于第 3、第 4 蚓状肌、全部骨间肌和拇收肌;浅支又分为两支:一支至小指的尺侧缘;一支行至第 4 指蹼处再分为两条指固有神经,分布于第 4、第 5 两指的相对缘(见图 1 - 25、1 - 26)。

（五）　正中神经及其分支的行径

正中神经在掌长肌腱与桡侧腕屈肌腱之间下行,在屈肌支持带深面经腕管入手掌,在屈肌支持带下缘与鱼际内侧缘的交界点向远侧剥离可见其分为两支——外侧支及内侧支(见图1 - 25、1 - 26)。

1. 外侧支　外侧支先发出一支返支,钩绕拇短屈肌下缘至其浅面向外上方走行,再穿入拇短展肌深面,分支支配除拇收肌以外的鱼际诸肌(外科上视该条神经所在区为手术的危险区,手术时切开易损伤该神经,而导致肌肉功能丧失)。外侧支另外发出 3 支指掌侧固有神经,分布于拇指和示指桡侧的皮肤,同时发出分支支配第 1 蚓状肌。

2. 内侧支　内侧支发出两支指掌侧总神经,至接近第 2、第 3 指蹼处各分为两支指掌侧固有神经,分别分布于示指、中指、环指相邻缘的皮肤,并发出分支支配第 2 蚓状肌。

注意:正中神经与尺神经间可能有交通支,这在临床诊断上有一定意义。

（六）　腱滑液鞘的解剖

取注射器 1 个,吸入空气(或加颜料的动物胶溶液),在屈肌支持带的远侧端沿屈指肌腱用针尖轻轻挑起肌腱表面的薄膜(即腱滑液鞘,synovial sheath of tendon),由近侧向远侧刺入,将注射器的空气注入,可显示腱滑液鞘与肌腱的关系。若注以动物胶,在注射后可稍等数分钟,再从正中纵行切开屈肌支持带,轻轻向两侧剥离,然后将两侧韧带切除,分辨通过腕管进入手掌的诸结构,即拇长屈肌腱,指浅、深屈肌腱,以及包被上述诸腱的滑液鞘(包被拇长屈肌腱的桡侧滑液鞘及指浅、深屈肌腱的尺侧滑液鞘),在两鞘间有正中神经通行(见图1 - 28)。

（七）　掌深层结构的解剖

清理拇短屈肌,在其中点作横切并翻起肌肉,显示深层的拇对掌肌。同样清理并切断小指展肌及小指短屈肌,显示其深层的小指对掌肌。然后切断掌浅弓尺侧端将屈指肌腱及正中神经翻向远侧,顺便清理观察 4 条起始于指深屈肌腱的蚓状肌。将正中神经拉向桡侧以清理暴露深层的结构。沿着尺神经和尺动脉的深支走行切断小指短屈肌,一直追踪它们到掌心的深部。尺神经沿途分支分布于小鱼际诸肌、骨间肌、拇收肌及第 3、第 4 蚓状肌等。此外,在掌心桡侧找到拇收肌斜头与横头之间穿出来的桡动脉,它横过手掌至小指的掌骨底部与尺动脉的掌深支吻合,形成掌深弓。桡动脉从拇收肌穿出后先发出拇主要动脉,沿第 1 掌骨尺侧至拇指第 1 节指骨底则分为两支,分布于拇指掌面的两侧,其次再分出示指桡掌侧动脉,分布于示指掌面的桡侧缘。掌深弓的凸缘向远侧发出 3 条掌心动脉,它们依骨间掌侧肌走行至指蹼处与指掌侧总动脉吻合(见图 1－26)。

（八） 手指的解剖

1. 指掌侧固有动脉及指掌侧固有神经的解剖 可选择示指、中指,切开皮肤翻向两侧,从指蹼向远侧清理出指掌侧固有动脉与神经,观察它们的位置关系及其分布情况(见图 1－25、1－26)。

2. 腱纤维鞘（fibrous sheath of tendon）及腱系带（mesotendon）的解剖 观察由深筋膜衍化而成的屈指肌腱纤维鞘,纤维呈环状和交叉状,紧缠在滑液鞘的外面,并附着于指骨的两侧缘。当屈指时可固定肌腱于原位,观察腱纤维鞘和腱滑液鞘与肌腱的关系。纵行切开纤维鞘(这时腱滑液鞘也被切开),查看每条指浅屈肌腱在远侧分成 2 个脚附着于第 2 节指骨体的两侧,而指深屈肌腱则穿过指浅屈肌腱两脚之间再向前附着于末节指骨底。此时把屈指肌腱拉起,可在肌腱深面看到束状系带,叫腱系带。它向深部止于指骨骨面上,是腱滑液鞘的返折部分,神经血管自此进入以营养肌腱。注意观察掌指关节处的腱滑液鞘较狭窄,肌腱与腱鞘在此处反复摩擦易产生狭窄性腱鞘炎,解剖观察一个腱纤维鞘。

（九） 末节手指的结构特征

末节手指因皮肤与指骨之间的浅筋膜组织结构紧密,构成许多结缔组织束,将两者紧密相连。故在浅筋膜有化脓性炎症时,因感觉神经末梢受压而感到疼痛难忍,或可引起末节指骨的早期坏死,故应早行处理。

第六节　手背及手指背面

一、 基本要求

(1) 腕后区伸肌支持带参与形成的 6 个骨纤维性管道及其通过的肌腱。
(2) 解剖学鼻烟窝的组成及其与神经、血管的毗邻。
(3) 手指背侧层次结构及指伸肌腱的形态特点。

二、 主要内容

（一）浅层结构

手背皮肤较薄,有毛发和皮脂腺,富有弹性。因与浅筋膜结合疏松,故易移动。握拳时皮肤紧张,伸指时稍松弛,因此外伤易导致皮肤撕脱。浅筋膜内有丰富的静脉网,位于皮神经的浅面,它接受手指和手掌浅层及手深部来的静脉。手背静脉网的两侧,分别与拇指、小指的指背静脉汇合成头静脉和贵要静脉的起始部。手的血液回流,以手背静脉为主,当腕部以下离断再植时,必须仔细接通手背静脉,才能保证断手的存活。手背的皮神经有桡神经浅支和尺神经手背支,在手背分别分布于桡侧半和尺侧半的皮肤后,各分为 5 支指背神经,分别分布于桡侧和尺侧两个半指背的皮肤(图 1－29)。

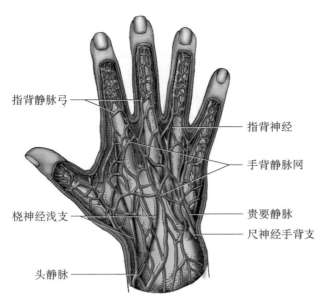

图 1-29　手背的浅静脉和皮神经

（二）深层结构

指伸肌腱有 4 条,分别走向第 2~5 指,在近节指骨底移行为指背腱膜;在近掌骨头处,由斜行腱束相连,叫腱间结合。伸指时,协同动作,互相牵扯,尤以中指、环指、小指的腱间结合更为明显。当某一指伸肌腱在腱间结合的近侧断裂时,并无明显伸指功能障碍。

手背深筋膜可分浅、深两层。浅层较厚,是伸肌支持带的延续部分,它与指伸肌腱结合,共同形成手背腱膜。手背深筋膜的深层覆盖于第 2~5 掌骨和第 2~4 骨间背侧肌的背面(图1-30)。

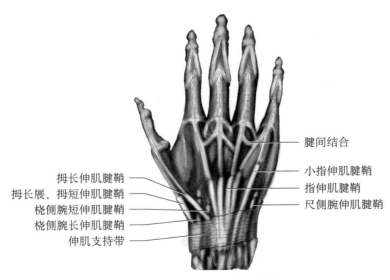

图 1-30　手背的结构(示伸肌腱鞘)

浅筋膜、深筋膜两者之间联系疏松,感染时常互相扩散,使整个手背肿胀。

（三） 指伸肌腱的附着及其特点

指伸肌腱越过掌骨头后,向两侧扩展,包绕掌骨头和近节指骨的背面,叫指背腱膜 (dorsal aponeurosis)。它向远侧分成3束:正中束止于中节指骨底,两个侧束在中节指骨的背侧,相互合并后止于远节指骨底。侧束的近侧部,有骨间肌腱参加,远侧部有蚓状肌腱加强。指伸肌腱可伸全部指关节。当正中束断裂时,近侧指关节不能伸直。两侧束断裂时,远侧指关节不能伸直,呈"锤状指"畸形。3束全断裂时,全指呈屈曲状态(图1-31、1-32)。

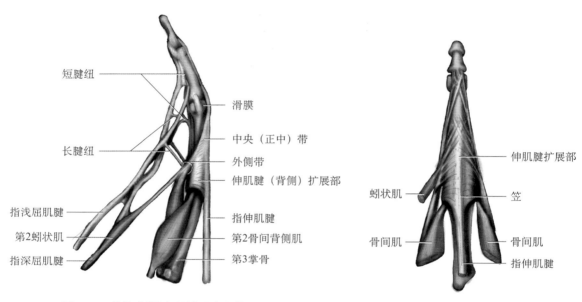

图1-31 指伸、屈肌腱及骨间肌和蚓状肌的止点

图1-32 手指伸肌腱扩张部

（四） 解剖学鼻烟窝的临床意义

鼻烟窝是位于腕后区外侧部的浅凹,当拇指伸展时,略呈三角形,尖朝向远侧,尺侧由拇长伸肌腱,桡侧由拇长展肌腱和拇短伸肌腱所围成。在拇短伸肌腱尺侧可见桡神经浅支。在鼻烟窝深部有桡动脉通过,可触及其搏动,临床上可在此结扎桡动脉。鼻烟窝的底部由手舟骨和月骨构成,手舟骨骨折时局部可肿胀并有压痛。此处也是切开拇长伸肌腱鞘和到达腕骨间关节的适宜部位。

三、 层次解剖

（一） 皮肤切口

皮肤切口同手掌。

（二） 手背皮肤与浅筋膜的特征

剥离皮肤,注意手背皮肤的特点。因浅筋膜组织疏松,移动性较大。当手部发炎或出血时,手背容易肿胀但疼痛并不严重。

（三）手背浅层结构

1. 手背静脉网（dorsal venous rete）　手背的皮下静脉最为明显,且形成网状。手背静脉大部分向桡侧汇合,在第 1 掌骨间隙处汇合成头静脉,经鼻烟窝的皮下上行;小部分向尺侧汇合,在第 4 掌骨间隙处汇合成贵要静脉,经尺骨茎突的桡侧缘上升(见图 1 - 29)。手背静脉网是临床静脉输液常用的静脉。

2. 桡神经浅支和尺神经手背支　在桡骨与肱桡肌间之间解剖出桡神经浅支,见其出前臂背侧皮下,下行至手背,于皮下静脉与肌腱之间,分布于拇、示两指及中指的桡侧缘到达手指的第 2 节,而手指的末节为正中神经的指掌侧固有神经所分布。在尺骨茎突与尺侧腕屈肌腱之间,解剖出尺神经的手背支,向远侧剥离一直追踪至手背,见其分布于第 4、第 5 两指及中指的尺侧缘。观察尺神经与桡神经在手背是否有交通支。

（四）伸肌支持带形成的 6 个格和其中的肌腱

沿前臂背侧深筋膜向下至腕关节背面,观察增厚形成的伸肌支持带(腕背侧韧带),并发出 5 条结缔组织束向深部附着于桡、尺两骨骨面而形成 6 个格,以通各伸肌腱。在肌腱通过时各被以腱鞘(可用注射法以观察腱鞘的分布情况)。诸肌自桡侧到尺侧排列依次为:①拇长展肌及拇短伸肌腱;②桡侧腕长、短伸肌腱;③拇长伸肌腱;④指伸肌腱及示指伸肌腱;⑤小指伸肌腱;⑥尺侧腕伸肌腱。

沿拇长展肌及拇短伸肌肌腱长轴将伸肌支持带切开,以暴露肌腱与筋膜格的关系。其余各隔不必一一切开(见图 1 - 30,图 1 - 33)。

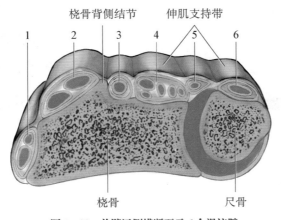

图 1 - 33　前臂远侧横断面示 6 个滑液鞘

观察各腱至手背可见有腱膜互连,这时可纵行切开中指皮肤翻向两侧,暴露指伸肌腱到手背侧形成扁阔的指背腱膜而附于指骨上。在手背伸肌腱的深面,掌骨之间有骨间背侧肌(见图 1 - 31、1 - 32)。

（五）手背动脉的行径

手背部动脉主要来自桡动脉的分支。首先从桡骨茎突与桡侧腕屈肌腱之间找出桡动脉,追踪其转往背面,经拇长展肌腱与拇短伸肌腱的深面至手背,在鼻烟窝内有分支分布于手背部。本干继续经拇长伸肌腱之深面,至第 1、第 2 掌骨之间穿过第 1 骨间背侧肌至手掌,与尺动脉掌深支吻合成掌深弓。

(张红旗　邵云潮)

第七节　断层影像解剖

一、经左肩关节横断面

经左肩关节横断面如图 1－34 所示。

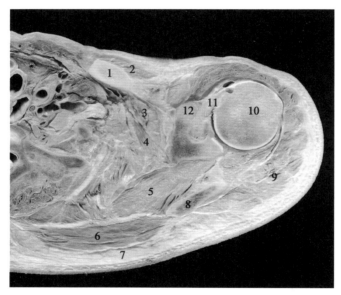

图 1－34　经左肩关节横断面

1. 锁骨;2. 胸小肌;3. 臂丛;4. 前锯肌;5. 肩胛下肌;6. 冈下肌;
7. 斜方肌;8. 肩胛冈;9. 三角肌;10. 肱骨头;11. 肱二头肌长头腱;
12. 喙突

二、经左臂中部横断面

经左臂中部横断面如图 1－35 所示。

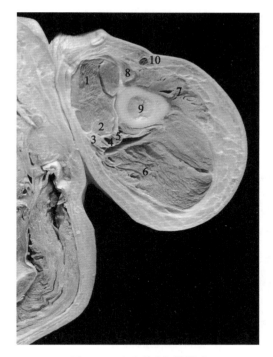

图 1 - 35 经左臂中部横断面

1. 肱二头肌；2. 肱肌；3. 正中神经；4. 肱动脉；5. 肱静脉；6. 肱三头肌长头；7. 肱三头肌外侧头；8. 三角肌；9. 肱骨；10. 头静脉

（高　璐）

第二章　颈　　部

第一节　概　　述

颈部(the neck)位于头与胸和上肢之间。颈部的支撑是脊柱的颈段。颈部的结构多呈纵行排列,如咽、食管、喉、气管等皆纵行于脊柱前方,大血管和神经则纵列于颈部器官的两侧;而颈部和胸部到上肢的神经及大血管,多以横位经过颈根部,如锁骨下血管和臂丛。运动的灵活性是颈部的功能特点,颈部器官及血管可以随着头颈的运动而向旋转侧移动,参与呼吸、吞咽和发音等生理活动。颈部肌肉数目很多,多纵行排列,形态复杂,层次较多。颈部的筋膜及疏松结缔组织发达,表现在颈部筋膜层次多,形成鞘,包绕颈部各器官。颈部的淋巴结较多,主要沿浅静脉和深部血管、神经排列,肿瘤转移时易被累及。

一、境界与分区

（一）境界

上方以下颌骨下缘、下颌角、乳突尖、上项线、枕外隆凸的连线与头部为界;下方以胸骨颈静脉切迹、锁骨上缘、肩胛骨肩峰至第7颈椎棘突的连线与胸部、上肢、背部为界。

（二）分区

借斜方肌前缘将颈部分为前方的固有颈部和后方的项部。

1. 固有颈部　固有颈部即通常所说的颈部,是指两侧斜方肌前缘之间和脊柱前方的部分。以胸锁乳突肌前、后缘为界,又将颈部分为颈前区、胸锁乳突肌区和颈外侧区(图2-1)。

（1）颈前区(anterior region of neck):其内侧界为颈前正中线,上界为下颌骨下缘,外侧界为胸锁乳突肌前缘。颈前区又借舌骨分为舌骨上区和舌骨下区。前者包括颏下三角(submental triangle)和左、右下颌下三角(submandibular triangle);后者包括左、右颈动脉三角(carotid triangle)和肌三角(muscular triangle)。

（2）胸锁乳突肌区(sternocleidomastoid region):指该肌所覆盖的区域。

（3）颈外侧区(lateral region of neck):位于胸锁乳突肌后缘、斜方肌和锁骨中1/3段上缘之间,又称颈后三角(posterior triangle of neck)。肩胛舌骨肌将其分为后上部的枕三角(occipital triangle)和前下部较小的锁骨上大窝(greater supraclavicular fossa)。

2. 项部　项部(nuchal region)是指两侧斜方肌与脊柱颈段之间的部分,又称颈后区

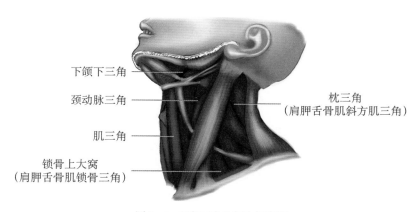

下颌下三角

颈动脉三角

肌三角

锁骨上大窝
（肩胛舌骨肌锁骨三角）

枕三角
（肩胛舌骨肌斜方肌三角）

图 2-1　颈部三角的划分与境界

(posterior region of neck)。

二、表面解剖

（一）体表标志

1. 胸锁乳突肌　胸锁乳突肌是颈部分区的重要标志。其起端两头之间称锁骨上小窝
(lesser supraclavicular fossa)，位于胸锁关节上方。

2. 舌骨　舌骨位于颏隆凸的下后方，对应第 3、第 4 颈椎之间的椎间盘平面。舌骨体两
侧可扪到舌骨大角，是寻找舌动脉的标志。

3. 甲状软骨　甲状软骨位于舌骨体下方，上缘平对第 4 颈椎上缘，即颈总动脉分叉处。
前正中线上的突起为喉结(laryngeal prominence)。

4. 环状软骨　环状软骨位于甲状软骨下方。环状软骨弓两侧平对第 6 颈椎横突，是喉
与气管、咽与食管的分界标志，又可作为计数气管环和甲状腺触诊的标志。

5. 颈动脉结节　颈动脉结节(carotid tubercle)即第 6 颈椎横突前结节。颈总动脉行经
其前方，在胸锁乳突肌前缘中点，平环状软骨弓处用拇指向后压迫，可将颈总动脉压向颈动
脉结节，阻断颈总动脉血流，作为头部出血时的临时压迫止血点。

6. 锁骨上大窝　锁骨上大窝是锁骨中 1/3 段上方的凹陷，窝底可扪到锁骨下动脉的搏
动、臂丛和第 1 肋。锁骨上臂丛神经阻滞麻醉在此窝内进行，一般在锁骨中点上方 1～
1.5 cm 处进针。

7. 胸骨上窝　胸骨上窝(suprasternal fossa)位于颈静脉切迹上方的凹陷处，是触诊气
管的部位。

（二）体表投影

1. 臂丛　自胸锁乳突肌后缘中、下 1/3 交点至锁骨中、外 1/3 交点的连线稍内侧。

2. 副神经　自胸锁乳突肌后缘上、中 1/3 交点至斜方肌前缘中、下 1/3 交点的连线。

3. 神经点　神经点(nervous point)约位于胸锁乳突肌后缘中点附近，是颈丛皮支集中
穿出的部位，也是颈部进行皮神经阻滞麻醉的部位。

4. 锁骨下动脉 从胸锁关节向上弯至锁骨中点的曲线,其最高点距锁骨上缘约 2 cm。

5. 颈总动脉 指以下两点之间的连线:①位于下颌角与乳突尖端之间的中点;②右侧是胸锁关节,左侧是胸锁乳突肌的胸骨头与锁骨头之间的间隙。此连线的甲状软骨上缘以下为该动脉的投影(图 2-2)。

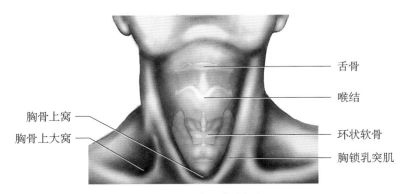

图 2-2 颈部的体表标志

舌骨
喉结
环状软骨
胸锁乳突肌
胸骨上窝
胸骨上大窝

6. 胸膜顶及肺尖 位于锁骨内侧 1/3 的上方,其最高处一般位于锁骨上缘 2～3 cm。

7. 颈外静脉 自下颌角至锁骨中点的连线。

三、 颈筋膜

颈筋膜(cervical fascia)即颈深筋膜(deep cervical fascia),位于浅筋膜和颈阔肌的深面,围绕颈、项部诸肌和器官,并在血管和神经周围形成筋膜鞘及筋膜间隙。颈筋膜可分为浅、中、深 3 层(图 2-3)。

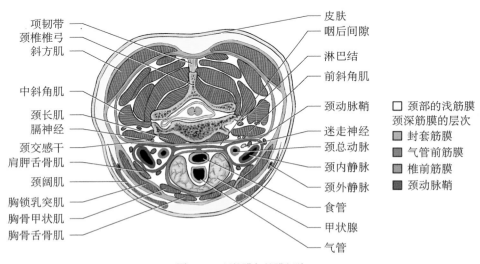

图 2-3 颈筋膜与筋膜间隙

项韧带
颈椎椎弓
斜方肌
中斜角肌
颈长肌
膈神经
颈交感干
肩胛舌骨肌
颈阔肌
胸锁乳突肌
胸骨甲状肌
胸骨舌骨肌

皮肤
咽后间隙
淋巴结
前斜角肌
颈动脉鞘
迷走神经
颈总动脉
颈内静脉
颈外静脉
食管
甲状腺
气管

□ 颈部的浅筋膜
颈深筋膜的层次
■ 封套筋膜
■ 气管前筋膜
■ 椎前筋膜
■ 颈动脉鞘

1. **颈筋膜浅层** 颈筋膜浅层(superficial layer of cervical fascia)又称封套筋膜 (investing fascia),围绕整个颈部,包绕斜方肌和胸锁乳突肌,形成两肌的鞘;向后附着于项 韧带及第7颈椎棘突,向前在正中线彼此相延续,向上附着于颈上界的骨面,向下附着于颈、 胸交界处的骨面。颈筋膜浅层在下颌下三角和腮腺区分为2层,分别包绕下颌下腺和腮腺, 形成两腺的筋膜鞘。在舌骨下方,胸锁乳突肌的深面,分2层包绕舌骨下肌群,形成舌骨下肌 筋膜鞘。

颈筋膜浅层在距胸骨柄上缘3~4 cm处分为前、后2层,分别附着于胸骨柄的前、后缘, 形成胸骨上间隙,内有胸锁乳突肌胸骨头、颈前静脉下段、颈静脉弓、淋巴结和脂肪组织等。

2. **颈筋膜中层** 颈筋膜中层(middle layer of cervical fascia)位于舌骨下肌群深面,包绕 着咽、食管颈部、喉、气管颈部,甲状腺和甲状旁腺等器官,又称内脏筋膜。其前下部覆盖气 管,称为气管前筋膜(pretracheal fascia);后上部覆盖颊肌和咽缩肌,称为颊咽筋膜 (buccopharyngeal fascia)。气管前筋膜向上附着于环状软骨弓、甲状软骨斜线和舌骨,向下 包绕甲状腺形成甲状腺鞘,即甲状腺假被膜,并越过气管前面及两侧入胸腔与纤维心包相融 合。颈筋膜中层向两侧包绕颈总动脉、颈内动脉、颈内静脉和迷走神经形成颈动脉鞘(carotid sheath)。该鞘上起自颅底,下连纵隔,周围借疏松结缔组织与颈筋膜的浅层和深层相融合。 鞘内有纵行的纤维隔把动脉和静脉分开,迷走神经位于动、静脉之间的后方。

3. **颈筋膜深层** 颈筋膜深层(deep layer of cervical fascia)即椎前筋膜(prevertebral fascia),此层位于椎前肌及斜角肌前面,上起自颅底,下续前纵韧带及胸内筋膜,向后覆盖颈 后肌并附着于项韧带。颈交感干、膈神经、臂丛及锁骨下动脉等结构均行经其后方。该筋膜 向下外方包绕腋血管及臂丛形成腋鞘,又名颈腋管。

四、颈筋膜间隙

1. **胸骨上间隙(suprasternal space)** 见颈筋膜浅层。

2. **气管前间隙** 气管前间隙(pretracheal space)位于气管前筋膜与气管颈部之间,内有 气管前淋巴结、甲状腺下静脉、甲状腺奇静脉丛、甲状腺最下动脉、头臂干及左头臂静脉,小 儿有胸腺上部。此间隙感染、出血或气肿时可蔓延至上纵隔。前纵隔的气肿亦可沿此间隙 进入颈部。气管切开时必须经过此间隙。

3. **咽后间隙** 咽后间隙(retropharyngeal space)位于椎前筋膜与颊咽筋膜之间,其外侧 为颈动脉鞘。其位于咽壁侧方的部分,称为咽旁间隙,内有淋巴结及疏松结缔组织。

4. **椎前间隙** 椎前间隙(prevertebral space)位于脊柱颈部与椎前筋膜之间。颈椎结核 脓肿多积于此间隙,并可经腋鞘扩散至腋窝。当脓肿溃破后,可经咽后间隙向下至后纵隔。

5. **下颌下间隙** 下颌下间隙(submandibular space)在下颌下三角内,其顶为覆盖下颌 舌骨肌下面的筋膜,底为颈筋膜浅层,其前、后界分别为二腹肌的前、后腹。间隙内主要有下 颌下腺及其周围的神经、血管和淋巴结等。此间隙经下颌舌骨肌后缘与舌下间隙相通,并向 后通至咽旁间隙。

第二节 颈 前 区

一、 基本要求

（1）颈动脉三角的境界及主要结构。

（2）下颌下三角（二腹肌三角）的境界及主要结构。

（3）甲状腺的形态、位置、被膜和毗邻及手术入路的层次。

（4）甲状腺主要血管及其与喉上神经、喉返神经的关系及临床意义。

（5）甲状旁腺的位置。

（6）气管切开术入路的层次及注意点。

（7）颈动脉鞘的位置和组成。

二、 主要内容

（一）浅层结构

1. 皮肤 皮肤较薄、活动性大,整形外科常取此处皮瓣以修复面容。由于颈前外侧区的皮纹呈横行,故手术时应尽可能做横行切口。

2. 浅筋膜 浅筋膜含有少量脂肪,其内特有的颈阔肌为此区特点。颈阔肌为皮肌,呈宽阔薄片状,起自锁骨下方胸前区的皮肤组织内,肌纤维向上越过锁骨,覆盖于颈前外侧部,前部纤维止于下颌骨下缘前部,并有部分纤维与对侧的纤维交叉,后部纤维越过下颌骨,附着于面下部的皮肤。颈阔肌深面有皮神经及浅静脉。手术常以颈阔肌作为切口的深度及翻皮瓣的标志。

3. 浅淋巴结 浅淋巴结主要有头、颈交界处的淋巴结和颈前、颈外侧浅淋巴结(图 2 - 4)。

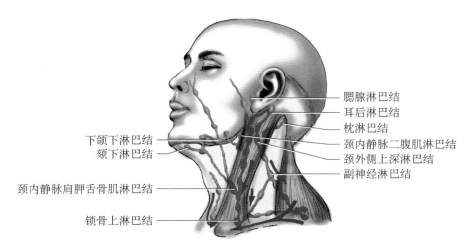

图 2 - 4 颈部淋巴结的位置及回流途径

（1）头、颈交界处的淋巴结：多为收集头部淋巴管的局部淋巴结，分为5组。

1）颏下淋巴结：位于颏下三角内，收纳颏部、下唇中部、口底和舌尖等处的淋巴结，注入下颌下淋巴结及颈内静脉二腹肌淋巴结。

2）下颌下淋巴结：位于下颌下腺附近，收纳颏下淋巴结和颊、唇、牙、舌、口底的淋巴结，注入颈外侧上深淋巴结。

3）耳后淋巴结：位于耳后、胸锁乳突肌上端表面，收纳颞、顶、乳突区及耳郭的淋巴结，注入颈外侧浅、深淋巴结。

4）腮腺淋巴结：位于腮腺表面及实质内，收纳面部、耳郭、外耳道等处的淋巴结，注入颈外侧浅淋巴结和颈外侧上深淋巴结。

5）枕淋巴结：位于枕部皮下、斜方肌止点表面，收纳枕、项部的淋巴结，注入颈外侧浅、深淋巴结。

（2）颈前浅淋巴结：沿颈前静脉排列，收纳舌骨下区的浅淋巴结，其输出管注入颈外侧下深淋巴结，或直接注入锁骨上淋巴结。

（3）颈外侧浅淋巴结：位于胸锁乳突肌表面及其后缘处，沿颈外静脉排列，收纳枕、耳后及腮腺淋巴结引流的淋巴结，输出管注入颈外侧深淋巴结。

（二）深层结构

1. 颈动脉三角

（1）境界：由胸锁乳突肌上份的前缘、肩胛舌骨肌上腹和二腹肌后腹构成。

（2）内容：①颈总动脉于甲状软骨上缘水平分为颈内、外动脉，有时该动脉的分叉点可高达舌骨或舌骨以上；②颈外动脉大部分分支在此三角内分出，如甲状腺上动脉、舌动脉、面动脉、咽升动脉；③迷走神经、颈内静脉、颈总动脉同包于颈动脉鞘内；④迷走神经的分支喉上神经喉外支分布于喉的环甲肌，喉内支分布于声门裂以上的喉黏膜；⑤舌下神经；⑥面总静脉、甲状腺上静脉、甲状腺中静脉；⑦颈交感干；⑧颈外侧深淋巴结。

此三角的特点是局部位置浅表，三角内结构较多，且无深层肌肉覆盖（图2-5）。

（3）两个重要标志：颈动脉三角两个重要标志是**甲状软骨上缘**及**二腹肌后腹**。在辨认或寻找颈动脉三角内的结构时，抓住这两个标志可以确定三角内的主要结构。

1）甲状软骨上缘：一般作为颈总动脉分叉点的标志。但不同标本分叉部位有较大差异，有时分叉点可高于甲状软骨上缘，甚至达舌骨或舌骨以上水平。观察你所解剖标本的颈总动脉分叉点在何处。

2）二腹肌后腹：其起点被胸锁乳突肌和乳突遮盖，它的上缘为下颌下腺覆盖，它的浅面除面静脉的属支和耳大神经外，并无其他重要结构跨过。但二腹肌后腹的下缘及深面是一个关键标志线。所有位于颈动脉三角内与面部和颅内相通的结构皆由此通过。它们是：三大血管，即颈内动脉、颈内静脉、颈外动脉；末3条脑神经，即迷走神经、副神经、舌下神经及颈部交感干。现分述如下。

颈内动脉在颈部并无分支。颈内静脉在颈部的属支主要由颈外动脉各分支的伴行静脉所组成。颈总动脉、颈内动脉、颈内静脉在颈部由颈动脉鞘包绕，它们向上行经二腹肌后腹

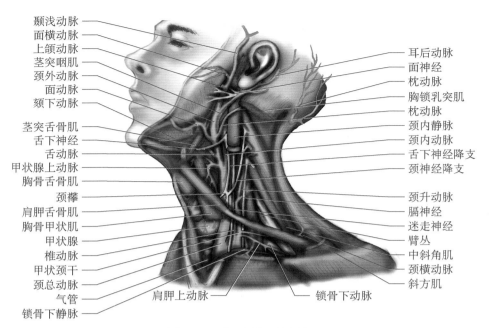

颞浅动脉
面横动脉
上颌动脉
茎突咽肌
颈外动脉
面动脉
颏下动脉
茎突舌骨肌
舌下神经
舌动脉
甲状腺上动脉
胸骨舌骨肌
颈襻
肩胛舌骨肌
胸骨甲状肌
甲状腺
椎动脉
甲状颈干
颈总动脉
气管
锁骨下静脉

耳后动脉
面神经
枕动脉
胸锁乳突肌
枕动脉
颈内静脉
颈内动脉
舌下神经降支
颈神经降支
颈升动脉
膈神经
迷走神经
臂丛
中斜角肌
颈横动脉
斜方肌

肩胛上动脉
锁骨下动脉

图 2－5　颈部深层的血管和神经

的深面出颈动脉三角。此三角内的动脉都是颈外动脉的分支,这些分支主要分布于颈前区和面部。因此,颈外动脉是颈前区和面部的动脉主干。颈外动脉除两个终末支(上颌动脉、颞浅动脉)由面部分出外。其他分支几乎皆可以二腹肌后腹作为标志寻找。例如,舌动脉在二腹肌后腹下缘处从颈外动脉分出,经二腹肌后腹的深面行向前上,进入二腹肌三角,分布于舌;面动脉出现于二腹肌后腹上缘,它的起点则位于后腹的深面,此动脉与下颌下腺的位置关系极为密切,行径呈"S"形弯曲,经二腹肌三角到达面部。据统计,上述分支并不总是分别起自颈外动脉,有时面动脉与舌动脉可共干,舌动脉与甲状腺上动脉共干。检查一下你所解剖的标本是否有这种情况。

末 3 条脑神经与颈内静脉、颈内动脉均经二腹肌后腹的深面进入颈动脉三角。副神经一般自颈内动、静脉之间穿出并转向外侧,行向胸锁乳突肌的深面并支配该肌;有时副神经可行于颈内静脉的深面。迷走神经在二腹肌后腹下缘,于颈内动、静脉之间的后方直向下行,它们被包于颈动脉鞘内。舌下神经在颈内动、静脉之间,位于副神经的内侧,沿二腹肌后腹下缘弓曲向前内方行走。该神经位置较浅表,行经颈内动脉、颈外动脉、舌动脉的浅面。在舌骨大角处,经二腹肌中间腱的深面进入二腹肌三角。在颈动脉三角内仅发出一分支即舌下神经降支,沿颈内动脉前方下行。此降支实为第 1 颈神经的分支,而被舌下神经所带出。在颈部与第 2 颈神经、第 3 颈神经的分支共同形成舌下神经襻,再分支支配舌骨下肌群。舌骨下肌群并非由舌下神经的分支参与支配,这是假象,实际是肌节演化来的舌骨下肌群仍然由脊神经支配。交感干位于颈椎横突尖端内侧,椎前肌前面,位于椎前筋膜的深面。颈部交感干与迷走神经在形态和位置上的差别是明显的,前者主干细且有 3~4 个大小不均的神经节。交感干位于颈动脉鞘的后内方,椎前筋膜深面。当颈部手术不慎切断交感干或根据临床需要麻醉颈下神经节时,患者可出现霍纳综合征(Horner syndrome),即患侧瞳孔缩小、上眼睑下垂、眼球内陷、面部潮红、无汗。

(4)由颈动脉三角经肩胛舌骨肌上腹的深面入肌三角的结构有:甲状腺上动脉,起自颈外动脉起点处,偶尔亦可直接起自颈总动脉的末端;喉上神经,是迷走神经的分支,斜向下、内行经颈内动脉及颈外动脉的深面,分为喉内支与喉外支。喉内支较粗,穿过甲状舌骨膜,支配声门裂以上喉的黏膜;喉外支较细,与甲状腺上动脉伴行,支配环甲肌。

2. 下颌下三角

(1)境界:由二腹肌前、后腹和下颌骨体下缘围成,又称二腹肌三角(见图2-5)。

(2)内容:①下颌下腺及包被它的筋膜囊即下颌下腺囊和下颌下腺导管;②舌下神经;③舌神经及下颌下神经节;④面动脉;⑤舌动脉。另外还有舌静脉及面静脉等结构。

(3)两块重要肌肉:浅层的**下颌舌骨肌**和深层的**舌骨舌肌**。以这两块肌肉为标志,辨认下述结构。

1)下颌舌骨肌浅面有下颌下腺的浅份、颏下动脉及下颌舌骨肌神经(由下牙槽神经发出支配下颌舌骨肌、二腹肌前腹的神经)、颏下淋巴结。

2)下颌舌骨肌与舌骨舌肌之间的间隙是各重要结构进入口底的门户。在此间隙内(舌骨舌肌浅面)自下向上排布有舌下神经、下颌下腺的深份及下颌下腺导管、舌神经及其下方的下颌下神经节(图2-6)。舌动脉行经舌骨舌肌深面至舌。注意舌静脉的回流有两条途径:一条与舌下神经伴行回流至面静脉或舌静脉干至颈内静脉;另一途径则与舌动脉伴行,最终回流至颈内静脉。

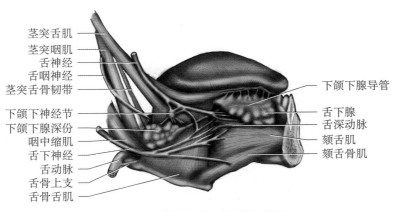

图2-6　下颌下三角内的结构及毗邻

3. 肌三角

(1)境界:位于颈前正中线、胸锁乳突肌前缘和肩胛舌骨肌上腹之间,又称肩胛舌骨肌气管三角。

(2)内容:此三角内的主要结构是甲状腺、气管及与其相关的血管神经。

(3)甲状腺和气管手术入路的局部层次由浅入深依次为:皮肤→浅筋膜(内含颈阔肌)→深筋膜→舌骨下肌群→甲状腺、气管。颈部气管长约6 cm,有6～8个"C"形的气管软骨,由于其曲度与椎管一致,因此其起始部距皮肤较浅为 1～2 cm。而在胸骨柄上缘水平距皮肤较深,约为 4 cm。但当头后仰时则较接近皮肤。

(4) 甲状腺的形态位置及毗邻:甲状腺由两个侧叶和中间的峡部组成。整个腺体围绕喉及气管上段的前方及两侧,表面覆以舌骨下肌群,故侧叶的上极受胸骨甲状肌止点的限制并不超过甲状软骨中份,但下极不受限制,可至第 5、第 6 气管环水平。峡部约相当于第 1～3 或第 2～4 气管环位置。当腺体大时可向外后扩展,并可向下延伸至胸骨后。正常腺体侧叶的后方被筋膜形成的韧带固定于环状软骨下方的气管上,称甲状腺悬韧带。因此,当人做吞咽动作时,甲状腺可上下移动。由于甲状腺的峡部与两个侧叶环绕气管的前方,喉与气管的侧方,因此当甲状腺肿大时可能影响上述器官,尤其是气管可有移位或狭窄(图 2 - 7、2 - 8)。

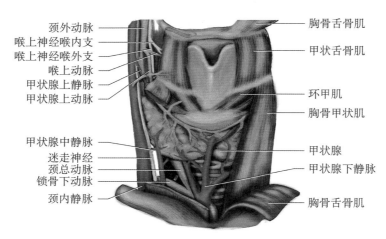

图 2 - 7　甲状腺上极的血管和神经

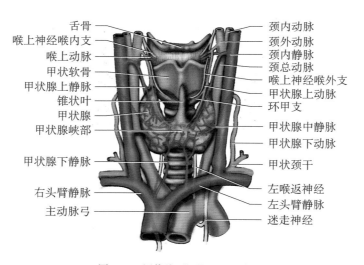

图 2 - 8　甲状腺下极的血管和神经

(5) 甲状腺的被膜:甲状腺由内脏筋膜所组成的鞘包绕,称为假被囊。它在腺体的内侧

和背侧面延至环状软骨与气管称甲状腺悬韧
带。喉返神经与此韧带的后面直接接触。假
被囊向下与气管前筋膜相连续。甲状腺的本
身还有一层纤维组织囊称为真被囊。囊的纤
维可伸入腺体,将腺体分成小叶。甲状腺的
血管穿过真、假两层被囊,在真被囊下面形成
血管丛。喉返神经一般位于假被囊外。因
此,严格的囊内手术不至于损伤喉返神经(图
2-9)。

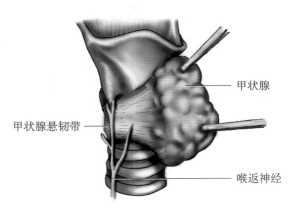

甲状腺
甲状腺悬韧带
喉返神经

图 2-9 喉返神经与甲状腺悬韧带的关系

(6)甲状腺的血管和神经:处理甲状腺
的血管以减少出血、防止损伤腺体周围的神
经、避免手术后引起发音障碍是甲状腺手术的重要环节(见图 2-7~2-9)。

1)甲状腺上动脉:起自颈外动脉的起始处,向前下行,在靠近侧叶上极处通常分为 3 支:
一支到侧叶前面;一支到侧叶后面;另一支沿侧叶上极走向甲状腺峡部的上缘,并与对侧分
支吻合,此支较为恒定,且比其他两支粗。

据我国 400 余例标本统计,甲状腺上动脉起自颈外动脉起始处占 53.1%;起自颈总动脉
分叉处占 32.8%;起于颈总动脉占 14.1%。其起始点高度,大多数在甲状软骨上缘与舌骨大
角之间(占 82.5%)。

甲状腺上动脉的主要分支如下:①喉上动脉:主要起自甲状腺上动脉,也可起自颈外动
脉、舌动脉。喉上动脉向前内上方穿过甲状舌骨膜入喉,少数穿过甲状软骨板。②胸锁乳突
肌支:甲状腺上动脉均有分支至胸锁乳突肌。约有 3% 的胸锁乳突肌支在其接近肌肉处,发
出较粗大的腺支至甲状腺侧叶的中部外侧。因此,在做甲状腺侧叶切除手术时要注意结扎
此动脉,而且该腺支行经喉返神经的前面与其交叉,结扎血管时注意不要损伤深面的喉返神
经。③环甲支:沿甲状软骨下缘向内侧横行,发出分支营养舌骨下肌群,还发出分支供应环
甲肌,发出喉支穿环甲肌入喉。约有 18.6% 的环甲支特别粗大,除按原有的行程外,还可见
该动脉横越甲状软骨的中上部达中线,然后垂直下降,发出肌支和喉支,其腺支亦比较粗大。
此类粗大的环甲支是喉切开时引起出血的重要原因。因此,手术时应予特别注意。

2)喉上神经:是迷走神经的分支。它的喉外支在行径上与甲状腺上动脉较靠近,通常喉
外支位于甲状腺上动脉的后内侧,甲状腺上静脉则位于后外侧。手术时通常是紧靠甲状腺
侧叶上极结扎、切断动脉分支,以避免损伤喉上神经喉外支。虽然甲状腺手术并不暴露喉上
神经喉外支,但应在标本上仔细观察神经的走行及其与甲状腺上动脉的关系。

3)甲状腺下动脉:起自甲状颈干。甲状颈干位于前斜角肌内侧,是锁骨下动脉第 1 段的
分支。甲状腺下动脉沿前斜角肌的内侧缘上行,经颈总动脉的深面,弓曲向内,于第 6 颈椎横
突的下方弓行向下并穿出椎前筋膜,分支分布于甲状腺侧叶。

4)甲状腺上静脉:主要收集甲状腺上份的静脉血,伴甲状腺上动脉跨过颈总动脉浅面汇
入颈内静脉。

5）甲状腺中静脉：由甲状腺侧叶的中份离开腺体，为一短而粗不甚恒定的静脉。有时可缺如。它跨过颈总动脉，汇入颈内静脉。

6）甲状腺下静脉：自甲状腺下极离开腺体，汇入同侧头臂静脉。有时左、右甲状腺下静脉可合成一干，再汇入左头臂静脉。甲状腺下静脉除收集甲状腺的静脉血外，还收集位于气管前面的静脉丛（该丛收集食管、气管、喉的静脉血），形成了甲状腺奇静脉丛。由于这些静脉丛位于气管前面，因此低位气管切开时可损伤这些静脉丛。通常气管切开术是在第3～4气管环的部位进行。

7）喉返神经：①起点：迷走神经分出喉返神经的位置，左、右侧不同。右喉返神经起自右迷走神经，经右锁骨下动脉第1段前方水平，继而绕锁骨下动脉向后向上返行；左喉返神经则起自左迷走神经，经主动脉弓时分出，继而绕主动脉弓深面向上返行。②行径特点：通常右喉返神经的行程较斜，位置也较浅。③与动脉的关系：在甲状腺的后面，喉返神经与甲状腺下动脉分支的关系密切，神经可在动脉分支的前方，或后方跨过，也可在动脉分支之间穿过。右喉返神经跨过甲状腺下动脉浅面较多见。左喉返神经则跨过甲状腺下动脉分支深面的情况多见。④与甲状腺悬韧带的关系：相当于甲状腺峡部水平，喉返神经紧靠甲状腺而走行于甲状腺悬韧带的深面。右侧喉返神经有时可包埋于该韧带内，此处通常是手术易损伤喉返神经的部位。喉返神经于咽下缩肌下缘称喉下神经，继经环甲关节后方进咽，主要分布于喉肌（环甲肌除外）及声门裂以下喉黏膜。一侧喉返神经完全损伤后，患者表现为音调低下，声音嘶哑，深呼吸时稍有喘鸣。双侧喉返神经完全损伤时主要症状是不能发音，甚至窒息。

（7）甲状旁腺：为内分泌腺，与钙、磷代谢有密切关系。在尸体上不易辨认，成人的甲状旁腺约黄豆大小，通常有上、下两对，但也可有变异。上一对位于甲状腺侧叶后部上、中1/3交界处；下一对位于甲状腺侧叶后份下端，喉返神经的外侧，甲状腺下动脉分支的附近。单侧甲状旁腺切除后并不影响其对机体的功能。甲状腺手术切除应尽量保留甲状旁腺，以避免术后因钙、磷代谢失调而产生手足抽搐症（图2-10）。

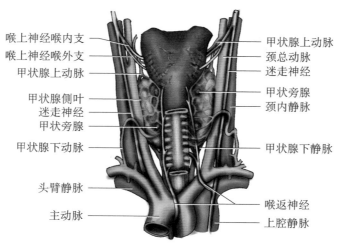

图2-10　甲状旁腺（甲状腺后面观）

（8）甲状腺的淋巴回流：甲状腺由升、降两组淋巴管引流。上升的淋巴管一组起自峡部上缘，离开腺体汇入位于环甲膜表面的喉前淋巴结。另一组从腺体侧叶上极离开腺体与甲状腺上动、静脉伴行，汇入颈总动脉分叉处的颈外侧深淋巴结。下降的淋巴管，一组汇入气管前淋巴结，另一组则汇入沿喉返神经排列的一些小淋巴结为喉返神经淋巴结。

（9）甲状腺常见的变异：①有时无峡部，两侧叶成为独立的两个部分；②峡部上缘向上偶可出现一锥状叶，其基部可偏向左侧或右侧，而上端借纤维束连于舌骨体。

（三）临床要点

1. 甲状腺次全切除术 是治疗甲状腺机能亢进、单纯性甲状腺肿和多发性甲状腺腺瘤等疾病而施行的手术。手术中的解剖要点：①切口：一般于颈静脉切迹上方2横指处，沿皮纹作弧形切口。②切断甲状腺前肌群，显露甲状腺：肌肉横断部位不应与皮肤切口在同一水平上，避免愈合后形成瘢痕粘连。在甲状腺与假包膜之间轻轻分离甲状腺腺体。③处理甲状腺上极：处理上极血管时应尽量靠近腺体，以防损伤喉上神经外侧支。将甲状腺轻轻牵向内侧，在腺体外缘的中部可找到甲状腺中静脉，分离后结扎、剪断。④处理甲状腺下极：将甲状腺向内上方牵引，沿甲状腺外缘向下极分离，露出下极，观察甲状腺下静脉位置较浅，一般每侧有3～4支，并偏内下方，寻到后予以结扎、切断。一般不需常规显露喉返神经。腺体后面被膜应尽量多保留，以防止损伤甲状旁腺和喉返神经，缝合时注意穿针不要过深，以免缝住喉返神经。与手术操作相关的并发症：①术后呼吸困难和窒息，常见原因是切口内出血，形成血肿，压迫气管；气管塌陷；喉头水肿；双侧喉返神经损伤。②手足抽搐，是由于手术时甲状旁腺被误切或其血液供给受累，引起甲状旁腺功能低下，血钙浓度下降。③声音嘶哑，是手术操作直接损伤喉返神经所致。

2. 气管切开术 是切开颈段气管，放入气管套管，以解除呼吸困难的一种常见手术。手术中的解剖要点：①切口：多采用直切口，沿颈前正中线自甲状软骨下缘至接近胸骨上窝处切开皮肤。②分离气管前组织：用血管钳沿中线分离胸骨舌骨肌及胸骨甲状肌，暴露甲状腺峡部，以便暴露气管。分离过程中，左右拉钩用力应均匀，使手术野始终保持在中线，并经常用手指探查环状软骨及气管，了解其是否保持在正中位置。③切开气管：确定气管后，一般于第2～4气管环处，用尖刀片自下向上挑开2个气管环（切开第4、第5环者为低位气管切开术）。④插入气管套管：撑开气管切口，插入大小适合的气管套管，吸净分泌物，并检查有无出血。

三、局部解剖

（一）皮肤切口（图2-11）

（1）自下颌骨下缘的中点起沿颈部前面正中线至胸骨柄上缘中点，轻轻地纵行划开皮肤，注意颈部皮薄不可深切。

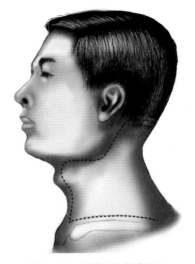

图2-11 颈前区的皮肤切口

（2）自下颌骨下缘中点起,沿下颌骨下缘及下颌支后缘至耳垂根部,向上达乳突根部。

（3）自胸骨柄中点起沿锁骨至肩峰。

（4）将皮片自颈中线向外剥离至斜方肌外侧缘为止。

（二）浅层结构

1. 颈阔肌 颈阔肌位于浅筋膜内,较薄。用刀剔除局部的浅筋膜,找到纵行的颈阔肌纤维。并自下而上把颈阔肌翻至下颌骨下缘。注意保留深面的浅静脉和皮神经(图 2 - 12)。

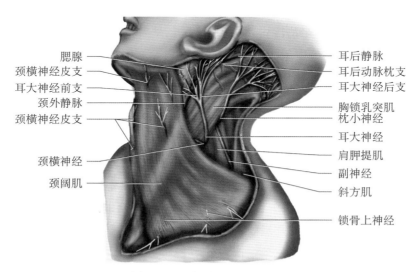

图 2 - 12 颈部浅层解剖示颈阔肌

2. 颈前静脉的解剖 颈前静脉纵行于颈正中线与胸锁乳突肌前缘之间。它起自颏下的小静脉,向下汇入颈外静脉或锁骨下静脉。颈前静脉的局部位置或管径的粗细变异较大。颈前静脉内无瓣膜,距心脏较近,易受胸腔负压的影响,故颈部手术时注意勿损伤颈前静脉,以免空气进入(图 2 - 13)。

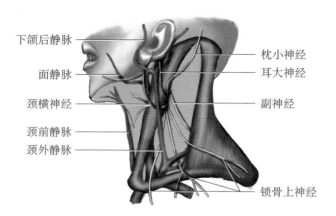

图 2 - 13 颈部浅层结构示意图

3. 颈外静脉及颈丛皮支的解剖 颈外静脉位于胸锁乳突肌表面。该静脉向下斜行于胸锁乳突肌外侧与锁骨交角处,穿深筋膜后汇入锁骨下静脉或颈内静脉。该静脉末端虽有一对瓣膜,但不能阻止血液逆流;当上腔静脉血回心受阻时,可致颈外静脉曲张。颈外静脉穿深筋膜处,两者彼此紧密愈着,当静脉壁受伤破裂时,管腔不易闭合,可致气栓。沿颈外静脉的上段可找到1～3个颈浅淋巴结(见图2-13)。

颈丛皮支的解剖留待解剖颈外侧三角时进行(图2-14)。

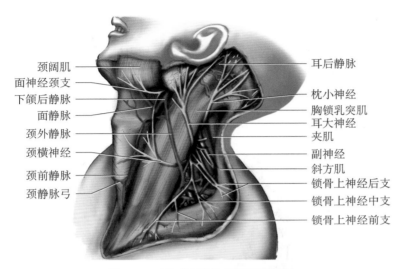

图 2-14　颈部浅层结构(颈阔肌已切除)

(三) 深层结构

1. 观察封套筋膜　清除残留的浅筋膜,观察封套筋膜包绕胸锁乳突肌,在胸骨柄颈静脉切迹上方3 cm以下范围内,封套筋膜在此形成一筋膜间隙称胸骨上间隙。沿两侧颈前静脉向远处追踪,并仔细切开上述间隙可见两侧颈前静脉之间有一颈静脉弓(jugular venous arch)吻合(见图2-14)。

2. 解剖颈襻　颈襻(ansa cervicalis)又称舌下神经襻(见图2-5)。在胸锁乳突肌起点上方切断该肌,仔细翻起该肌,暴露包绕舌骨下肌群的筋膜。将胸锁乳突肌恢复原位。在胸骨舌骨肌、肩胛舌骨肌、胸锁乳突肌围成的三角内,找出舌下神经降支支配舌骨下肌群的肌支。继续向上分离此分支,可见舌下神经降支沿颈总动脉下降。在颈内静脉的内侧或外侧仔细找出参加颈襻的颈2、颈3的脊神经分支。颈襻的位置高低有变异,通常位于环状软骨水平。

3. 解剖颈动脉鞘　颈动脉鞘围绕颈总动脉、颈内动脉、颈内静脉及迷走神经。用刀切开鞘壁,并在颈总动脉与颈内静脉之间用解剖镊分离筋膜,找出迷走神经干。沿迷走神经干前方仔细观察,找出迷走神经分出的心支。在颈部迷走神经有2支心支,但其起点并不恒定,下行至胸腔参加心丛。观察颈内静脉、颈总动脉、迷走神经的互相位置关系。

4. 沿颈内静脉周围找颈外侧深淋巴结　于舌骨大角附近清理面总静脉,在面总静脉与颈内静脉会合处,约相当舌骨大角水平看到颈内静脉二腹肌淋巴结,临床又称角淋巴结。它主要收集口腔、舌根及咽部的淋巴。于环状软骨下方观察甲状腺中静脉。该静脉短而横行,收集甲状腺侧面静脉血,横过颈总动脉注入颈内静脉(见图2-4)。

在肩胛舌骨肌跨过颈内静脉处,可见颈内静脉肩胛舌骨肌淋巴结。它收集舌尖及颏下区的淋巴。

5. 颈动脉三角及内容物的解剖 将胸锁乳突肌置于正常位置,确认颈动脉三角的范围是由胸锁乳突肌、二腹肌后腹、肩胛舌骨肌上腹围成。

(1)颈总动脉的分叉:用手触摸甲状软骨板上缘,观察颈总动脉分为颈内、外动脉的高度,一般位于甲状软骨上缘或更高一些。

(2)颈外动脉的分支及有关神经解剖:于颈外动脉起点处寻找甲状腺上动脉及甲状腺上静脉。沿动脉干向前方追其至甲状腺侧叶上端。注意不要解剖甲状腺上动、静脉深面的结构。舌动脉位于甲状腺上动脉起点的上方,起自颈外动脉。行向前上方经二腹肌后腹深面进入下颌下三角(图2-15)。

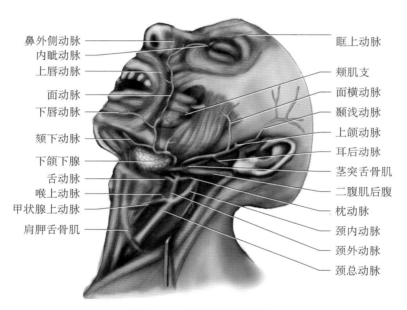

鼻外侧动脉
内眦动脉
上唇动脉
面动脉
下唇动脉
颏下动脉
下颌下腺
舌动脉
喉上动脉
甲状腺上动脉
肩胛舌骨肌

眶上动脉
颊肌支
面横动脉
颞浅动脉
上颌动脉
耳后动脉
茎突舌骨肌
二腹肌后腹
枕动脉
颈内动脉
颈外动脉
颈总动脉

图2-15 颈外动脉及其分支

用手触摸标本的甲状软骨与舌骨,在这两块骨之间找喉上神经喉内支。该神经较粗,行经颈内、外动脉的深面,与甲状腺上动脉的分支喉上动脉一起穿甲状舌骨膜至喉(图2-16)。

修净二腹肌的下缘。于颈内、外动脉的浅面解剖出横行于二腹肌后腹下缘附近的舌下神经。该神经于舌骨大角上方走行于下颌舌骨肌与舌骨舌肌之间,分布于舌肌(看到舌下神经穿入下颌舌骨肌深面即可,不必深追,待以后解剖)。

修净颈内动脉,直到二腹肌后腹下缘为止。注意观察颈总动脉末端与颈内动脉起始处稍膨大的结构称为颈动脉窦,窦壁上有压力感受器。将颈内动脉向内翻,在颈内、外动脉分叉处的后壁上,注意是否有颜色较深的颈动脉小球,为化学感受器。两者有调节血压和呼吸的作用。

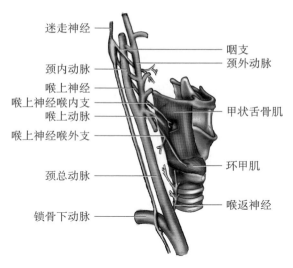

迷走神经
咽支
颈外动脉
颈内动脉
喉上神经
喉上神经喉内支
喉上动脉
甲状舌骨肌
喉上神经喉外支
环甲肌
颈总动脉
喉返神经
锁骨下动脉

图 2－16 喉上神经及其分支

6. 下颌下三角的解剖 此三角由下颌骨下缘与二腹肌围成。三角内最大的结构是下颌下腺。仔细寻找腺体浅面与下颌骨下缘之间的几个淋巴结(即下颌下淋巴结)。将淋巴结剔除。用刀切开下颌下腺的筋膜包囊,并将腺体向外侧翻,使它与周围筋膜游离。下颌下三角内结构的解剖如下(见图 2－6、2－15)。

(1)面动脉的解剖:颈外动脉行经二腹肌后腹深面时分出面动脉。用解剖镊于二腹肌后腹的上缘及浅面清理出面动脉,并在下颌骨下缘(咬肌前缘处)找出面动脉。用解剖镊牵拉,可见面动脉紧贴下颌下腺的深面或穿过腺体,再绕下颌骨的下缘,上行于面部。面动脉有时可与舌动脉共干。

(2)颏下动脉与下颌舌骨肌神经的解剖:继续将腺体向外侧翻,找出面动脉分支颏下动脉及伴行的下颌舌骨肌神经,它们走行于下颌舌骨肌浅面并支配该肌。

(3)舌神经、舌下神经、下颌下腺深份及下颌下腺导管的解剖:位于舌骨舌肌浅面,将腺体继续由上向下翻,使腺体与周围的结缔组织及筋膜尽量游离,看到腺体的深份向前经下颌舌骨肌后缘深面,位于下颌舌骨肌与舌骨舌肌之间的间隙中。将舌下神经分离至下颌舌骨肌的深面,再找出由腺体的深份发出的下颌下腺导管,在下颌下腺导管的上方,还可解剖出舌神经(位置较深),在舌神经与下颌下腺之间用解剖镊剥出与舌神经相连的下颌下神经节。观察舌神经、下颌下腺导管、舌下神经三者的位置关系,并注意这 3 个结构(还有舌下神经伴行静脉)都经过下颌舌骨肌与舌骨舌肌之间入口腔。清理它们深面的舌骨舌肌(见图 2－6)。

7. 肌三角的解剖 此三角位于胸锁乳突肌前缘、肩胛舌骨肌上腹和颈前正中线之间(见图 2－7、2－8)。

(1)甲状腺的形态与位置:于环状软骨水平,用刀横断胸骨舌骨肌,将断端翻起观察深面的胸骨甲状肌。此肌位于甲状腺浅面。在环状软骨的下方,将胸骨甲状肌中份横断,并向上、下翻起断端,暴露甲状腺。甲状腺由峡部和两个侧叶组成。有时可见由峡部向上发出锥状叶(如锥状叶向上连至舌根部则为甲状舌管的遗迹)。甲状腺位于气管上端的前方及喉与气管、咽与食管的两侧。峡部位于第1~3或第2~4气管软骨水平。两个侧叶的后外侧与颈动脉鞘相接触。有时叶的下极可伸至胸骨后方称为胸骨后甲状腺。

(2)甲状腺中静脉与甲状腺下静脉:将甲状腺侧叶向内侧推,在侧叶的中份或中、下1/3交界处,可见一短而横行的甲状腺中静脉直接汇入颈内静脉(有时甲状腺中静脉可缺如)。在甲状腺峡部下方、气管前面解剖甲状腺下静脉。甲状腺下静脉可左右成对于气管前形成许多吻合支称甲状腺奇静脉丛。做低位气管切开时易损伤此静脉丛造成出血。此静脉也可成一单干汇入左头臂静脉。

(3)甲状腺侧叶上极的血管与有关神经的解剖:将胸骨甲状肌向上翻起,在该肌于甲状软骨板止点的深面,仔细解剖甲状腺侧叶上极及甲状腺上动脉和甲状腺上静脉。仔细观察甲状腺上动脉于侧叶上极处可分为2~3支。在甲状腺上动脉的后内侧,解剖较细的喉上神经喉外支,将神经追至环甲肌。

(4)甲状腺上动脉主要分支的解剖:

1)喉上动脉:起自甲状腺上动脉向前内上方穿过甲状舌骨膜入喉。观察你操作的标本,该动脉是否从颈外动脉或舌动脉发出的。

2)胸锁乳突肌支:在胸锁乳突肌前缘下1/3处可见从甲状腺上动脉发出的一条分支即胸锁乳突肌支。偶尔可见胸锁乳突肌支在其接近肌肉处,发出较粗大的腺支至甲状腺侧叶的中部外侧。

3)环甲支:该支沿甲状软骨下缘向内侧横行,发支进入舌骨下肌群。沿途还可见供应环甲肌的分支,发喉支穿环甲肌入喉。另外,还可见该动脉横越甲状软骨的中上部达中线,然后垂直下降,发出肌支和喉支,其腺支亦比较粗大。

4)腺支:为甲状腺上动脉的主要分支,在未到达腺体前的支数有1~4支不等。

(5)甲状腺下动脉与喉返神经的解剖:将甲状腺侧叶下端向正中推,靠近气管的后外侧用解剖镊分出迷走神经的分支喉返神经。该神经沿甲状腺深面上行,位于气管与食管之间的纵沟内,于咽下缩肌下缘又成为喉下神经,最后穿进咽壁下端分布于喉肌(除环甲肌外)及声门裂以下的喉黏膜。

于环状软骨外侧用手触摸突出的第6颈椎横突前结节。在其下方解剖甲状腺下动脉,它穿出椎前筋膜,下行并分支。观察甲状腺下动脉与喉返神经的互相交叉关系。

(6)甲状腺的固定装置:用刀纵切甲状腺峡部,自峡部向外侧分离至甲状腺侧叶,于环状软骨下方,气管与甲状腺之间有较致密的纤维组织紧密相连,即甲状腺悬韧带(suspensory ligament of thyroid gland),可视为甲状腺的固定装置。因此,当喉与气管上下移动时,甲状腺亦伴随上下活动(见图2-9)。

(7)甲状旁腺(parathyroid gland)的位置:位于甲状腺侧叶的后面,通常是4个。上一对位于环状软骨下缘水平或甲状腺侧叶上、中1/3交界处。下一对位于甲状腺侧叶下极上方的一横指处,甲状腺下动脉附近,在标本上难以观察到(见图2-10)。

第三节 胸锁乳突肌区和颈外侧区

一、基本要求

（1）椎动脉三角的境界及主要结构。
（2）以前斜角肌为中心各结构的毗邻关系。
（3）副神经的行径和局部的定位标志。
（4）枕三角和锁骨上大窝的境界及其内容。

二、主要内容

胸锁乳突肌区的重点是颈根部，即椎动脉三角内的结构。颈外侧区上份的枕三角内除副神经外，主要是皮神经。因此，该区的特点也在下部，即锁骨上大窝。这两个区域内的重要结构密切联系。现以前斜角肌为标志辨认颈根部主要结构的安排。

（一）前斜角肌内侧的结构

前斜角肌内侧即椎动脉三角（triangle of the vertebral artery），其内的结构有如下内容。

1. 锁骨下动脉第 1 段及其分支 主要分支有椎动脉、胸廓内动脉、甲状颈干等。锁骨下动脉弓凸向上，行于胸膜顶的前方。椎动脉纵行向上穿过第 6～第 1 颈椎的横突孔。甲状颈干的本干较短，分为若干支。其中甲状腺下动脉上行至第 6 颈椎横突下方，弓曲向内行于颈总动脉深面，转而向下分支，分布到甲状腺侧叶下端后面。其他分支如颈横动脉、肩胛上动脉横行分布至上肢带有关的肌肉。胸廓内动脉沿胸骨两侧纵行向下，分布于胸前壁。

2. 迷走神经 迷走神经原位于颈总动脉后外侧，该神经向下行于胸膜顶的前内侧，在右侧继续向下行于右锁骨下动脉与右头臂静脉之间进入胸腔，左侧迷走神经则行于左颈总动脉与左锁骨下动脉之间及左头臂静脉后方进入胸腔。其分支喉返神经则更靠近内侧，行于气管与食管之间的沟内。

3. 交感干 交感干位于椎前筋膜的深面，颈椎横突的前方。因胸部脊柱向后凸，交感干也随之转向后，紧贴肋颈。颈根部的交感神经节变异较多，颈中神经节位于第 6 颈椎横突前方，甲状腺下动脉附近。颈下神经节位于第 7 颈椎横突前方，椎动脉的深面，常可与胸 1 神经节合成星状神经节，其位置较深且低。有时在椎动脉起始处的前方，可发现有明显的神经节，称为颈中间神经节。因此，颈部的交感干神经节可以是 3 个（颈上、中、下神经节），有时也可出现 4 个（颈上、中、中间、下神经节）。

（二）前斜角肌前面的结构

1. 前斜角肌上部前面的结构 前斜角肌上部前面有颈动脉鞘，鞘内包有颈总动脉、颈内静脉和迷走神经。自该肌外侧转向其前面的是膈神经，位于颈部椎前筋膜的深面。甲状颈干的分支颈横动脉横过前斜角肌的前面。

2. 前斜角肌止点处前面的结构 前斜角肌止点处前面有锁骨下静脉。该静脉不与同名动脉伴行,中间夹有前斜角肌。锁骨下静脉的位置较低,一般不超过锁骨,它与颈内静脉在紧邻前斜角肌内侧缘处合成颈静脉角。胸导管开口于左静脉角。

（三） 前斜角肌后面的结构

1. 胸膜顶 由于肋骨向前下倾斜,所以胸膜顶向上超过锁骨而伸入颈根部。在此部位胸膜顶位于前、中、后斜角肌所构成的"三角尖帽"的保护之下。换言之,这3块肌肉从前、外、后及上方保护胸膜顶。紧贴着胸膜顶尚有较致密的筋膜支持和保护,称为席氏筋膜(Sibson fascia)。穿过斜角肌间隙的结构及纵行于前斜角肌内侧的结构均与胸膜顶有着重要的毗邻关系。在颈部进行手术时应注意勿伤及胸膜顶,否则将造成患者气胸。

2. 锁骨下动脉 其第2段越过胸膜顶的前方。

3. 臂丛 臂丛各根与胸膜顶及锁骨下动脉的毗邻不同,颈5~7神经根位于锁骨下动脉上后方。颈8、胸1的神经根则位于锁骨下动脉及胸膜顶的后方。

（四） 前斜角肌外侧的结构

前斜角肌外侧是横行向外下分布到上肢的结构,如锁骨下动、静脉,臂丛及颈横动脉等。组成臂丛的5个根先合成3个干。上、中干位于锁骨下动脉第3段的上外方,下干则位于动脉的后方。它们均走向腋腔的尖,继而进入腋腔。

三、 层次解剖

（一） 浅层结构

1. 颈外静脉 复习前面解剖出的颈外静脉。

2. 颈丛皮支 于胸锁乳突肌后缘中点稍上,剥出颈丛皮支,由胸锁乳突肌深面浅出,各分支行径不同,依次追寻。

（1）锁骨上神经:行向下、后经锁骨前面分布至胸壁第2肋以上的胸部及肩部和肩胛冈以上的皮肤。

（2）颈横神经:又称颈前皮神经,横过胸锁乳突肌分布到颈前皮肤。

（3）耳大神经:上行于胸锁乳突肌表面,分布至耳郭根部皮肤。

（4）枕小神经:沿胸锁乳突肌后缘中点上行,分布至枕部皮肤。可隐藏在胸锁乳突肌上1/3段后缘的深面,较难寻找。

（二） 深层结构

1. 椎动脉三角 椎动脉三角又称斜角肌椎骨三角,此三角的境界为:外侧为前斜角肌,内侧为颈长肌,三角的尖为第六颈椎横突前结节,基底为胸膜顶及前方横过的锁骨下动脉（图2-17）。

（1）胸导管的解剖:于左侧颈静脉角处找出胸导管,该管位于颈动脉鞘的深面、椎动脉的前方,自食管的后外侧向前外方连于左静脉角,或角的附近。

（2）迷走神经及喉返神经的解剖:在右侧于颈内静脉与颈总动脉之间找出迷走神经,其向下行至锁骨下动脉前方。向外牵拉神经干,用解剖镊剥出迷走神经的分支右喉返神经。该神经绕锁骨下动脉下面、后面,在气管与食管之间向上行,通常贴近甲状腺悬韧带

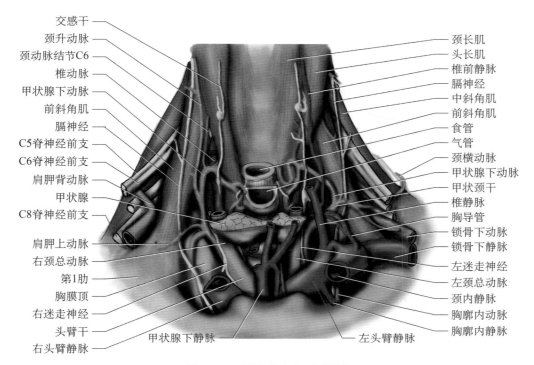

交感干
颈升动脉
颈动脉结节C6
椎动脉
甲状腺下动脉
前斜角肌
膈神经
C5脊神经前支
C6脊神经前支
肩胛背动脉
甲状腺
C8脊神经前支
肩胛上动脉
右颈总动脉
第1肋
胸膜顶
右迷走神经
头臂干
右头臂静脉
甲状腺下静脉

颈长肌
头长肌
椎前静脉
膈神经
中斜角肌
前斜角肌
食管
气管
颈横动脉
甲状腺下动脉
甲状颈干
椎静脉
胸导管
锁骨下动脉
锁骨下静脉
左迷走神经
左颈总动脉
颈内静脉
胸廓内动脉
胸廓内静脉
左头臂静脉

图 2-17　颈根部椎动脉三角的结构

的深面,继穿咽下缩肌下缘,绕环甲关节后方,分支分布于喉肌。这种分支也可在绕环甲关节前分出,通常分为前、后 2 支。前支分布于使声带内收的肌肉,后支则分布于使声带外展的肌肉。有时分支也可呈多分支型。在左侧于颈内静脉与颈总动脉之间将迷走神经找出,向下追踪迷走神经,其走行于颈总动脉与锁骨下动脉之间进入胸腔。左侧喉返神经于主动脉弓下缘、动脉韧带后外侧,自左迷走神经分出。该神经在颈部亦行于气管与食管之间。

(3)锁骨上淋巴结及膈神经的解剖:于肩胛舌骨肌下腹以下将颈筋膜浅层切除,可见筋膜的深面是大量的脂肪组织。剔除脂肪组织时,注意在锁骨上大窝处解剖出锁骨上淋巴结。位于左侧颈静脉角处的淋巴结又称魏尔啸淋巴结(Virchow lymph node)。此淋巴结常是胃癌或食管下段癌转移的淋巴结之一。将淋巴结与脂肪组织剔除后,可见致密而明显的椎前筋膜。透过椎前筋膜可看到前斜角肌及走行于该肌表面的膈神经。沿膈神经外侧纵切筋膜,暴露膈神经。它自外上方向内下方斜行于前斜角肌的前面,继续下行于胸廓内动脉根部外侧,进入胸腔,支配膈肌。

(4)甲状颈干的解剖:在颈内静脉根部上方切断该静脉(必要时用线结扎断端,以免凝血块外溢),向上翻起颈内静脉(见图 2-5)。沿前斜角肌内侧解剖甲状颈干,它发出的甲状腺下动脉,向上在第 6 颈椎横突下方(约相当于环状软骨水平)弓形向内,行于颈内静脉及颈总动脉后方,分布到甲状腺侧叶下端。在到达甲状腺前,留心观察甲状腺下动脉的分支与喉返神经互相交叉关系。

肩胛上动脉自甲状颈干分出后,向外经前斜角肌前面,过锁骨后方至冈上窝。颈横动脉从甲状颈干分出后,向后横过颈外侧区,潜入肩胛提肌的深面,最后沿肩胛骨的脊柱缘下行。

(5) 椎动脉的解剖:一手用解剖镊向下牵拉锁骨下动脉,另一手用解剖镊在甲状颈干内侧的深面剥离椎动脉。该动脉较粗,起自锁骨下动脉,向上穿过第 6 颈椎至第 1 颈椎的横突孔,再经枕骨大孔到颅腔。在椎动脉前方常见交感干的颈中间神经节。

(6) 胸廓内动脉的解剖:其起点与椎动脉的起点相对。用解剖镊向上牵引锁骨下动脉第 1 段,另一手用解剖镊剥离出胸廓内动脉,观察其起始端。

(7) 肋颈干的解剖:向下牵拉锁骨下动脉,在前斜角肌的后方或内侧,寻找起于锁骨下动脉第 2 段(或第 1 段)后壁的肋颈干,可见它上行于胸膜顶上部的前方,然后在胸膜顶的上方向后行走,至第 1 肋骨颈处分为最上肋间动脉和颈深动脉。最上肋间动脉在胸膜顶上方向后下走行,分布于第 1、第 2 肋间隙。

(8) 锁骨下动脉的走行与毗邻:两侧锁骨下动脉的起点不同,但在颈部皆位于胸锁关节的后方。由此向外经前斜角肌后方,过第 1 肋骨改名为腋动脉,进入腋腔。此处约为锁骨全长的中点或喙突内侧一指宽处。锁骨下动脉在颈根部的走行呈弓曲状,最高点距锁骨 2 cm。前斜角肌将锁骨下动脉分为 3 段:前斜角肌的内侧为第 1 段,其后方为第 2 段,外侧为第 3 段。仔细观察锁骨下动脉第 1 段的毗邻:前方有颈内静脉、椎静脉、迷走神经、膈神经等结构跨过;右侧有右喉返神经绕动脉的下面和后方;左侧有胸导管跨过其前方至颈静脉角;后方的主要结构是肺尖、胸膜顶及交感干。在锁骨后方及锁骨下动脉的前、下方解剖锁骨下静脉。观察锁骨下动脉的位置比同名静脉高,且有前斜角肌插入动、静脉之间,故这两条血管并不密切伴行。

(9) 颈交感干的解剖:将颈总动脉、颈内静脉一起牵向外侧,把颈部器官推向内侧,于椎前肌浅面、椎体两旁,将椎前筋膜用解剖镊纵行剥离,找出颈交感干。沿交感干向上追踪找出大而呈梭形的颈上神经节。在第 6 颈椎横突水平,甲状腺下动脉弯曲处寻找颈中神经节。沿交感干向下追,在椎动脉起始处的浅面,常可解剖出较明显的神经节,称为颈中间神经节(或椎动脉节)。在椎动脉的深面,第 1 肋颈的前方观察颈下神经节。此节可与胸交感干的第 1 胸神经节合成星状神经节。

观察比较迷走神经与颈交感干的相互位置关系。注意迷走神经比颈交感干粗,且粗细均匀,并位于颈交感干的前外侧,颈动脉鞘内。

2. 颈外侧区内的结构 颈外侧区被肩胛舌骨肌下腹分成上半较大的枕三角(又称肩胛舌骨肌斜方肌三角)和下半较小的锁骨上大窝(又称肩胛舌骨肌锁骨三角)(图 2 - 18)。

(1) 副神经的解剖:在胸锁乳突肌后缘中点上方颈筋膜之间的疏松结缔组织中(一般在颈丛各分支穿出点上方),找出副神经及沿副神经排列的颈外侧深淋巴结(副神经淋巴结)。该神经较颈丛各分支粗,本干向下外方经过颈外侧区,约在斜方肌外侧缘附着锁骨处以上 2 指宽处,进入斜方肌深面,分布于斜方肌。注意在副神经下方约一指宽处有颈 3、4 脊神经前支与副神经并行,进入斜方肌深面,不要误认该支神经是副神经。副神经走行弯曲。

（2）臂丛根、干的解剖：清理残余的颈筋膜及其深面的脂肪组织。将肩胛舌骨肌向上翻起，观察位于前斜角肌下方浅面的锁骨下静脉。在前斜角肌的外侧，可解剖出臂丛的上、中、下3个干。仔细观察下干的前方是锁骨下动脉的第3段，上干与中干位于动脉的上外侧。用解剖镊沿3个干向近侧（脊柱侧）剥离筋膜，仔细辨认组成臂丛的5个根。各个根的粗细并无明显差别，但各根合成干的位置有变异，通常颈5、6两根于中斜角肌外侧缘合成上干，颈8与胸1两根于前斜角肌后方合成下干，颈7根单独形成中干，仔细观察臂丛的根、干与第1肋骨及锁骨下动脉的毗邻关系。

（3）肩胛上神经的解剖：于颈5神经向外方解剖出肩胛上神经，该神经较粗，向外后方经肩胛上切迹分布至冈上窝。

（4）颈外侧区底结构的观察：自下向上依次观察中斜角肌、后斜角肌、肩胛提肌及夹肌。

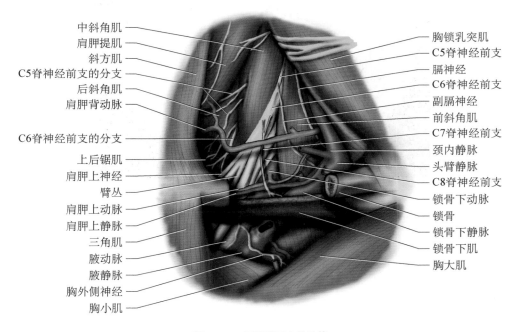

图2-18 颈外侧区内的结构

（张红旗）

第四节 断层影像解剖

经舌骨体横断面如图2-19所示。

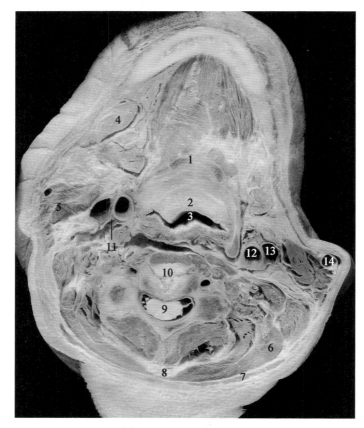

图 2 - 19 经舌骨体横断面

1. 舌骨体；2. 会厌软骨；3. 喉咽；4. 下颌下腺；5. 胸锁乳突肌；
6. 头夹肌与颈夹肌；7. 斜方肌；8. 项韧带；9. 脊髓；10. 颈椎间盘；
11. 右迷走神经；12. 左颈总动脉；13. 左颈内静脉；14. 左颈外静脉

（高　璐）

第三章　头　　部

第一节　概　　述

头(the head)由颅部和面部两部分组成。颅部包括头皮及其深面的头颅骨和脑,面部有眼、耳、鼻、舌等特殊感觉器官和呼吸、消化系统的起始部。

一、境界与分区

头部以下颌骨的下缘、下颌角、乳突、上项线和枕外隆凸的连线与下方的颈部区分。头部又以眶上缘、颧弓上缘、外耳门上缘、乳突、上项线和枕外隆凸的连线,分为后上方的颅部和前下方的面部。

二、表面解剖

（一）体表标志

1. **枕外隆凸**　枕外隆凸是指位于枕骨后面正中最突出的隆起,其深面为窦汇。枕外隆凸的下方有枕骨导血管,颅内压增高时此导血管常扩张,行颅后窝开颅术若沿枕外隆凸做正中切口时,注意勿伤及导血管和窦汇,以免导致大出血。隆凸两侧低平的骨嵴称上项线,其深面为横窦。

2. **乳突**　乳突是指颞骨向下、前方的突起,位于耳垂后方,其基底部的前内方有茎乳孔,面神经经此孔出颅。在乳突后部的内面有乙状窦沟,容纳乙状窦。乳突手术时,应注意勿伤及面神经和乙状窦。在新生儿、幼儿,乳突并不突出,待胸锁乳突肌牵引头部运动时开始发育。

3. **颧弓**　颧弓位于外耳道前方的骨性隆起,颧弓上方为颞窝及颞肌。颞浅动脉位于外耳道前方,向上跨过颧弓。颧弓下缘和下颌骨上切迹中点是咬肌神经封闭及上、下颌神经阻滞麻醉的进针点。

4. **眶上孔**　眶上孔位于眶上缘的中、内1/3相交处(距正中线约2.5 cm),有些人为眶上切迹,眶上血管、神经由此出眶。

5. **眶下孔**　眶下孔位于眶下缘一横指与鼻外侧一横指交界处,眶下血管、神经由此穿过。此处可进行眶下神经阻滞麻醉。

6. 颏孔　颏孔位于下颌第 2 前磨牙根下方,下颌体上、下缘连线的中点或其稍上方,距正中线约 2.5 cm 处,呈卵圆形,由下颌管延续而来,有下牙槽神经和血管的终支颏神经和血管通过,为颏神经麻醉的穿刺部位。颏孔的位置可随年龄的增长而逐渐上移和后移,7～8 岁儿童略低于成人,15 岁时接近成人位置,脱牙老人由于下颌牙槽骨质吸收则多接近下颌体上缘。眶上切迹、眶下孔和颏孔三者约位于一条垂直线上。

7. 下颌头　下颌头位于耳屏前方,颧弓后端,开闭口时可扪到小头的活动。

8. 翼点　翼点(pterion)为碟骨大翼、顶骨、额骨及颞骨鳞部相接处,又称翼区,约在颧弓中点上方 4 cm 处,是颅骨的薄弱部分。其内面有脑膜中动脉沟,沟内有脑膜中动脉前支通过。此处受暴力打击时,易发生骨折,并常伴有上述动脉的撕裂出血,形成硬膜外血肿。

9. 星点　星点(asterion)位于颅后部两侧,是枕、顶、颞三骨在乳突根后上方的交汇点。相当于外耳门上缘与枕外隆凸连线上方 1.5 cm,外耳道中心点后约 3.5 cm 处。星点深面适对横窦转折为乙状窦处。

10. 眉弓　眉弓位于眶上缘上方,为额结节下方的弓状隆起。眉弓深面适对大脑额叶的下缘,其内侧份的深面有额窦。

（二）体表投影

为进行脑膜中动脉和大脑半球背外侧面主要沟回的体表投影,可先确定以下 6 条标志线(图 3 - 1)：①下横线:自眶下缘到外耳门上缘连线；②上横线:经眶上缘与下横线平行的线；③矢状线:是从鼻根经颅顶正中到枕外隆凸的弧线；④前垂直线:通过颧弓中点的垂线；⑤中垂直线:经髁突中点的垂线；⑥后垂直线:经乳突根部的垂线。这些垂直线向上延伸,与矢状线相交。

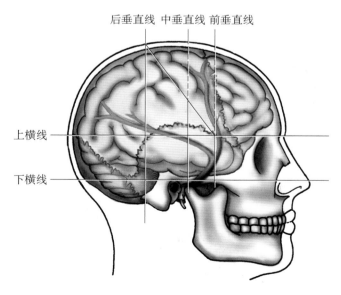

图 3 - 1　大脑主要结构的体表投影

1. 中央沟 中央沟是指在前垂直线和上横线交点与后垂直线和矢状线交点的连线上，介于中垂直线与后垂直线之间的一段。中央沟位于冠状缝的后方约两横指，与冠状缝近似平行，其上端在鼻根与枕外隆凸连线中点后方 1 cm 处。

2. 外侧沟 外侧沟后支位于上横线与中央沟投影线夹角的等分线上，前端起自翼点，沿颞骨鳞部上缘的前份向后，终于顶结节下方不远处。

临床手术中，确定大脑外侧沟和中央沟的体表投影线最为简单实用的方法是：定眉间至枕外隆凸为矢状线，在颧弓中点上方 4 cm 处（约两横指）即为翼点；从翼点至矢状线中点（50%）后 2 cm 处的连线即为大脑中央沟投影线，从翼点至矢状线前 3/4 处（75%）的连线即为大脑外侧沟投影线。

3. 脑膜中动脉 本干经过中垂直线与下横线交点处至颧弓中点上方 2 cm 处后分为两支：前支通过前垂直线与上横线的交点即翼点，然后再向上后走向颅顶；后支则经过中垂直线与上横线的交点，斜向上后走向人字点。

4. 中央前、后回 中央前、后回分别位于中央沟投影线前、后各 1.5 cm 宽的范围内。

5. 运动性语言中枢 运动性语言中枢位于左侧大脑半球额下回后部的运动性语言中枢，其投影区在前垂直线与上横线交点的稍上方。

6. 大脑下缘 大脑下缘在自鼻根上方约 1.5 cm 处开始向外，沿眶上缘向后，经颧弓上缘、外耳门上缘至枕外隆凸的连线上。

第二节　面　　部

一、基本要求

（1）面动脉的走行及分支；面静脉的走行、交通及结构特点。

（2）面神经的分支及分布；眶上神经、眶下神经、颏神经的解剖学标志。

（3）腮腺的形态、位置和腮腺管的行程及开口部位。

（4）穿过腮腺的结构及其毗邻关系。

二、主要内容

（一）浅层结构

1. 皮肤与浅筋膜 面部皮肤薄而柔软，富于弹性，含有较多的皮脂腺、汗腺和毛囊，是皮脂腺囊肿与疖肿的好发部位。浅筋膜由疏松结缔组织构成，其中的弹性纤维及肌纤维与皮肤真皮层相连，形成皮肤的自然皮纹。面部手术的切口，应尽可能与皮纹一致。颊部的脂肪较多，形成团块，称颊脂体。睑部皮下脂肪少而疏松，水肿时睑部出现较早。浅筋膜内有神经、血管和腮腺管等穿行，由于血供丰富，故面部创口愈合快，但出血较多。

面静脉与颅内的海绵窦借多条途径相交通，故面部的感染可能向颅内蔓延。尤其是口裂以上两侧口角至鼻根的三角形区域，感染向颅内扩散的可能性更大，称"危险三角"。面部的小动脉有丰富的内脏运动神经分布,反应灵敏,当情绪激动或患某些疾病时,面部的色泽也随之变化。

2. 面肌 面部表情肌为一些薄而纤细的肌纤维,一般起于骨或筋膜,止于皮肤,属于皮肌。收缩时牵动皮肤,使面部呈现出各种表情。表情肌主要分布于在眼裂、口裂和鼻孔周围,分为环形肌和辐射肌两种,有闭合或开大上述孔裂的作用。人类面部表情肌较其他动物发达,而人耳周围肌已明显退化。

3. 面部的动脉

(1)面动脉:在舌动脉的上方起自颈外动脉,行向前上,经茎突舌骨肌和二腹肌后腹的深面,在下颌下三角内走行于下颌下腺的深面,绕下颌骨体下缘至面部,在咬肌前缘处可触到该动脉的搏动,然后斜向前上经口角与鼻翼外侧,抵外内眦,改名内眦动脉。面动脉行程迂曲,沿途分支有下唇动脉、上唇动脉和鼻外侧动脉。在口、鼻、眼的周围,两侧的动脉支吻合丰富。内眦动脉在内眦部与颈内动脉的分支眼动脉有吻合(图 3-2)。

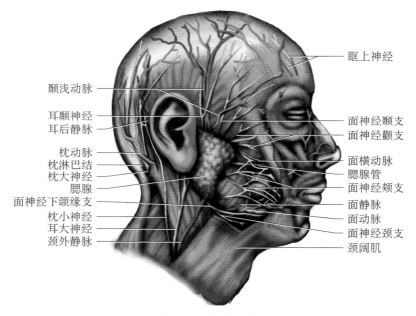

图 3-2 面部的解剖

(2)颞浅动脉:为颈外动脉终支之一,在下颌颈处续于颈外动脉,经颧弓根部的浅面,在颧弓根上方 2~3 cm 处,分为额支和顶支。额支前行与额动脉交通,顶支向后行与耳后动脉及枕动脉吻合。颞浅动脉在上行过程中,先居于腮腺实质内发出面横动脉在颧弓和腮腺管之间前行,分布于腮腺及咬肌表面。由于颞浅动脉的位置浅而恒定,临床上常用来压迫止血,在治疗颌面部恶性肿瘤时,还可经该动脉进行逆行插管,灌注化疗药物。

(3)眶上动脉:是颈内动脉的眼动脉的分支,在眶内分出后,经眶上切迹或孔穿出,分布于额部皮肤及肌肉。

(4)眶下动脉:为上颌动脉的分支,经眶下裂、眶下沟和眶下管,最后出眶下孔,分布于眶以下的皮肤和肌肉。

（5）颏动脉：为上颌动脉的分支下牙槽动脉的末支，自颏孔突出，分布于颏部的皮肤和肌肉。

4. 面部的静脉

（1）面静脉：在内眦处起自内眦静脉，位于面动脉的后方，经鼻翼及口角的外侧，向后下方绕下颌骨下缘至下颌角的下方，与下颌后静脉的前支汇合成面总静脉，穿颈深筋膜注入颈内静脉。内眦静脉通过眶内的眼静脉与海绵窦相通。由于口角平面以上的面静脉通常无瓣膜，故面部感染可经静脉逆行蔓延，导致海绵窦血栓或颅内感染。

（2）下颌后静脉：由颞浅静脉和上颌静脉在腮腺深面汇合而成，下行分为前、后两支。前支与面静脉汇合成面总静脉；后支与耳后静脉汇合，形成颈外静脉。

（3）眶上静脉、眶下静脉、颏静脉：均与同名动脉伴行，收纳同名动脉分布区的静脉血。

5. 面部的淋巴 面浅部淋巴管丰富，连成网状，注入下列淋巴结。

（1）眶下淋巴结：位于眶下孔附近，主要收纳眼睑和睑结膜的淋巴，其输出管注入下颌下淋巴结。

（2）颊淋巴结：位于口角附近的颊肌表面，主要收纳鼻、颊部皮肤和黏膜的淋巴，其输出管注入下颌下淋巴结。

（3）下颌上淋巴结：位于咬肌前缘、面动脉附近，主要收纳鼻、颊部皮肤和黏膜的淋巴，其输出管注入下颌下淋巴结。

（4）腮腺浅淋巴结：位于腮腺的浅面，收纳面外侧部和耳郭前面的淋巴，其输出管注入腮腺深淋巴结。

（5）腮腺深淋巴结：位于腮腺实质内，收纳外耳道、鼓室、咽鼓管、鼻腔后部和颞深部的淋巴，其输出管注入颈深淋巴结。

6. 面部的神经

（1）面神经：面神经出茎乳孔后行经茎突外侧，位于外耳道下一指范围。本干进入腮腺前发出两个分支：一支向上行在腮腺与胸锁乳突肌之间，主要支配枕肌；另一支支配二腹肌后腹。本干穿进腮腺的后面，并在腺内分为上、下两干，再分支吻合成丛，由丛发出 5 支呈辐射状自腮腺上缘、前缘和下端穿出，分布于面部表情肌。分支类型虽有变异，但其解剖标志较明确（见图 3 - 2）。

1）颞支：多为 2 支，由腮腺上缘穿出，越过颧弓中份浅面支配眼轮匝肌上缘及额肌，与颞浅动脉、静脉伴行。

2）颧支：有 3～4 支，由腮腺上、前缘穿出与面横动脉伴行，横行于颧弓的上方，支配眼轮匝肌下份、颧肌及提上唇肌。

3）颊支：有 3～4 支，由腮腺前缘穿出，可分为上、下两主支。上主支在腮腺管的上方，下主支位于口角平面，支配颊肌及口周围肌。

4）下颌缘支：常为 1 支，由腮腺下端穿出，在颈阔肌深面跨过面动脉及面静脉的浅面，沿下颌骨下缘前行支配降下唇肌与颏肌。

5）颈支：常为 1 支，由腮腺下端穿出，位于下颌角与胸锁乳突肌之间。用解剖镊分离腮腺下端，寻找下颌后静脉，颈支位于该静脉的浅面。向下、向前追踪颈支，可见它位于颈阔肌的深面，沿下颌骨下缘前行，分支至颈阔肌。仔细向前追颈支的末端，观察该支分布口角肌肉。此支也可与下颌支吻合。

（2）三叉神经：分为眼神经、上颌神经和下颌神经等 3 支，分别经眶上裂、圆孔、卵圆孔出颅，穿行于面部各腔、窝中。面部的分支主要有：

1）眶上神经：为眼神经的末支，与同名血管伴行，由眶上孔穿出至皮下，分布于额前部的皮肤。

2）眶下神经：为上颌神经的末支，与同名血管伴行，由眶下孔穿出，分布于下睑、鼻背外侧及上唇的皮肤。

3）颏神经：为下颌神经的末支，与同名血管伴行，由颏孔穿出，分布于下唇及颏部的皮肤。

4）耳颞神经：为下颌神经的分支，由腮腺上缘穿出，在外耳门前方上行，与颞浅动、静脉伴行，分布于颞部皮肤，并发出小支分布于腮腺。

（二）腮腺

1. 位置和分部　腮腺位于外耳道的前下方，上平颧弓，下至下颌角，后抵乳突前缘，前至咬肌后 1/3 的浅面。腮腺形态不规则，约呈楔形，楔形的底位于浅面，尖向前内对咽侧壁。由于腮腺包绕在咬肌、下颌支和翼内肌的后方，故可将腮腺分为浅部、深部及峡部。浅部覆盖于下颌支和咬肌后份的浅面，呈三角形；深部位于下颌支深面胸锁乳突肌之前，呈锥体状突向咽侧壁。当深部发生肿瘤时，因位置较深从表面不易察觉，从口腔内咽侧壁上可见隆起。浅部和深部的连接处为峡部，位于下颌支的后缘（见图 3 - 2）。

2. 腮腺管　腮腺管长 3.5～5 cm，由腮腺前缘发出，距颧弓下缘约 1 cm 处横行向前，经咬肌浅面至该肌的前缘，继而以直角转向内方，穿过颊脂体及颊肌，开口于上颌第二磨牙对应颊黏膜上的乳头。这种有角度的走行特点，起瓣膜样作用，防止唾液逆向流入导管。由耳轮脚向鼻翼和口角连线中点作一连线，该线的中 1/3 即腮腺管的表面投影。与腮腺管伴行的有面神经的颊支和面横动、静脉。副腮腺多位于腮腺管起始部上方，导管汇入腮腺管，其出现率约为 20％。

3. 腮腺咬肌筋膜　腮腺咬肌筋膜来自颈深筋膜的浅层，在腮腺的后缘分成浅、深两层，包绕腮腺形成腮腺鞘。在腮腺前缘，浅、深两层筋膜又合为一层，覆于咬肌的表面，叫做咬肌筋膜。腮腺鞘的浅层特别致密，并发出许多小隔将腮腺分为许多小叶，因而腮腺炎化脓时，表面不易摸出脓液波动；深层较为薄弱，因而脓液易向深部扩散。

4. 腮腺与面神经关系　由于面神经在颅外的行程中穿经腮腺，故以腮腺为标志将其分为 3 段。

（1）腮腺前段：是以茎乳孔至进入腮腺前的一段，长 1～2 cm。在乳突前缘中点，主干距皮肤表面 2～3 cm，此处可显露面神经干。

（2）腮腺内段：位于腮腺内，面神经通常分为上、下两干。上干较粗，下干略细。由两干发出若干分支，互相交织成网。此段面神经位于颈外动脉和下颌后静脉的浅面，腮腺发生炎症或肿瘤时,可压迫面神经,产生面瘫。

(3)腮腺后段:由腮腺内的面神经网发出的9～12个分支,再分成颞支、颧支、颊支、下颌缘支和颈支等5组从腮腺浅部的上缘、前缘和下端穿出,呈扇形支配表情肌。

5. 腮腺的毗邻及穿经腮腺的结构 腮腺的上缘邻接颧弓、外耳道及颞下颌关节,由前向后依次有面神经颞支、颞浅动、静脉、耳颞神经穿出腮腺上缘。腮腺的前缘紧贴咬肌表面,自上而下有面神经颧支、面横动、静脉、面神经的颊支的上主支、腮腺管及面神经颊支的下主支穿出。腮腺的下端有面神经的下颌缘支、颈支与下颌后静脉穿出。腮腺的后缘邻接乳突前缘、二腹肌后腹及胸锁乳突肌的上份。腮腺的浅面有位于耳屏前方皮下的耳前淋巴结、耳大神经的前支越过。腮腺的深面有许多主要血管神经,如颈内动脉和静脉、舌咽神经、迷走神经、副神经、舌下神经,以及附着于茎突上的肌肉。以上结构总称为"腮腺床"。

纵行穿过腮腺的结构有颈外动脉、颞浅动脉和静脉、下颌后静脉及耳颞神经;横行穿过腮腺的结构有面神经的分支、上颌动脉和静脉、面横动脉和静脉等。

(三)面部的间隙

位于颅底与上、下颌骨之间,是散在于骨、肌与筋膜之间的间隙,彼此相通。间隙内充满疏松结缔组织,感染可沿间隙扩散,主要有以下3个间隙(图3-3)。

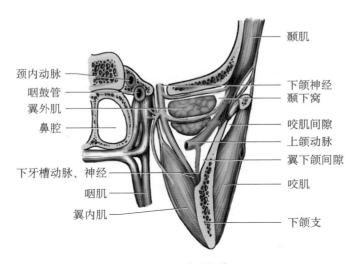

图3-3 面部的间隙

1. 咬肌间隙 咬肌间隙(masseteric space)为位于咬肌深部与下颌支上部之间的间隙。咬肌的血管神经即通过下颌切迹穿入此隙,从深面进入咬肌。此间隙的前方紧邻下颌第3磨牙,在第3磨牙牙周炎、牙槽脓肿和下颌骨骨髓炎时,可扩散至此间隙。

2. 翼下颌间隙 翼下颌间隙(pterygomandibular space)位于翼内肌与下颌支之间,上界为翼外肌下缘,下界是翼内肌在下颌支附着处,前界为颞肌、颊肌,后界为腮腺和下颌支后缘。与咬肌间隙仅隔下颌支,两间隙经下颌切迹相通。间隙内有下牙槽神经、下牙槽动脉、下牙槽静脉及疏松结缔组织。下牙槽神经阻滞术即将局麻药物注入此间隙内。牙源性感染常累及此间隙。翼下颌间隙的感染可向上扩散至颞下窝和翼腭窝;向内沿翼内肌后缘可扩散至咽旁间隙;向下可扩散至下颌后窝。有时可沿血管神经束向上经卵圆孔蔓延到颅腔。

3. 舌下间隙 舌下间隙(sublingual space)呈马蹄铁型,上界为口底黏膜,下界为下颌舌骨肌及舌骨舌肌,前外侧为下颌舌骨肌起点以上的下颌骨体内侧面骨壁,后界止于舌根。间隙内有舌下腺、下颌下腺的深部及腺管、下颌下神经节、舌神经、舌下神经和舌下血管等。舌下间隙向后在下颌舌骨肌群后缘处与下颌下间隙相交通,向后上与翼下颌间隙相通,两侧在前方相通。

三、 层次解剖

(一) 皮肤切口

(1) 沿面部正中线,自额部、眉间、鼻尖、上唇、下唇至颏部作纵向切口。注意皮下浅筋膜内有表情肌、耳大神经,故切口不要太深。

(2) 从鼻根起平眼裂,经颧弓,切至耳根。

(3) 沿口裂游离缘作环形切口,再由正中线向两侧将皮肤剥离。

(二) 面肌的解剖

在眶部解剖环形的眼轮匝肌,仔细清理该肌的眶、睑两部分。把眼睑拉向外侧以使睑内侧韧带紧张,该韧带起自上颌骨额突,伸向眼裂内侧端。尝试将眼轮匝肌睑部剥离,可见其深面为膜性的结构,称眶隔。它有眶上缘的骨膜向下的延续部分。眶隔深面为部分上睑提肌纤维附着于睑板上缘处称为 Müller 肌,属平滑肌。着手解剖环行的口轮匝肌。在口角的下方,解剖底朝下的降口角肌及其深面前方的降下唇肌。其他面肌尽可能参考图谱进行解剖辨认。

(三) 腮腺区的解剖

1. 腮腺管的解剖 在耳前剥除覆盖在腮腺表面的腮腺咬肌筋膜,它包绕腮腺形成腮腺囊。囊的浅份与腮腺紧密相连,并伸入腺体形成许多细小间隔,仔细剥离去除。从腮腺前缘上方解剖腮腺管,它位于颧弓下一横指处,在咬肌表面行至咬肌前缘时呈直角弯向深面,穿过颊肌开口于颊黏膜,约对上颌第 2 磨牙处(见图 3 - 2)。

2. 以腮腺管为标志 依次解剖穿出腮腺上份的结构(见图 3 - 2)。

(1) 颞浅动脉:位于耳屏的前方,自腮腺上端穿出,跨过颧弓的根部至颞浅部,位于颞筋膜的浅面,分成前、后两支。前支分布于额部,后支分布于颞部。

(2) 耳颞神经:在腮腺上端用解剖镊从颞浅动脉的深面后方解剖出该神经。它紧贴耳郭前缘向上,跨过颧弓,常分为两支分布于颞部皮肤,与颞浅动、静脉伴行。

(3) 面神经颞支:穿出腮腺跨过颧弓,分支支配额肌和眼轮匝肌。

(4) 面横动脉:位于颧弓与腮腺管之间,咬肌浅面,为颞浅动脉的分支。

(5) 面神经颧支:在腮腺前缘上份穿出,沿颧弓前行分布眼轮匝肌和颧肌。

3. 腮腺前缘及下端结构的解剖

(1) 面神经颊支:位于腮腺管下方,水平前行,分布至颊肌、口轮匝肌及其他口周围肌。

(2) 面神经下颌缘支:通常位于下颌骨的下颌角上方一横指处,继沿下颌骨下缘前行,分布至降下唇的肌肉,也称下颌支。

(3) 面神经颈支:穿出腮腺的下端,位于下颌角与胸锁乳突肌之间,此处的腮腺实际位于颈二腹肌三角内。用解剖镊剥离腮腺下端,寻找下颌后静脉,颈支位于该静脉的浅面。向下、前追踪颈支,可见它位于颈阔肌的深面,沿下颌骨下缘的下方前行,分支分布于颈阔肌。末端分布至口角处的面肌,也可与下颌支吻合(见图 3 - 2)。

4. 面神经、颈外动脉和颞浅静脉在腮腺内的安排 沿面神经分支剥离其表面的腮腺组织,观察面神经的分支由面神经上干与下干分出,上下两干向后再合成面神经干。注意观察面神经干与外耳道的关系。观察已解剖出的颞浅静脉,在腮腺内位于面神经的深面。追查颞浅静脉向下移行于下颌后静脉。再往下解剖出下颌后静脉分成前、后两支。通常前支离开腺体与面静脉合并后注入颈内静脉;后支穿入腮体下端移行于颈外静脉。静脉的归属形式变异较多。从颈部找出颈外动脉,该动脉向上行于二腹肌后腹与茎突舌骨肌的深面,并于此两肌的上方进入腮腺的后外侧面;在腮腺内位于面神经、下颌后静脉的深面;在下颌颈处,颈外动脉分为颞浅动脉与上颌动脉(详细观察留在下颌后窝、颞下窝时解剖)(图 3 - 4)。

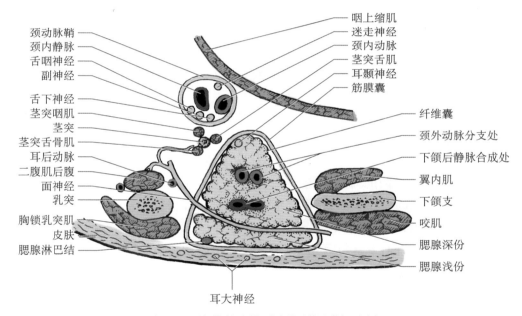

图 3 - 4 面部横断面示腮腺内的结构及毗邻(右侧)

(四) 面动脉分支和面静脉在面部的局部位置

在下颌骨下缘与咬肌的前缘处,寻找面静脉前方的面动脉。该动脉斜向上内行于上唇方肌的深面,继续上行至内眦。

1. 下唇动脉的解剖 下唇动脉在口角的外下方由面动脉分出,向内行于下唇的深部,与对侧的同名动脉吻合。

2. 上唇动脉的解剖 上唇动脉起自平口角处,与对侧的同名动脉吻合。

3. 鼻外侧动脉的解剖 鼻外侧动脉口径较小,在口角上方发出,分布于鼻部。

4. 内眦动脉的解剖 内眦动脉为面动脉的终末支。

5. 面静脉的解剖 面静脉位于面动脉后方,位置较浅,其属支与动脉分支略同。有深支面深静脉与翼静脉丛相通。

（五）眶上神经、眶下神经和颏神经的解剖

用指尖在眶上缘中、内 1/3 交界处可触摸到眶上切迹,用刀解剖穿出该切迹的眶上神经及伴行的眶上动脉。在鼻翼外侧一指与眶下缘下方 1 cm 之交点处,解剖穿出该孔的眶下神经及伴行眶下动脉。在下颌骨侧切牙的下方,触摸颏孔,解剖穿出颏孔的颏神经及伴行的颏动脉。

眶上切迹、眶下孔、颏孔三者均在一条直线上,故 3 支神经均在纵行直线上。从上述 3 孔穿出的神经都是三叉神经感觉性神经纤维。

第三节　颞下窝、下颌后窝及翼腭窝

一、基本要求
（1）腮腺深份的位置及其与颈内动脉和静脉、末 4 对脑神经的毗邻。
（2）脑膜中动脉、下牙槽动脉、颞深前动脉和后动脉的行径特点及解剖学标志。
（3）舌神经、下牙槽神经、颊神经、鼓索、耳颞神经的局部位置。
（4）颞下窝、下颌后窝和翼腭窝的境界。

二、主要内容
解剖此区结构前应复习颅底外面及面部深区有关结构的局部位置。
（一）颞下窝及其内的血管神经
颞下窝(infratemporal fossa)位于颧弓平面以下,是上颌骨体和颧骨后方的不规则间隙,容纳咀嚼肌和血管神经等。窝前壁为上颌骨体和颧骨,内壁为翼突外侧板,外壁为下颌支,上壁为蝶骨大翼的颞下面,下壁与后壁缺如。此窝向上借卵圆孔和棘孔与颅中窝相通,向前借眶下裂通眶,向内借上颌骨与蝶骨翼突之间的翼上颌裂通翼腭窝。

以翼外、内肌为标志确认此区的神经与血管。翼外肌有两头,上头起自蝶骨大翼的颞下面,下头起自翼突外侧板的外面。两束纤维斜向外后方,止于下颌颈前面的翼肌凹。翼内肌起自翼窝,有浅、深两头,肌纤维斜向外下,止于下颌支内侧面的翼肌粗隆。上颌动脉的本干走行于翼外肌下头的浅面或深面,末端进入翼腭窝。翼内肌浅面是舌神经。鼓索从翼外肌下缘穿出与舌神经会合。下齿槽神经位于舌神经后方、蝶下颌韧带的外侧,进下颌管前分出下颌舌骨肌神经。翼外肌上缘有颞前、后深神经与动脉支穿出行于颞肌的深面。翼内肌两头之间穿出颊神经。脑膜中动脉位于翼外肌深面,下颌神经的后方,由耳颞神经两神经根围绕,继上行于棘孔入颅腔(图 3-5)。
（二）翼腭窝及其内的血管神经
颞下窝的内侧面是翼上颌裂,呈垂直状裂隙。翼腭窝(pterygopalatine fossa)位于此裂

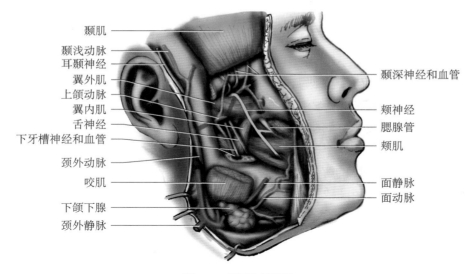

颞肌
颞浅动脉
耳颞神经
翼外肌
上颌动脉
翼内肌
舌神经
下牙槽神经和血管
颈外动脉
咬肌
下颌下腺
颈外静脉

颞深神经和血管
颊神经
腮腺管
颊肌
面静脉
面动脉

图 3-5　颞下窝的解剖

深面,是一小的间隙,位于蝶骨翼突与上颌之间、眼眶的后上方。外侧与颞下窝相通;内侧经蝶腭孔与鼻腔相通;上方经圆孔与颅腔相通;向前经眶下裂与眼眶相通;向下经翼腭管通口腔。翼腭窝内有上颌动脉的分支及三叉神经的分支上颌神经、翼腭神经节。这些结构的分支经上述管道与颅、眶、鼻腔、口腔相通连。近年来,随着对疾病诊断、治疗手段的发展,翼腭窝受到有关临床学科的重视,对该窝内有关的孔、裂等骨性结构及与重要血管的距离进行了深入的研究后,将翼腭窝内的结构分为后内的神经层与前外的血管层,为经鼻内镜进行翼腭窝手术提供了解剖学基础。

三、 层次解剖

1. 清理咬肌及颞筋膜　在下颌骨咬肌粗隆处用刀切断咬肌的止点,向上翻起咬肌。在下颌切迹处、咬肌的后缘寻找支配咬肌的神经与伴行的血管。

2. 分离翼内肌　在下颌骨翼肌粗隆处将翼内肌的止点用刀切断,并用刀柄分离翼内肌。

3. 修整颞肌　观察该肌纤维前端垂直,逐渐移行至后端肌纤维则呈水平,终止于下颌骨的冠突。

4. 解剖下牙槽神经及其分支　用凿子与骨钳细心去除下颌骨浅层骨壁,解剖行于下颌骨内的下牙槽神经和伴行血管,观察下牙槽神经进入下颌孔。观察进入孔前的分支下颌舌骨肌神经位于下颌骨内侧外面,该神经支较细,追踪其至二腹肌三角(见图 3-5)。

5. 下颌后窝的解剖

(1) 观察下颌后窝(posterior mandibular fossa)界限:上为外耳道下壁,下是茎突舌骨肌及二腹肌后腹,前为下颌支和翼内肌,后是乳突和胸锁乳突肌,内为茎突及其肌肉。

(2) 观察腮腺深部的位置及内部结构毗邻:观察面神经、下颌后静脉、颈外动脉在腮腺内的相互位置关系(见图 3-4)。

（3）观察下颌后窝的下壁与内侧壁的结构：自上而下、由浅至深的肌肉安排是二腹肌后腹、茎突舌骨肌、茎突舌肌、茎突咽肌。确认后，在茎突舌骨肌与茎突舌肌之间剥离穿出的颈外动脉。该动脉穿出后即进入腮腺，于下颌颈处分成两支：①颞浅动脉由腮腺上缘穿出位于颞下颌关节后方，继跨过颧骨根部与耳颞神经向上分布于颅顶部软组织；②上颌动脉是颈外动脉较粗的终末支（待颞下窝时解剖）。

（4）舌咽神经的解剖：在茎突咽肌外缘找出该神经，其分支分布该肌，继而进入舌骨舌肌后缘深面，终于咽部。

（5）耳后动脉和枕动脉的解剖：于二腹肌后腹上缘找出耳后动脉，在二腹肌后腹深面找出枕动脉。这两支动脉皆由颈外动脉发出，向后上行于颈内动、静脉浅面，分别分布于耳郭后面及枕部皮下组织。

6. 颞下窝的解剖

（1）观察颞下窝：清理其最浅层的筋膜脂肪组织并仔细剥离，同时观察翼静脉丛。该丛管壁薄细，与脂肪组织混杂在一起。尝试解剖该丛与面静脉的交通支面深静脉，此丛最终汇入上颌静脉继而与颞浅静脉相连形成下颌后静脉（见图3-5）。

（2）观察上颌动脉：于下颌颈的深面观察颈外动脉的终末支上颌动脉。该动脉在颞下窝内向前内行至翼外肌下缘，继续前行于翼外肌下头的浅面或深面经翼上颌裂，终止于翼腭窝内。

（3）脑膜中动脉的解剖：脑膜中动脉是上颌动脉的重要分支。从下颌颈处解剖上颌动脉并清理观察辨认翼内、外肌的位置。沿已解剖出的耳颞神经逆行追向颞下窝于翼外肌深面，可见耳颞神经分成两支包绕脑膜中动脉。该动脉位于翼外肌深面起于上颌动脉的起始部，向上经棘孔入颅腔（图3-6）。

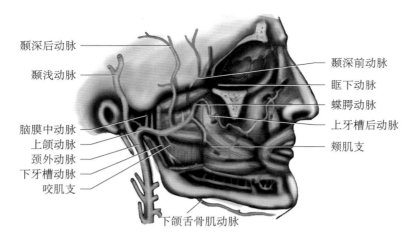

图3-6　上颌动脉及其分支

（4）观察下牙槽动脉：起自上颌动脉位于翼内肌浅面，向下进入下颌孔。

（5）下牙槽神经和舌神经的解剖：在翼内肌浅面清理出下牙槽神经及其前方的舌神经。

于翼外肌下缘解剖舌神经后方相连的鼓索。

（6）颞深前、后神经及颊神经的解剖：于翼外肌上头的上缘，从前向后找出颞深前、后神经及其伴行的血管，它们从颞肌深面进入颞窝。在翼外肌上、下头间可找到颊神经穿出，并行向下方，其末梢供应颊部的皮肤与黏膜（图 3-7）。

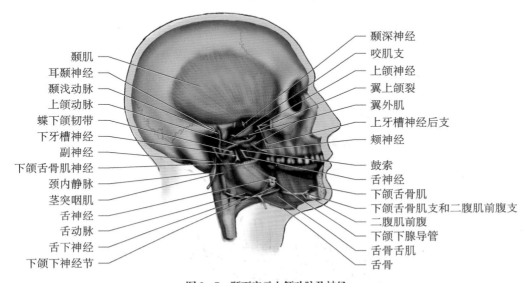

颞肌
耳颞神经
颞浅动脉
上颌动脉
蝶下颌韧带
下牙槽神经
副神经
下颌舌骨肌神经
颈内静脉
茎突咽肌
舌神经
舌动脉
舌下神经
下颌下神经节

颞深神经
咬肌支
上颌神经
翼上颌裂
翼外肌
上牙槽神经后支
颊神经
鼓索
舌神经
下颌舌骨肌
下颌舌骨肌支和二腹肌前腹支
二腹肌前腹
下颌下腺导管
舌骨舌肌
舌骨

图 3-7 颞下窝示上颌动脉及神经

（7）下颌关节的解剖：切除下颌关节囊的外侧份，暴露下颌关节盘及上、下关节腔。

7. 翼腭窝的解剖

翼腭窝位于颞下窝内侧、眼眶的后上方。由蝶骨翼突与上颌骨后面形成一垂直状裂隙，称翼上颌裂，其深面即翼腭窝。追踪上颌动脉进入翼腭窝，其分支分布于鼻腔、口腔、眼眶（见图 3-7）。

（1）观察上颌神经：该神经经颅底圆孔进入翼腭窝的上份并略向外行，经眶下裂进入眼眶，易名眶下神经。仔细解剖上颌神经进入眶下裂前分出数小分支，称为上牙槽后神经，分布于上颌后份牙齿。

（2）上颌动脉和神经在翼腭窝内分支的解剖：眶下动脉、神经于眶下裂入眼眶。眶下神经入眼眶后分出泪腺神经，位于外侧壁与眶骨膜间向上分布泪腺。腭大动脉（greater palatine artery）与同名神经下行至口腔分布于硬腭口腔面的黏膜。蝶腭动脉（sphenopalatine artery）经蝶腭孔分布于鼻腔黏膜。

（3）翼腭神经节的解剖：翼腭神经节（pterygopalatine ganglion）属副交感神经节，位于翼腭窝深面，圆孔的前方。该节向下分为两支，即翼腭神经（pterygopalatine nerve），分布于腭、鼻腔黏膜及腭扁桃体。

第四节　颅　　部

一、基本要求

（1）颅顶部软组织的层次及其结构特征。

（2）硬脑膜、蛛网膜、软脑膜的结构特征。

（3）海绵窦的位置、内部穿过的结构及与颅外静脉的交通关系。

二、主要内容

（一）颅顶部的层次结构

覆盖于此区的软组织，由浅入深可分为皮肤、浅筋膜、帽状腱膜及枕额肌、腱膜下组织和颅骨外膜等5层（图3－8）。其中浅部的3层紧密相连，不易分开，故总称"头皮（scalp）"。深部两层连接疏松，较易分离。

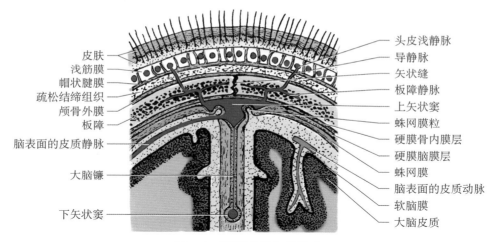

图3－8　颅顶结构层次（冠状面）

1. 皮肤　颅顶部皮肤厚而致密，有两个显著特点：一是含有大量毛囊、汗腺和皮脂腺，为疖肿或皮脂腺囊肿的好发部位；二是具有丰富的血管，外伤时易致出血，但创口愈合较快。

2. 浅筋膜　浅筋膜由致密结缔组织和脂肪组织构成，内有许多结缔组织小梁使皮肤和帽状腱膜紧密相连，将脂肪分隔成许多小格，内有血管和神经穿行。因此，感染时渗出物不易扩散，早期即可压迫神经末梢引起剧痛。此外，小格内的血管，多被周围结缔组织固定，创伤时血管断端不易自行收缩闭合，故出血较多，常需压迫或缝合止血。浅筋膜内的血管和神经，可分为前、后、外3组（图3－9）。

（1）前组：包括内、外侧两组。外侧组距正中线约2.5 cm，有眶上动脉、静脉和眶上神经；内侧组距正中线约2 cm，有滑车上动脉、静脉和滑车上神经。眶上动脉系眼动脉的分支，和

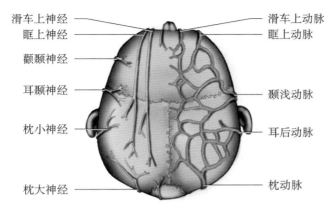

滑车上神经
眶上神经
颧颞神经
耳颞神经
枕小神经
枕大神经

滑车上动脉
眶上动脉
颞浅动脉
耳后动脉
枕动脉

图 3 - 9 颅顶部的血管、神经分布示意图

眶上神经伴行。滑车上动脉是眼动脉的终支之一,与滑车上神经伴行,在外侧组的内侧绕额切迹至额部。上述两组动脉和神经的伴行情况,常是眶上动脉在眶上神经的外侧,滑车上动脉在滑车上神经的内侧。眶上神经和滑车上神经都是眼神经的分支,所以三叉神经痛患者可在眶上缘的内、外 1/3 处有压痛。

(2)后组:枕动脉和枕大神经分布于枕部。枕动脉是颈外动脉的分支,从颈部向后走行,经颞骨乳突的枕动脉沟,斜穿枕部一些肌而达枕部皮下。枕大神经穿过项深部肌群后,在上项线平面距正中线 2 cm 处穿斜方肌腱膜,然后和枕动脉伴行,走向颅顶。枕动脉在枕大神经外侧,两者有一定的距离。封闭枕大神经可于枕外隆凸下方一横指处,向两侧约 2 cm 处进行。

(3)外侧组:包括耳前和耳后两组。耳前组有颞浅动、静脉和耳颞神经,伴行出腮腺上缘,越颧弓到达颞区。颞浅动脉为颈外动脉的终支之一,其搏动可在耳屏前方触及;颞浅静脉汇入下颌后静脉;耳颞神经是下颌神经的分支,可在耳轮脚前方进行局部阻滞麻醉。耳后组有耳后动、静脉和枕小神经,分布于颞区后部。耳后动脉起自颈外动脉;耳后静脉汇入颈外静脉;枕小神经属颈丛的分支。

颅顶的动脉有广泛的吻合,不但左右互相吻合,而且颈内、外动脉系统也互相联系,所以头皮在发生大块撕裂时不易坏死。由于血管神经从四周向颅顶走行,所以开颅手术作皮瓣时,皮瓣的蒂应在下方,瓣蒂应包括上述的血管和神经,以保证皮瓣的营养。

颅顶的静脉也位于皮下组织内,广泛吻合形成静脉网,主干与同名动脉伴行,额外侧静脉和额内侧静脉向下回流至内眦静脉,再入面静脉。

颅顶的淋巴管注入头颈交界处呈环形排列的淋巴结,如枕淋巴结、乳突淋巴结、腮腺淋巴结和下颌下淋巴结等。它们的输出管注入颈浅淋巴结和颈深淋巴结。

3. 帽状腱膜与枕额肌 腱膜坚韧致密,前续额腹,后连枕腹。两侧逐渐变薄续于颞筋膜浅层,头皮横向裂伤伤及腱膜时,由于额腹和枕腹收缩的牵张,创口裂开。缝合头皮时须先将腱膜缝好,以减少皮肤的张力,利于创口的愈合。

4. 腱膜下组织 腱膜下组织是帽状腱膜与颅骨膜之间的疏松组织层,又称腱膜下间隙。

此间隙在颅顶部范围很广,向前达眶部,后达上项线。间隙内有若干导管与颅内静脉窦相通,故发生感染时,可经导血管向颅内扩散。此隙出血时,常形成较大的血肿,其瘀斑可出现在上眼睑皮下。

5. 颅骨外膜 颅骨外膜薄而致密,与各块骨间借结缔组织相连,故手术时较易剥离,但在骨缝处与缝间韧带愈合紧密,故骨膜下血肿仅限于一块颅骨的范围,很容易与帽状腱膜下血肿鉴别。

(二) 颞区的层次结构

颞区位于颅顶的两侧,其上界为上颞线,下界为颧弓上缘,前界为颧骨的额突和额骨的颧突,后方为上颞线的后下段。

颞区由浅入深分为皮肤、浅筋膜、颞筋膜浅层和深层、颞肌及颅骨外膜等层次。

1. 皮肤 皮肤移动性大,无论纵行或横行切口,皆易缝合,愈合后瘢痕也不明显。

2. 浅筋膜 浅筋膜含脂肪组织较少,上方与颅顶浅筋膜相连,下方续于面部浅筋膜,内有血管和神经,分为耳前、耳后组。

3. 颞筋膜 颞筋膜(temporal fascia)分为颞浅筋膜、颞深筋膜。颞浅筋膜为帽状腱膜的延续,较薄弱,向下渐与颞深筋膜相延续。耳前肌和耳上肌起于帽状腱膜,耳后肌起自乳突根上方,三肌均止于耳根。颞深筋膜上方附着于上颞线,向下分为深、浅两层附着于颧弓的内、外侧面,两层之间夹有脂肪和血管,颞中动脉(发自上颌动脉)及颞中静脉由此经过。由于此筋膜非常致密,检查伤口时手指可摸到坚硬的筋膜边缘,可能被误认为是颅骨的损伤。

4. 颞肌 颞肌为咀嚼肌,呈扇形,起自下颞线和颞深筋膜的深面,前部肌纤维向下,后部肌纤维向前行,肌腱止于下颌骨冠突及其内侧面。经颞区开颅术切除部分颞骨鳞部后,颞肌和颞筋膜有保护脑膜和脑组织的作用,故开闭合性硬膜外血肿清除术及颞肌下减压术常采用颞区入路。颞肌深部有颞深血管和神经,颞深动脉来自上颌动脉,颞深神经来自下颌神经,支配颞肌。

5. 骨膜 骨膜较薄,紧贴颞骨表面,剥离困难。因此,很少发生骨膜下血肿。在骨膜与颞肌之间,含有大量脂肪组织,称颞间隙。并经颧弓深面与颞下间隙相通,再向前则与面的颊脂体相连续。因此,颞间隙中有出血或炎症时,可向下蔓延至面部,形成面深部的血肿或脓肿,而面部炎症,如牙源性感染也可蔓延到颞间隙中。

(三) 12 对脑神经

在颅腔内,12 对脑神经离开脑干立即穿出颅底硬脑膜及颅底孔裂者,仅有视神经、面神经、前庭蜗神经等 3 对脑神经。其余脑神经则在颅底硬脑膜上或下先行一段长短不等的距离后再穿出颅底的孔裂。例如,动眼神经、滑车神经穿过小脑幕前端(前、后床突之间)经海绵窦至眶上裂离开颅底。展神经在颅后窝斜坡处,穿进硬脑膜跨过颞骨岩部至颅中窝海绵窦内进眶上裂离开颅底。三叉神经离脑干,先在颅后窝硬脑膜下至颅中窝位于颞骨岩部的三叉神经压迹处的半月神经节,分 3 支分别穿过眶上裂、圆孔、卵圆孔出颅腔。舌咽神经、迷走神经、副神经在硬膜下先行一段距离后即穿过颈静脉孔出颅底。脑神经与颅底硬脑膜的这种局部特点,无疑将是临床诊断疾病的基础知识。

三、 层次解剖

（一） 颅顶部软组织解剖

1. 皮肤和皮下组织 将头部毛发剃掉,在颅前部眶上缘内侧 1/3 处,找到眶上神经及伴行的眶上动脉,向上追踪分布于额部颅顶。在眶上神经内侧一指处找出滑车上神经和血管(见图 3-8、3-9)。

在耳根前方找出耳颞神经及颞浅动脉,用刀向上剥离,观察其分布头颅的情况。

将尸体俯卧,循后发际边缘至耳根作一皮肤切口,将皮肤向上剥离,在枕外隆凸外侧约 2 cm 处,寻找枕动脉及枕大神经。上述进入颅顶部软组织的血管、神经皆位于皮下组织内。同时可观察皮下组织的结缔组织较丰富,并形成许多小隔。

在解剖过程中可以观察到头皮部具有丰富的血管和神经,皆位于浅筋膜内,呈辐辏状从四周向颅顶集中,在颅顶部形成前、后、侧 3 群,恰好与额、枕、顶 3 部相当。3 群血管彼此间形成许多吻合。

2. 帽状腱膜 帽状腱膜(galea aponeurotica)是一层致密坚韧的薄膜,与皮下组织紧密相连。先沿眉间中点至枕外隆凸中点连线作一正中矢状切口。再沿两侧颧弓上方 1 cm 处作一弧形切口,切透头皮,直达帽状腱膜下层。把切开的四片头皮向四周翻开,观察帽状腱膜前端与额肌相连,后端与枕肌相续。两侧逐渐变薄,移行于颞筋膜浅层。仔细观察头皮与皮下组织、帽状腱膜紧密相连不易剥离,而腱膜下层较疏松。

3. 腱膜下层 腱膜下层(subaponeurotic space)是潜在的疏松结缔组织间隙,亦称危险间隙(danger space)。其间含有导静脉。由于上述 3 层结构紧密相连,因此头皮的移动实际在此间隙内进行。头皮深部的创伤或感染既可广泛地扩散,亦可因导血管而影响颅内。

4. 颅骨外膜 颅骨外膜(periosteum)是一层较薄的致密层,又称颅骨骨膜(pericranium),含有丰富的血管。用刀切开并用解剖镊向侧方拉开,可见该层与颅骨之间有少量的结缔组织,此间隙称骨膜下层。颅骨外膜与颅骨的缝相连。

（二） 开颅

1. 打开颅盖 将尸体仰卧于解剖台上,将头皮进一步向下剥离,前至眶缘以下,后至枕外隆凸下方。两侧颞肌可不剥离,沿眶缘至枕外隆凸的水平连线,用锯将颅盖锯开,锯时注意上述水平线勿锯偏。锯开颅骨外板后,可借助骨凿敲碎颅骨内板,以减少颅内组织的损伤,将颅盖取下。

2. 观察颅盖的结构特征

（1）颅盖内面有 3 条缝:两侧顶骨之间的矢状缝,顶骨与额骨之间的冠状缝,顶骨与枕骨之间的人字缝。对比上述 3 条缝在颅骨内、外面的差别,外面弯曲,内面较直。

（2）观察与上矢状窦中份相适应的颅骨内面有小凹陷,它与上矢状窦的外侧陷窝(lateral lacunae)相适应。

（3）观察颅盖结构的 3 种形式。中间大部分的颅盖骨呈密质骨的外板和内板,其间有松质骨的板障,内有板障静脉。眉弓上方的额骨呈中空状,即额窦。两侧有颞肌附着的颞骨鳞部及后方枕骨,无板障结构,呈密质骨的板状特点,不同部位的颅盖骨结构特征并不一致。

3. 观察脑膜中动脉　脑膜中动脉贴覆于硬脑膜,该动脉经棘孔进入颅中窝,分为前大后小两支(额支顶支)。现以左手拇指置于右侧颧骨额突后,右手示指、中指两指平置于颧弓上方并与拇指垂直,观察该动脉前支与两侧手指交界处的关系,后支与颧弓的定位关系。

(三) 脑膜和上矢状窦的解剖

硬脑膜(cerebral dura mater)坚韧有光泽,可分为两层。外层为骨内膜层(endosteal layer),兼具颅骨内骨膜的作用,内层为脑膜层(meningeal layer),两层之间有丰富的血管神经。在某些部位,两层分开,内面衬以内皮细胞,形成硬脑膜窦。先观察硬脑膜形成的上矢状窦,在上矢状窦中份两侧的外侧陷窝用刀轻轻地去除薄的硬脑膜外层。在放大镜下,可见大量蛛网膜颗粒(arachnoid granulations)突入窦内。板障静脉与顶部的导静脉也与此窦交通。这些静脉在开颅时已断,故不必寻找。

在上矢状窦两侧,自前向后矢状切开硬脑膜,再分别沿上述矢状切口的中份作冠状切口。将硬脑膜翻开,观察脑蛛网膜(cerebral arachnoid mater)。固定标本的蛛网膜贴近其深面的软脑膜,因此蛛网膜下隙除池与沟裂处外,几乎消失而不明显。在大脑纵裂处,观察回流入上矢状窦的大脑上静脉,自前向后约有6条。这些静脉穿过蛛网膜及硬脑膜内层注入上矢状窦。注意观察后方的大脑上静脉口径较大,行向前上方回流入窦内。与上矢状窦血流方向相反,沿上矢状窦纵行切开其上壁,去除窦内的血块,再次观察突入窦内的蛛网膜颗粒。

(四) 大脑前、中动脉的解剖

沿大脑纵裂用手向外侧推右侧半的大脑半球,观察胼胝体及其前端的膝部与后端的压部。在胼胝体膝部寻找大脑前动脉。该动脉自胼胝体膝部向上,弓曲后行,呈一支或两支位于扣带回的内侧面,先后分布于顶枕裂以前的大脑皮质。

确认大脑外侧裂。用解剖镊轻轻地撕破外侧裂附近的蛛网膜。沿外侧裂解剖大脑中浅静脉,它位于蛛网膜下隙并收集外侧裂附近的静脉血。取下一段静脉,观察脑静脉的特点,管壁甚薄而无瓣膜。于中央后回后方解剖上吻合静脉,它连接大脑中浅静脉与上矢状窦。尝试在外侧裂的末端解剖下吻合静脉,它是大脑中浅静脉回流入横窦的静脉。

用手分开外侧裂,解剖位于其深面的大脑中动脉,脑动脉管壁较厚。沿岛叶呈扇形发出5～8个分支,并穿出外侧裂,分布于大脑外侧面的大部分皮质及岛叶。向前下追踪动脉主干,至外侧裂末端。轻轻地上提大脑颞极,观察大脑中动脉与大脑前动脉分别起自颈内动脉。

(五) 取脑

(1) 用手将大脑额叶轻轻地掀起,切断大脑镰附着于筛骨鸡冠上的止点,将大脑镰向后上牵拉,可见其后端附着于小脑幕。掀起大脑的枕叶和颞叶,可见小脑幕呈水平位,位于枕叶、颞叶与小脑之间。其前缘游离,呈切迹状,由中脑通过。两侧附着于颞骨岩部的上缘,继续向前分为两脚,分别附着于蝶骨的前、后床突。

(2) 在颅前窝掀起大脑额叶,切断两侧嗅球下方的嗅神经。在颅中窝用手与刀柄掀起颞叶,观察小脑幕在前、后床突的附着,前、后床突与小脑幕前端略呈三角形,其向前为较粗的动眼神经,后为较细的滑车神经,分别切断之。

（3）在前床突内侧,切断视神经,并切断视神经与视束之间的颈内动脉。

（4）切断两侧小脑幕在颞骨岩部的附着点,将小脑幕游离翻开。用手沿小脑侧方深入枕骨大孔边缘,探摸小脑扁桃体与枕骨大孔紧密相贴。轻轻地将小脑拉出,切断位于视交叉后方的垂体漏斗。

（5）用手轻托脑底面,将脑向外脱出,确认并切断位于颅后窝的展神经和外侧的三叉神经。

（6）确认内耳门,切断面神经与前庭蜗神经。

（7）确认颈静脉孔,依次切断舌咽神经、迷走神经和副神经。

（8）于枕骨大孔前外侧切断进入舌下神经管的舌下神经,并切断舌下神经后方与第 1 颈神经之间进入颅内的椎动脉。

（9）当两侧颅底的脑神经和动脉均切断后,拉出小脑,把切脑刀伸入枕骨大孔,尽量向下切断脊髓,把脑取出,放于瓷盘上。

（六） 硬脑膜形成的隔及有关静脉窦的解剖（图 3-10）

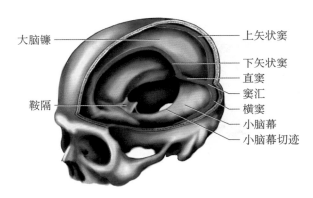

大脑镰 —— 上矢状窦

—— 下矢状窦
—— 直窦
—— 窦汇
—— 横窦

鞍隔 —— 小脑幕
—— 小脑幕切迹

图 3-10　硬脑膜及其形成结构

1. **大脑镰**　大脑镰(cerebral falx)位于大脑纵裂内、两侧大脑半球之间,呈镰刀状。用手探查其前端,可见它附着于颅前窝正中位的骨性结构——鸡冠及由此向上的额内嵴上。大脑镰向后与小脑幕相连。上矢状窦前面已解剖,现在观察大脑镰游离缘内的下矢状窦。

2. **小脑幕**　小脑幕(tentorium of cerebellum)位于颅后窝在大脑半球与小脑之间。观察小脑幕前内缘游离形成幕切迹。切迹与鞍背形成一环形孔,内有中脑通过。用手边触摸骨性标志边观察小脑幕的附着。小脑幕的前端每侧有两个脚,分别附着于同侧的前床突与后床突。因此在前、后床突之间形成一个斜行的三角区。注意观察三角区内的前方有动眼神经穿硬脑膜,后方有很细的滑车神经出硬脑膜。小脑幕的侧方,附着于颞骨岩部的上缘,其间有岩上窦。后方覆盖于枕骨横沟的边缘,其间有横窦。用解剖镊游离滑车神经与动眼神经。在后床突的后方切断小脑幕的前端,向后继续用刀沿岩上沟切开小脑幕的附着处。

探查岩上窦,继续向后切开横沟处的附着点并探查横窦及窦汇。去除窦内的静脉血,观察硬脑膜形成的窦壁,无瓣膜也无肌肉,因此窦本身不具收缩能力。将游离的小脑幕向后拉,在胼胝体压部与小脑之间解剖大脑大静脉(great cerebral vein),可见此静脉进入直窦的前端。直窦位于大脑镰与小脑幕附着处,呈矢状位。将直窦用刀切开,观察大脑大静脉的管壁与直窦壁相互移行的关系。

3. 小脑镰 将大脑大静脉切断,向上掀起小脑幕,用手向前外侧推小脑半球,观察位于小脑半球之间的小脑镰(cerebellar falx),也呈镰刀状。其后方附着于枕骨的枕内嵴,前缘游离。

4. 鞍隔 鞍隔(diaphragma sellae)位于垂体窝上方,覆盖于垂体的上方,有孔通垂体柄。

5. 海绵窦 海绵窦(cavernous sinus)位于蝶鞍的两侧,呈前后狭长的不规则形。前端达眶上裂内侧与眼静脉相连;后方至颞骨岩部的尖端;内侧为垂体、蝶鞍及蝶窦;左右两侧的海绵窦在垂体的前后方互相连接,形成静脉环。窦内有颈内动脉和展神经通过,其外侧壁内有动眼神经、滑车神经、三叉神经的眼神经和上颌神经通过(图3-11)。

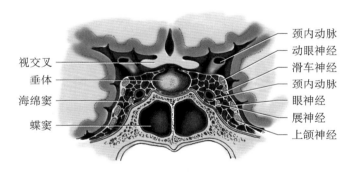

图3-11 海绵窦额状面示血管神经

海绵窦与颅内外静脉有广泛的交通。这些静脉均无瓣膜,相互之间的血液可逆流。海绵窦向前与眼静脉相连,眼静脉又与内眦静脉和面静脉交通;向后通过岩上窦与横窦交通,经岩下窦回流入颈内静脉;向上收集大脑中浅静脉和大脑额叶下面的静脉;向下借助导静脉(卵圆孔与破裂孔导静脉)直接与面部广大的静脉相交通。此点有着重要的临床意义。另外,海绵窦与眼静脉、眼动脉及眼肌神经等关系密切,故炎症时可发生神经痛、眼肌麻痹及眼静脉淤血等症状,并可引起眼球突出及眼睑水肿。

海绵窦三角:上界为动眼神经和滑车神经;下界为展神经和三叉神经眼神经;后方为鞍背和斜坡的斜线。由于个体差异,此三角区大小不一。解剖此三角时,可从动眼神经穿入硬脑膜下方作一切口,向前与动眼神经及滑车神经平行延伸约2 cm,翻开硬脑膜进入海绵窦,然后向外牵拉三叉神经的眼神经暴露展神经。

除上述硬脑膜窦外,在大脑镰下缘中有下矢状窦,大脑镰下缘与小脑幕附着部内有直窦,颞骨岩部之岩上沟与岩下沟处有岩上窦与岩下窦。下矢状窦入直窦,直窦汇入窦汇或横窦,岩上窦连海绵窦与横窦,岩下窦连海绵窦与颈内静脉上球。其循环途径如图3-12所示。

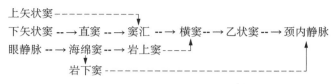

图3-12　脑膜静脉窦血液回流示意图

（七）颅底内面血管和脑神经的解剖

观察颅底被覆脑膜情况下的神经血管的局部位置。先观察位于颅前窝筛板上的嗅球,轻轻地用解剖镊提起嗅球,观察嗅神经穿过筛板的筛孔与嗅球相连。观察滑车神经,它在脑干的背侧、中脑下丘的下方,穿出前髓帆的上端,跨过小脑上脚(结合臂),再绕大脑脚,行经颅后窝,恰在后床突后方,经小脑幕附着于前、后床突之间的三角区,穿硬脑膜进入海绵窦。在滑车神经前方的三角区内,确认动眼神经,切断上述两条神经,继续观察颈内动脉。在颈内动脉分出大脑前、中动脉的近侧端,切断颈内动脉,体会颈内动脉在颅内的走行。它经破裂孔上方的颈动脉管内口入颅,继续向前行经海绵窦内,位于垂体窝两侧,向上穿出海绵窦的上壁,位于前、后床突之间,在蛛网膜下隙内,向前行至视神经后方转向上到脑,在大脑外侧裂末端分为大脑前、中动脉。体会颈内动脉在颅内的走行呈"U"形的弯曲,其"U"形的突点向前(图3-13)。

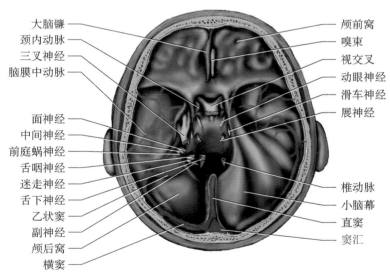

图3-13　颅底上面观示脑神经和血管

观察粗大的三叉神经,它由小脑中脚(middle cerebellar peduncle,又称脑桥臂)的两侧离开脑干,走行于颅后窝内,在岩上窦下面穿过硬脑膜,与颅中窝的三叉神经节(trigeminal ganglion)(或半月神经节)相连。在三叉神经后内侧,展神经距后床突下方2 cm处,穿硬脑膜行于硬脑膜深面,沿斜坡行向上外方,经颞骨岩部尖端,跨岩下窦,入海绵窦。面神经与前庭蜗神经在颅后窝,经内耳门出颅。注意确认在内耳门处面神经在前,前庭蜗神经在后。在内耳门的下方,确认穿出颈静脉孔的 3 条神经,自前向后依次是舌咽神经、迷走神经和副神经。在颈静脉孔的内下方,观察舌下神经。该神经穿出舌下神经管,并在其后方观察椎动脉。该动脉在此局部位于舌下神经与颈 1、颈 2 神经根之间。

综观脑神经在颅底内面的安排与脑神经核在脑干内的位置安排是基本一致的。即纯运动性的脑神经近正中,如动眼、滑车、展、舌下神经;混合型的脑神经,内脏运动性的脑神经则位于偏外侧,如三叉神经、面神经、舌咽神经、迷走神经和副神经;感觉性的脑神经位于最外侧,如前庭蜗神经。这与胚胎发生时神经管的基板与翼板的位置有关。

第五节　脑 的 解 剖

一、 基本要求
(1) 大脑半球各面的主要沟回及大脑半球的分叶。
(2) 侧脑室、第三脑室的位置、形态及连通。
(3) 基底核的组成和位置。
(4) 胼胝体、内囊的位置、分部及形态特点。

二、 主要内容
复习系统解剖学“端脑”一节的相关内容。

三、 层次解剖
(一) 胼胝体的形态特点
将脑放于瓷盘上。用手分开大脑裂,观察胼胝体的形态特点。用手沿胼胝体干向前探查,其前端为厚实的横行纤维并弯向脑底,称胼胝体膝,膝的后下方为胼胝体嘴。剥离前端两侧的额叶灰质,可见胼胝体前端纤维向前,两侧分叉如剪刀状称小钳。胼胝体后端称压部,其纤维向后内方弯曲称大钳。用手将胼胝体上方大脑纵裂两侧的额叶大脑皮质剥离去除,综观胼胝体的纤维呈向前、后、上、下达大脑的各叶。其向后下方向的纤维构成侧脑室后、下两角的侧壁称为毯片。毯片外侧贴有视辐射(视觉放射纤维)投向大脑枕叶(待后观察)。

(二) 侧脑室的形态特点
沿胼胝体右侧纵切,深达右侧的侧脑室,解剖并观察侧脑室。

1. **侧脑室前角的解剖**　确认室间孔,此孔以前的部分为前角。用手探查前角的室顶和前壁。其前壁是胼胝体。内侧壁是透明隔。倾斜的室底由尾状核的头组成。在横切面上前角的腔呈三角形。

2. **侧脑室中部的解剖**　此部由室间孔向后至胼胝体压部,由此向下分为侧脑室后角与下角,分界处隆起称侧副三角(collateral trigone),由侧副裂突入形成。室顶为胼胝体,内侧壁为透明隔,底呈倾斜状,自内向外仔细确认下述结构:穹窿、脉络丛、丘脑的背面,由此向外为终纹、终静脉和尾状核。

3. 侧脑室下角的解剖 侧脑室向下前伸入颞叶,偏向颞叶内侧,未达颞极。室顶为颞叶的髓质,顶的内侧有尾状核的尾部,尾部末端连杏仁体,位于下角的前端,这些结构属嗅觉性质。下角的底为海马,它的内侧缘是海马伞。下角的底和内侧壁自内向外主要是:海马伞、海马,其上覆有脉络丛(图 3 - 14)。

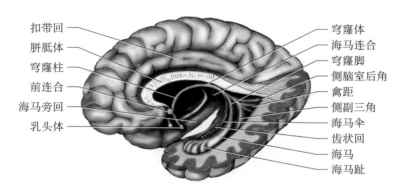

图 3 - 14 侧脑室后角与下角的结构

4. 侧脑室后角的解剖 后角深入枕叶,呈角形微弯,凹面向内,角内无脉络丛。室的侧壁与室顶是胼胝体的毯片,其外侧贴有视觉放射纤维,为外侧膝状体至枕叶距状裂的视觉纤维。内侧壁有两个隆起,背侧的称后角球(bulb of posterior horn),因胼胝体大钳纤维的突起而形成,枕叶的距状沟也突向室内形成较明显的另一隆起称禽距(calcar avis)。现将枕极向外推,确认距状沟。用刀沿此沟做额状切,肉眼观察距状裂两旁的金纳利线(Gennari 线)。此区为视区的特征,称纹状区(striate area)。在胼胝体压部的下方,向后用手剥除顶叶和枕叶的皮质,暴露侧脑室后角,后角内无脉络丛。但有 3 个隆起突入脑室,自上而后下依次观察后角球、禽距、侧副隆起(collateral eminence)。验证它们分别是胼胝体压部、距状裂与侧副裂的皮质突向侧脑室而形成。

（三）杏仁体的局部位置

将脑置于瓷盘上,依次从脑底确认颞叶的海马回、海马沟、齿状回、海马伞、脉络丛及侧脑室下角。观察侧脑室下角的相邻结构。沿尾状核尾用刀向颅端做额状切,观察杏仁体的局部位置。

（四）上丘脑和小脑的结构

沿大脑横裂,用手剥离小脑蚓部及小脑上切迹两侧的部分半球皮质。依次观察下述结构:上(前)髓帆(superior medullary velum)、小脑上脚(superior cerebellar peduncle,又称结合臂)、松果体(pineal body)、缰三角、缰连合、第三脑室顶及第三脑室脉络丛(choroid plexus of the third ventricle)。沿结合臂向后,在两侧小脑半球较隆起的髓质处,用刀水平浅切髓质,观察明显的小脑齿状核,它酷似下橄榄核,结合臂为此核的传出纤维。用手向两侧分开大脑半球,由前向后用解剖镊伸入第三脑室顶。在缰连合下方,位于松果体附着处后方,仔细去除浅表的第三脑室灰质。可清楚地解剖出一束较粗的横行神经束称后连合(posterior commissure)。

(五) 第三脑室的结构及毗邻

从前方分开大脑纵裂,观察胼胝体弯向脑底的膝部,由膝部向下成为菲薄的片状结构称胼胝体嘴。它与前连合(anterior commissure)相接,由此向下为终板(lamina terminalis)。前连合与终板共同构成第三脑室前壁,在其与视交叉之间的脑室下陷构成视隐窝(optic recess)。仔细用刀自嘴板向下矢切,切开第三脑室的前壁,边切边观察上述结构(图 3-15)。

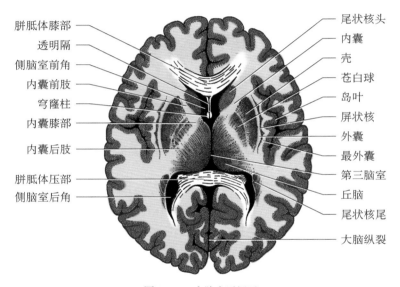

图 3-15　大脑水平切面

将两侧大脑半球矢状切开。在第三脑室内用探针确认室间孔,去除脉络丛,正常此孔实为较明显的裂隙。在室间孔前方用解剖镊仔细剥离灰质,解剖出穹窿柱,继续沿已解剖出的穹窿柱,去除其周围的灰质,此束纤维向后下直达乳头体。观察由前入路进入第三脑室手术时的层次结构。

(六) 经内囊和纹状体的大脑水平切面上结构

对照经内囊和纹状体的大脑水平切面图和大脑厚片实物。从大脑外侧裂由浅至深逐层观察下述结构:岛叶、最外囊、屏状核、外囊、壳、苍白球、内囊、尾状核、丘脑、第三脑室。复习从大脑外侧裂至侧脑室的诸结构及从脑的不同方向由浅入深肉眼可观察到的一般结构,从而对脑建立初步的整体概念(见图 3-15)。

(王　劼)

第六节 断层影像解剖

一、经半卵圆中心横断面

经半卵圆中心横断面如图 3 - 16 所示。

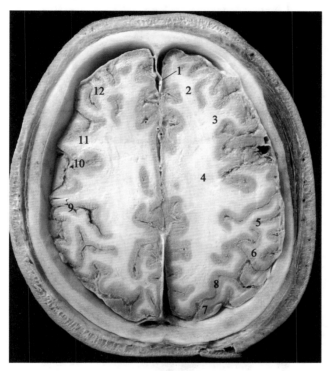

图 3 - 16 经半卵圆中心横断面

1. 大脑镰；2. 额上髓突；3. 额中髓突；4. 半卵圆中心；5. 顶内沟；
6. 顶下小叶；7. 枕叶；8. 顶枕沟；9. 中央后沟；10. 中央沟；11. 额中
回；12. 额上回

二、经内囊中部横断面

经内囊中部横断面如图 3 - 17 所示。

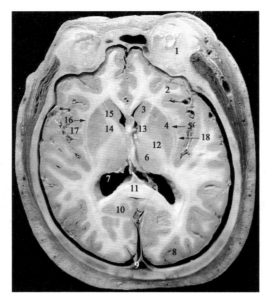

图 3-17 经内囊中部横断面

1. 眶脂体；2. 额下回；3. 尾状核头；4. 壳；5. 外囊；
6. 背侧丘脑；7. 侧脑室后角；8. 枕叶；9. 上矢状窦后部；
10. 顶枕沟；11. 胼胝体压部；12. 内囊后肢；13. 内囊膝；
14. 苍白球；15. 内囊前肢；16. 屏状核；17. 岛叶；18. 最外囊

三、 经中脑上丘横断面

经中脑上丘横断面如图 3-18 所示。

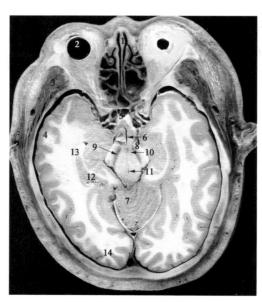

图 3-18 经中脑上丘横断面

1. 鼻中隔；2. 眼球；3. 颞肌；4. 颞叶；5. 视交叉；
6. 乳头体；7. 小脑；8. 大脑脚底；9. 黑质；10. 红核；
11. 中脑导水管；12. 侧脑室下角；13. 海马；14. 枕叶

（高　璐）

第四章 下 肢

第一节 概 述

下肢(the lower limb)的结构与上肢基本相似,但是它们的功能却不同。上肢主要是从事劳动,而下肢除具有行走和运动的功能以外,还可使身体直立和支持体重,故与上肢相比,下肢的骨骼、肌肉比较粗大,关节运动的灵活性较小,因此下肢稳定性强。

由于适应人体直立行走及移动机体时力的平衡,作用于髋关节的肌肉大部分安排在关节的前方(屈侧)和后方(伸侧),内收肌强于外展肌,旋外肌多于旋内肌。膝关节前方有伸肌,后方有屈肌。距小腿关节(踝关节)前方有伸肌,后方有屈肌,并有内翻肌和外翻肌。

一、 境界与分区
(一) 境界
下肢与躯干相连,其前方以腹股沟为界与腹部分开,外侧和后方以髂嵴与腰、骶和尾部分界,内侧与会阴相连。

(二) 分区
下肢可分为臀部、股部、膝部、小腿部、踝部和足部等 6 个部分。臀部位于骨盆的背外侧。其上界为髂嵴;下界为横行的皮肤皱襞,称臀沟;内侧为骶、尾骨外侧缘;外侧为髂前上棘至大转子间的连线。股部在髋与膝之间,上界前方为腹股沟,后方为臀沟,下界以髌骨上方两横指处的水平线与膝分界。膝部位于股部和小腿部之间,分膝前区和膝后区,膝后区即腘窝。小腿部的上界平胫骨粗隆水平,下界为内、外踝基部的环线。踝部的下界为内、外踝尖的环线,其远侧为足部。足部包括足背和足底。为解剖方便,将下肢各部分为以下几个区:①股前内侧区;②臀区;③股后区;④腘窝;⑤小腿前外侧区;⑥小腿后区;⑦足背区;⑧足底区。

二、 表面解剖
(一) 体表标志
1. 臀部与股部

(1) 髂嵴:可摸到其全长,在两侧髂嵴最高点作一连线,正对第 4 腰椎棘突。

（2）髂前上棘和髂后上棘：前者位于髂嵴的前端，后者位于髂嵴的后端，臀上部的一个小凹陷内，正对骶髂关节的中点。

（3）股骨大转子：是股部最外侧的隆起点，从体表可以看出。有时因其上方的臀中肌过分突起，大转子反而形成一个凹陷。用手掌按住大转子，回旋下肢，可感到它在掌下滚动。

（4）耻骨结节、耻骨嵴和耻骨联合：在腹股沟内侧端的前内上方可扪及耻骨结节，其向内侧的骨嵴为耻骨嵴。在左、右耻骨之间，位于正中线的是耻骨联合。

（5）坐骨结节：在大腿伸直时因被臀大肌下缘所覆盖，不易摸到，需用手指沿臀沟向上重按，方可摸到。在坐位时臀大肌下缘上移，坐骨结节移至皮下，与凳面接触故易摸到。

（6）腹股沟韧带：位于髂前上棘和耻骨结节之间。

2. 膝部

（1）收肌结节：指尖沿股骨前内侧缘向下，可以触到的隆起即为收肌结节，此结节为大收肌肌腱附着之处。

（2）股骨内、外侧髁：为股骨远侧端向两侧突出处。外侧髁比内侧髁明显，内、外侧髁侧面最突起处分别称为内上髁和外上髁，可以触及。

（3）髌骨：位于膝关节前方，在站立位时可见其在膝关节的前上方突出。在膝伸直时，股四头肌松弛，髌骨可被左右移动；在屈膝时，髌骨紧贴股骨下端前面，陷入股骨两髁之间。

（4）胫骨内、外侧髁：在屈膝时，可在髌韧带两旁触及。

（5）胫骨粗隆：位于髌骨下缘 4 横指处的明显隆凸，在皮下可被触及，伸膝时明显。

（6）腓骨头：位于小腿上方外侧，相当于胫骨粗隆水平高度可被触摸。

3. 小腿部

（1）胫骨前缘：位于胫骨前方的一个锐嵴，其上 2/3 位于皮下，易被触摸。

（2）胫骨内侧面：全部在皮下。

4. 踝部

（1）内踝：踝关节内侧的圆形隆起，易被触摸。

（2）外踝：踝关节外侧的隆起，较内踝低且居后，易被触摸。

5. 足部

（1）跟骨：跟骨的后端形成足跟部的隆起，称跟骨结节。

（2）舟骨粗隆：在内踝前下方 3 cm 处。

（二）体表投影

1. 臀上动脉和臀下动脉　前者的出盆点为髂后上棘至股骨大转子连线的上 1/3 与下 2/3 之交点。后者的出盆点为髂后上棘至坐骨结节外侧缘连线的中点。

2. 股动脉　屈髋关节，并且股骨外展及旋外时，由髂前上棘至耻骨联合连线的中点至收肌结节连线的上 2/3 段。

3. 胫前动脉　由胫骨粗隆和腓骨头之间的中点与内、外踝之间中点的连线。

4. 足背动脉　相当于内、外踝中点和第一跖骨间隙后端之间的连线。

5. 胫后动脉　从腘窝中点走向内踝和跟腱之间中点的连线。

6. 坐骨神经　髂后上棘至坐骨结节连线上、中 1/3 的交点,股骨大转子与坐骨结节连线的中点,股骨内、外侧髁之间的中点,以上 3 点的连线为坐骨神经的投影。

（三）颈干角和膝外翻角

股骨颈长轴线与股骨体长轴线之间向内的夹角叫颈干角,正常成人约 125°～130°,大于此角度为髋外翻,小于此角度为髋内翻。股骨体长轴线与胫骨长轴线在膝关节处相交成向外的夹角,正常时约 170°,男性略小于女性。若外侧夹角＜170°为膝外翻("X"形腿),＞170°为膝内翻,呈"O"形腿或"弓"形腿。以上两角在人工髋关节、膝关节置换手术时有着重要意义。

（四）对比关系

下肢骨折或关节脱位时,骨性标志间的正常位置关系可能发生变化。了解这些变化有助于临床诊断和治疗。常用的对比关系有:

1. Nelaton 线　取侧卧、髋关节屈 90°～120°体位,自坐骨结节至髂前上棘的连线称 Nelaton 线。正常时该线通过股骨大转子尖。髋关节脱位或股骨颈骨折时,大转子尖移位于此线上方。

2. Kaplan 点　取仰卧、两下肢并拢伸直体位,当两侧髂前上棘处于同一水平面时,由两侧大转子尖过同侧髂前上棘作延长线。正常时两侧延长线相交于脐或脐以上,相交点称 Kaplan 点。髋关节脱位或股骨颈骨折时,此点移至脐下并偏向健侧。

第二节　股前内侧区

一、基本要求

（1）大隐静脉的行程及主要的属支。
（2）腹股沟浅淋巴结的位置、分群、收集范围及淋巴回流。
（3）股三角的境界和内容;股管和股环的构成和临床意义。
（4）收肌管的位置、管内结构及其毗邻关系。
（5）肌腔隙和血管腔隙的境界和内容。
（6）股内侧区的肌肉、血管和神经的走行及分布。

二、主要内容

（一）浅层结构

在浅筋膜内有大隐静脉及其属支、下腹部浅动脉、腹股沟浅淋巴结和股部皮神经等。

1. 大隐静脉　大隐静脉起于足背静脉网内侧,终于股静脉。大隐静脉是全身最长的浅静脉,全程可用 3 点来确定:①内踝前方;②股骨内侧髁的后面;③隐静脉裂孔。静脉管壁内仅有 9～10 个瓣膜,血流自下而上,不仅要克服地心引力,还要克服腹压。有些人大隐静脉存在先天性的管壁薄弱缺陷,加上长期直立工作或患慢性腹压增高疾病,易形成大隐静脉曲

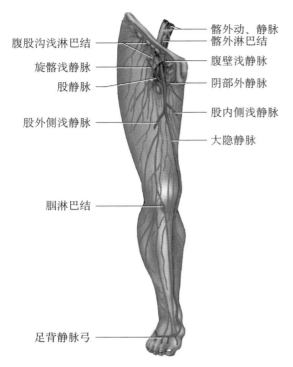

腹股沟浅淋巴结
旋髂浅静脉
股静脉
股外侧浅静脉

腘淋巴结

足背静脉弓

髂外动、静脉
髂外淋巴结
腹壁浅静脉
阴部外静脉
股内侧浅静脉
大隐静脉

图 4-1　大隐静脉及下肢淋巴

张。手术时必须结扎其 5 条属支和通向深静脉的穿通支,才能防止复发。5 条属支分别为腹壁浅静脉、旋髂浅静脉、阴部外静脉、股内侧浅静脉和股外侧浅静脉。其汇入大隐静脉的形式有不同的类型(图 4-1)。大隐静脉与深部静脉的穿通支常位于小腿中 1/3、上 1/3 和大腿下 1/3 处。大隐静脉结扎手术前,必须检查确认深静脉通畅,既往无深静脉血栓形成病史,且深静脉瓣膜功能良好。

2. 皮神经

(1)股外侧皮神经:由腰丛发出,在髂前上棘内侧一指宽处的腹股沟韧带深面进入股部,于髂前上棘下方 5～10 cm 处穿出阔筋膜,分布于股前外侧皮肤。

(2)股前皮神经:由股神经发出,沿缝匠肌穿出阔筋膜,支配股前面、内侧面及膝关节前面的皮肤。

(3)闭孔神经皮支:由闭孔神经发出,穿出阔筋膜,分布于股内侧面的皮肤。

(4)生殖股神经:由腰丛发出,股支于腹股沟韧带中点下方 2.5 cm 处穿出阔筋膜,分布于股前内侧面上份的皮肤。

3. 浅层动脉

(1)阴部外动脉:有浅、深两支,起于股动脉,向内走行在大隐静脉末段与股静脉之间,越过精索(或子宫圆韧带)表面。这两条动脉均分布于生殖器的皮肤。此动脉临床可作为寻找大隐静脉根部的标志。

(2)腹壁浅动脉:起于股动脉,在腹股沟韧带内侧份下方约 1 cm 处穿阔筋膜,向腹前壁走行,几达脐部,分支营养腹前壁下份皮肤。临床上,可取该区的皮肤,并带有腹壁浅动、静脉的血管蒂,植皮时将血管蒂与受皮区附近的血管进行吻合。

(3)旋髂浅动脉:由股动脉发出,穿阔筋膜,沿腹股沟韧带向髂前上棘方向走行,分布于腹前壁下外侧面。

4. 腹股沟浅淋巴结　腹股沟浅淋巴结位于腹股沟韧带下方的浅筋膜内,分横、纵两群,呈"T"形排列。横群位于腹股沟韧带下方并与其平行,接受来自脐以下腹壁浅层结构、臀区、外生殖器、会阴及肛管下端的淋巴管。纵群沿大隐静脉上端纵行排列,接受足、小腿内侧及大腿浅部的淋巴管(见图 4-1)。输出管注入腹股沟深淋巴结。

(二) 深筋膜

大腿的深筋膜又称阔筋膜(fascia lata),上方附于腹股沟韧带及髂嵴,与臀筋膜和会阴筋

膜相续；下方与小腿筋膜和腘筋膜相延续。外侧份特别厚，称髂胫束。在耻骨结节外下方
3 cm 处，阔筋膜上有 1 个凹陷叫隐静脉裂孔（saphenous hiatus），表面覆盖着一层多孔疏松结
缔组织状的筛筋膜，是大隐静脉及其属支、淋巴管等结构穿过的地方。深筋膜向深部发出股
内侧、股外侧和股后 3 个肌间隔，附着于股骨粗线，与骨膜及阔筋膜共同形成 3 个骨筋膜鞘，
容纳相应的肌群、血管及神经。

（三）深层结构

1. 股三角的境界　股三角（femoral triangle）位于大腿上部，为底朝上尖朝下的三角区。
其外侧界为缝匠肌的内侧缘，内侧界为长收肌的内侧缘，上界为腹股沟韧带，前壁为阔筋膜，
后壁（底）由外侧的髂腰肌和内侧的耻骨肌所形成的凹槽构成（图 4 - 2）。

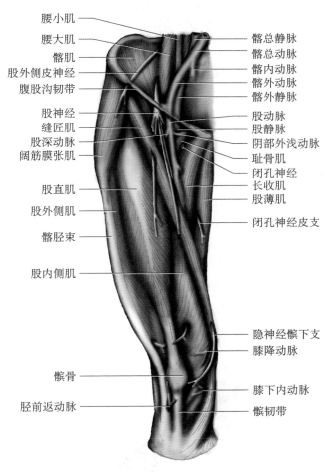

腰小肌
腰大肌
髂肌
股外侧皮神经
腹股沟韧带
股神经
缝匠肌
股深动脉
阔筋膜张肌
股直肌
股外侧肌
髂胫束
股内侧肌
髌骨
胫前返动脉

髂总静脉
髂总动脉
髂内动脉
髂外动脉
髂外静脉
股动脉
股静脉
阴部外浅动脉
耻骨肌
闭孔神经
长收肌
股薄肌
闭孔神经皮支
隐神经髌下支
膝降动脉
膝下内动脉
髌韧带

图 4 - 2　股前区浅层结构

2. 股三角的内容物　股三角内由外向内有股神经及其分支、股动脉及其分支、股静脉及
其属支，还有股管（femoral canal）和腔隙韧带（lacunar ligament，又称陷窝韧带）等结构。记
住"navel"（脐）这个字，有助于记忆上述结构安排顺序（"e"代表 empty，对应股管）。此外，股
深动、静脉也属于股三角的内容物（图 4 - 3）。

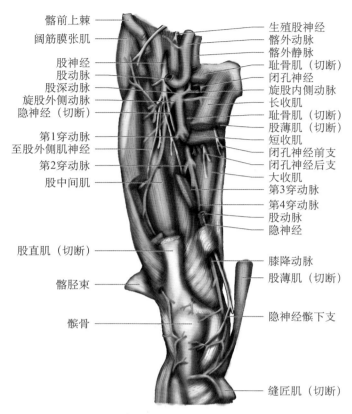

髂前上棘
阔筋膜张肌
股神经
股动脉
股深动脉
旋股外侧动脉
隐神经（切断）
第1穿动脉
至股外侧肌神经
第2穿动脉
股中间肌
股直肌（切断）
髂胫束
髌骨

生殖股神经
髂外动脉
髂外静脉
耻骨肌（切断）
闭孔神经
旋股内侧动脉
长收肌
耻骨肌（切断）
股薄肌（切断）
短收肌
闭孔神经前支
闭孔神经后支
大收肌
第3穿动脉
第4穿动脉
股动脉
隐神经
膝降动脉
股薄肌（切断）
隐神经髌下支
缝匠肌（切断）

图 4-3　股前区深层结构

（1）肌腔隙（lacuna musculorum）和血管腔隙（lacuna vasorum）：在腹股沟韧带中点下方有一条韧带名为髂耻骨梳韧带或髂耻弓（iliopectineal arch），为髂腰筋膜增厚而成，其一端附着于腹股沟韧带中份，另一端附着于髂耻隆起。该韧带将腹股沟韧带后下方的腔隙分成两个间隙，内侧为血管腔隙，外侧为肌腔隙：①血管腔隙内有股鞘及其内的股动脉、股静脉、股管；②肌腔隙内通过股神经和髂腰肌（图 4-4）。

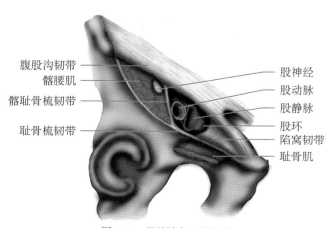

腹股沟韧带
髂腰肌
髂耻骨梳韧带
耻骨梳韧带

股神经
股动脉
股静脉
股环
陷窝韧带
耻骨肌

图 4-4　肌腔隙和血管腔隙

（2）股神经：在股三角内被髂腰筋膜所覆盖，解剖时必须切开髂腰筋膜才能暴露股神经（见图 4 - 2、4 - 3）。它发出许多分支：

1）肌支：①耻骨肌支，在腹股沟韧带稍下方行于股鞘后面，于耻骨肌前面进入该肌。②缝匠肌支，从缝匠肌上份入该肌，支数常为 2～3 支。③股四头肌支，包括 4 部分。股直肌支从该肌上部深面进入该肌，多为 2 支，有分支进入髋关节，髋关节支常与旋股外侧动脉的分支伴行；股外侧肌支在股直肌深面，随旋股外侧动脉行走，沿股外侧肌的前缘进入该肌，多为 2～6 支，有分支进入膝关节；股内侧肌支在股三角内由股神经发出，经缝匠肌深面，沿隐神经外侧与之伴行下降，在该肌的内侧入肌，多为 3～7 支，有分支经收肌管后至膝关节；股中间肌支在股部中点处，从股上部的前面进入该肌，多为 2～3 条，有分支进入膝关节。

2）皮支：①股前皮神经，分布于股前内侧下 2/3 的皮肤及大隐静脉附近的股内侧皮肤；②隐神经，自股神经发出后下降，开始在股动脉外侧，进入收肌管后走在股动脉前方，再至其内侧，在收肌管的下端与膝降动脉共同穿过收肌管腱板，离开收肌管，伴大隐静脉下降至小腿的内侧和足内侧缘的皮肤，在小腿隐神经多位于大隐静脉的后内侧，在髌骨内侧缘后方一指宽处可同时找到大隐静脉及隐神经，分布于膝、小腿内侧和足背内侧皮肤。

（3）股动脉：为髂外动脉的延续，在腹股沟中点下方改为股动脉，它贯穿整个股三角，进入收肌管，后经收肌腱裂孔至腘窝移行为腘动脉。它发出粗大的股深动脉，股深动脉往下走在长收肌的深面，大收肌的浅面，发出 4 条穿动脉贴股骨内侧大收肌腱附着处穿过大收肌行向大腿后面，营养股后肌群、短收肌和大收肌。股深动脉在起点附近发出旋股内、外侧动脉（有时直接起于股动脉）。该两动脉主要营养大腿前、内侧群肌肉，并参与髋关节动脉网。当股骨颈骨折时两血管的吻合受到损伤，直接影响到股骨头的血供和骨折的愈合（见图 4 - 2、4 - 3）。

（4）股静脉：为股动脉的伴行静脉，其属支均与同名动脉伴行（见图 4 - 2、4 - 3）。

（5）股动、静脉在股三角内的毗邻：在股三角近端，动脉在外侧，静脉居内侧。股动脉往下行，渐渐移行于股静脉前方，至股三角尖端，股动脉在前方，股静脉居后方，其深面还有股深静脉和股深动脉。因此，股三角尖端受到枪伤和刀戳等外伤，可损伤 4 条血管，造成大出血（见图 4 - 2、4 - 3）。

（6）闭孔神经：分前、后两支，前支位于短收肌前方，后支位于短收肌与大收肌之间。该神经支配内收肌群及股内侧面的皮肤（见图 4 - 2、4 - 3）。

（7）腹股沟深淋巴结：在股静脉上部附近及股管内，有 3～4 个淋巴结。收集下肢和会阴部浅、深淋巴管内的淋巴液。其输出淋巴管注入髂外淋巴结。

3. 股鞘　股鞘（femoral sheath）是腹部筋膜延伸到股部形成的漏斗形筋膜鞘，包裹股动脉、股静脉上端和腹股沟深淋巴结。它上宽下窄，下端与血管壁的结缔组织融合。鞘的前壁由腹横筋膜延伸而来，后壁为髂腰筋膜。股鞘长 3～4 cm，被 2 个纵隔分为外、中、内 3 个格，外侧格容纳股动脉，中间格容纳股静脉，内侧格形成股管（图 4 - 5）。

4. 股管及股疝　股管（femoral canal）为股鞘内侧格，实际上是一个潜在性的间隙，呈三棱形，平均长度为 1.5 cm，管的前壁与阔筋膜融合，后壁与耻骨肌筋膜愈合，外侧壁是分隔股

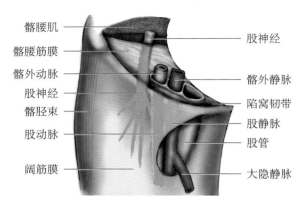

图 4-5 股鞘及其内容物

管与股静脉的纤维隔。管的上口叫股环(femoral ring),该环的直径为 0.8～1.0 cm。股环的前界为腹股沟韧带,后界为耻骨梳韧带,内侧为陷窝韧带或腔隙韧带,外侧为分隔股静脉的纤维隔。如果从腹膜腔内观察,首先看到一个腹膜凹陷,称为股凹。股凹是股环上口的位置,剖开腹膜,才能暴露股环上口。股环下口是个盲端,对着隐静脉裂孔的内上份。有人称隐静脉裂孔为外股环(见图 4-5)。

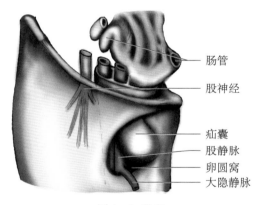

图 4-6 股疝

凡是腹部脏器通过股管在股部形成的肿块均称为股疝。女性骨盆宽阔,相应地股环较大,故股疝多见。股疝都是从腹股沟韧带的深面下降到股部,直达隐静脉裂孔的上部。由于隐静脉裂孔为阔筋膜上的一个薄弱点,因此,股疝可以由此突出至皮下(图 4-6)。

股疝和腹股沟疝的主要区别:前者在腹股沟韧带的下方突至皮下,后者在腹股沟韧带的上方突出。在股疝手术时,要注意疝与血管的关系,股疝疝囊外侧有股静脉,手术中慎防损伤。此外,必须考虑到腹壁下动脉往往发出异常的闭孔动脉。它走在陷窝韧带(腔隙韧带)的后面或上面,与闭孔动脉的耻骨支吻合,此时闭孔动脉很细小,甚至可缺如(图 4-7)。临床作股疝手术,宜从腹部入路,在直视下手术可以避免损伤该动脉。

5. 收肌管(adductor canal)及其内容物　收肌管位于大腿中 1/3 段,缝匠肌的深面,呈三棱形,长约 15 cm。其前壁为缝匠肌和张于股内侧肌与大收肌间的收肌腱板,外侧壁为股内侧肌,内侧壁为大收肌,后壁为长收肌、大收肌。管的上口与股三角的尖端相连,下口为收肌腱裂孔(adductor tendinous opening),通向腘窝。收肌管内有:股动脉、股静脉、隐神经、股内侧肌支、膝降动脉(又称膝最上动脉)。因收肌管上连股三角,下通腘窝,故又称股腘管。临床上,股三角和腘窝的炎症或脓肿可通过此管互相蔓延(见图 4-3)。

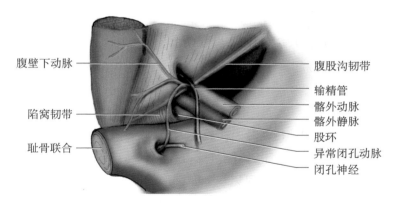

腹壁下动脉　　　　　　　　　　　　　腹股沟韧带
　　　　　　　　　　　　　　　　　　输精管
陷窝韧带　　　　　　　　　　　　　　髂外动脉
　　　　　　　　　　　　　　　　　　髂外静脉
耻骨联合　　　　　　　　　　　　　　股环
　　　　　　　　　　　　　　　　　　异常闭孔动脉
　　　　　　　　　　　　　　　　　　闭孔神经

图 4 - 7　异常闭孔动脉

（四）临床要点

1. 股骨骨折　股骨可以在股骨颈部、转子部及干部骨折。股骨干骨折又可分为股骨上1/3 段骨折、中1/3 段骨折和下1/3 段骨折。

所有股骨骨折均具有若干共同的特性：①肢体缩短，这种缩短是由于起自髋骨和附着于小腿的长肌将股骨下端和小腿一起拉向上方，大转子尖在 Nelaton 线的上方；②足的位置，由于重力的作用，足总是旋向外侧。在股骨颈骨折时整个肢体（与足部一起）旋向外侧。

股骨上1/3 段骨折：骨折上端受髂腰肌、臀中肌和旋外肌群的强力牵拉，可发生屈曲、外展和旋外的移位。骨折下端受收肌群牵拉，则向内、上和后方移位。

股骨中1/3 段骨折：骨折上端移位与上1/3 段骨折基本相同。下端虽受收肌群牵拉，但因股骨粗线有较多肌肉止于其上，故骨折不易完全分离，断端是凸向外侧的角状畸形。

股骨下1/3 段骨折：因腓肠肌牵拉股骨髁而使骨折下段后倾，突入腘窝内，有时可刺伤腘血管。

2. 大隐静脉高位结扎剥脱术　主要治疗严重的下肢浅静脉曲张以及大隐静脉及交通支瓣膜功能不全者。手术中的解剖要点：①切口：在股动脉内侧，自腹股沟韧带向下作弯向内侧的纵行或斜行切口。②分离大隐静脉：在股动脉内侧切开浅筋膜，显露卵圆窝，寻找大隐静脉注入股静脉处，分离出大隐静脉主干。③切断大隐静脉属支：沿静脉干分离，找出旋髂浅、腹壁浅、阴部外、股外侧浅和股内侧浅静脉等属支，结扎、切断。注意这些属支的位置和数目有较大变异，所以手术时应尽量显露该部，仔细寻找各属支。④结扎大隐静脉：在距离股静脉 0.5～1.0 cm 处结扎大隐静脉。⑤插入、推进大隐静脉剥离器：自切断的静脉远端向下插入静脉剥离器，沿静脉向下推进。⑥抽出静脉：将剥离器自卵圆窝切口处均匀用力拉出，边抽边压迫止血，整条大隐静脉可随之而出。⑦切除瓣膜功能不全的交通支：在抽剥主干或属支过程中，如遇到阻力并见该处皮肤凹陷，常提示该处有较粗的交通支，应另作小切口，将血管分离后，予以结扎、切断。

三、 层次解剖

（一） 皮肤切口

（1）自髂前上棘至耻骨结节作一斜行切口。

（2）在胫骨粗隆水平作一横行切口。

（3）沿以上两个切口的中点连线作一纵向切口。

将皮片从中间向两侧翻起。注意剥离皮片时一定要薄，以免损伤浅筋膜中的皮神经和浅血管（图4-8）。

（二）浅筋膜

1. 大隐静脉及其属支和伴行动脉 在股骨内侧髁后缘，髌骨后方一指处浅筋膜内找到大隐静脉及伴行的隐神经。向上追踪大隐静脉，直至耻骨结节外下方约3 cm处，可见该静脉穿过股部深筋膜注入股静脉，在此处可见一个卵圆形的凹陷，留待深筋膜处解剖。在此凹陷附近分别解剖出汇入大隐静脉的5条属支。先找出旋髂浅静脉、腹壁浅静脉、阴部外静脉及其伴行的3条同名动脉。然后寻找股内侧浅静脉和股外侧浅静脉，这两条浅静脉的注入点位置较低，变化较大。旋髂浅动脉、腹壁浅动脉、阴部外浅动脉很细小，可单独起自股动脉或几支共干起于股动脉。仔细观察大隐静脉末段与股静脉之间是否有阴部外浅动脉通过，该动脉在临床上常作为寻找大隐静脉根部的标志。清理后全面观察一下大隐静脉5条属支和类型及大隐静脉与深部静脉的穿通支（见图4-1，图4-9）。

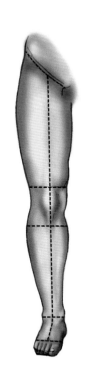
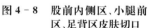

图4-8 股前内侧区、小腿前区、足背区皮肤切口

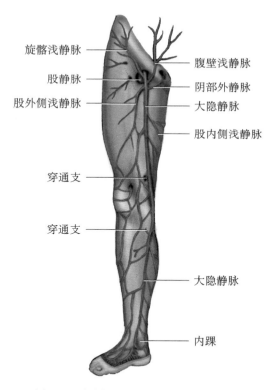

图4-9 大隐静脉属支和深部静脉的穿通支

2. 皮神经 在浅筋膜内可找到下列皮神经：①股外侧皮神经在髂前上棘下方5～10 cm处穿出深筋膜；②股前皮神经沿缝匠肌穿出深筋膜，分布于大腿内侧面、前面及膝关节的前面的皮肤;③闭孔神经皮支穿出阔筋膜,分布于大腿内侧面的皮肤(大约在缝匠肌中点内侧三横指处可找到该神经);④生殖股神经股支于腹股沟韧带中点下方约 2.5 cm 处穿出深筋膜,分布于股前内侧面上份的皮肤;⑤髂腹股沟神经于腹前壁的腹股沟皮下环处穿出,分支分布于腹前内侧部上内份的皮肤。

3. 腹股沟浅淋巴结　在腹股沟韧带稍下方和大隐静脉近端两旁的脂肪中观察、寻找腹股沟浅淋巴结(见图 4-1)。

（三）深筋膜

在耻骨结节外下方约 3 cm 处,观察隐静脉裂孔。它是大隐静脉穿过深筋膜时形成一个卵圆形的窝,在该孔的表面覆盖着多孔的疏松结缔组织膜,称筛筋膜。用解剖镊将大隐静脉近侧端提起,再用刀柄将此裂孔的下外侧缘的轮廓划清,显示出裂孔的边缘。在裂孔处可见汇入股静脉的大隐静脉及旋髂浅静脉、腹壁浅静脉及阴部外静脉 3 个属支。

仔细观察阔筋膜,可见外侧份与内侧份厚薄并不一致。在股外侧份下部,阔筋膜增厚形成髂胫束,止于胫骨外侧髁。臀大肌的下份附着于髂胫束,阔筋膜张肌的肌腹在阔筋膜两层之间,向下移行于髂胫束。强力伸膝时,髂胫束的下段在活体上清晰可见。在腹股沟韧带中点向下纵行切开阔筋膜,用刀柄将阔筋膜与深层组织分离,注意勿损伤深面的结构,至髂胫束前缘时切断阔筋膜以保留髂胫束。

（四）深层结构

1. 股前群肌的解剖　仔细剥离股前部的阔筋膜,修洁股四头肌和缝匠肌,观察股四头肌 4 个头及缝匠肌的位置及纤维方向。检查股四头肌腱止于髌骨,并形成髌韧带附着于胫骨粗隆的情况(见图 4-2、4-3)。

2. 股三角及其内容物的解剖　观察股三角的位置、境界及股鞘。复习股三角外侧界为缝匠肌的内侧缘,内侧界为长收肌的内侧缘,上界为腹股沟韧带,底由外侧的髂腰肌和内侧的耻骨肌所构成。股鞘为包绕股血管的薄层筋膜鞘,纵切股鞘可见其被 2 个隔分为 3 个纵形的腔,分别容纳股动、静脉和股管。

（1）股动脉及其主要分支:在腹股沟韧带中点的下方,可以找到股动脉,活体上于该点可摸到股动脉的搏动。清理股动脉,往下追踪其本干,可见它于股三角下角处入收肌管。解剖股动脉最大的分支股深动脉,它常起自股动脉本干的后外侧,距腹股沟韧带下方 3～5 cm 处。股深动脉在股三角内再发出 2 个主要分支,即旋股外侧动脉和旋股内侧动脉。一般情况下,旋股外侧动脉从股深动脉外侧发出,走行在缝匠肌、股直肌深面,分升、横、降 3 支,分布于股直肌、阔筋膜张肌和臀肌。此分支比较粗大,容易寻找。在股深动脉内侧解剖出旋股内侧动脉,看到它从髂腰肌和耻骨肌的夹缝中穿向深面。旋股内、外侧动脉有时可直接发自股动脉。股深动脉主干进入长收肌深面,大收肌的浅面,沿途发出 3～4 支穿动脉,贴股骨内侧大收肌肌腱附着处,穿过短收肌与大收肌至大腿后部。股动脉在股三角远侧端,潜入缝匠肌的深面,进入收肌管(见图 4-2、4-3)。

（2）股静脉:位于股动脉的内侧。它收集股动脉分支的伴行静脉,并在隐静脉裂孔处接受大隐静脉的汇入,由此收集下肢所有浅、深部的静脉血(见图 4-2、4-3)。

（3）股管：位于股静脉内侧的一个潜在性的间隙，被淋巴结所填充。股管长约 1.5 cm，其下口是个盲端，对着卵圆窝的内上份，上口是股环。股管内容纳 1～2 个淋巴结和脂肪组织，用纯头探针顺着隐静脉裂孔内侧向上探，可通向股环。股环的诸壁在股部难以看清，待解剖腹部时再仔细观察。

观察股三角内的血管位置变化：股动脉原先位于股静脉外侧，至股三角尖走向股静脉前方。在清理股深静脉时，注意不要损伤股深动脉的分支（见图 4 - 2、4 - 3）。

（4）股神经：在腹股沟韧带下方，股动脉的外侧，切开覆盖于髂腰肌表面的髂腰筋膜，暴露股神经及其深面的髂腰肌。清理股神经，看到它分成许多细支，形似马尾，支配耻骨肌、缝匠肌、股四头肌及股前区和股内侧区下部的皮肤。观察隐神经，了解其与股动脉伴行进入收肌管（见图 4 - 2、4 - 3）。

3. 收肌管的位置及血管、神经安排　沿缝匠肌中份切断，将其向上、下翻开，如有皮神经穿过此肌，可切断。注意在缝匠肌下段的深面有一层致密的结缔组织，架于股内侧肌与长收肌、大收肌之间，叫腱板。缝匠肌和腱板组成收肌管的前壁。该管的内侧壁主要为大收肌，外侧壁为股内侧肌。切开腱板即暴露收肌管，显示其内的结构，主要是股三角内结构的延续，如股神经发出的股内侧肌支、隐神经以及股动脉和股静脉等。用解剖镊分离管内结构，注意观察动、静脉与神经的关系，其中隐神经从外侧跨过股动脉前方至内侧。隐神经在收肌管内发出髌下支，分布于膝部内侧皮肤。股动脉在收肌管内发出一支膝降动脉，它与髌下支伴行，共同从股薄肌与缝匠肌肌腱之间穿出，分布于膝内侧皮肤。隐神经穿过收肌管的前壁向下与大隐静脉伴行走在小腿内侧（见图 4 - 3）。

清理、观察收肌管内通过的结构：股动脉、股静脉、股内侧肌支、隐神经和膝降动脉。

4. 股内侧群肌和闭孔神经的解剖　修洁股内侧群肌浅层的 3 块肌：外侧为耻骨肌，内侧为长收肌，最内侧为股薄肌。先分离内侧的股薄肌，再清理长收肌和耻骨肌。

将长收肌与其深面的结构钝性分离，在长收肌起点下 3 cm 处切断该肌，翻向外下，暴露并修洁深面的短收肌和闭孔神经前支及位于其深面的闭孔神经后支。闭孔神经支配除耻骨肌以外的所有内收肌群。再向深面为大收肌，清理此肌。该肌下方有一腱性裂孔叫收肌腱裂孔，股动脉、股静脉由此裂孔进入腘窝，改名为腘动脉、腘静脉。

在长收肌的深面进一步观察股深动脉，它发出分支营养内收肌群外，并发出 3～4 支穿动脉，穿大收肌向后。穿动脉主要营养股后肌群、短收肌、大收肌和股骨（见图 4 - 2、4 - 3）。

第三节　臀区和股后区

一、基本要求

（1）臀肌的层次。

（2）梨状肌上、下孔的位置、穿行结构及其排列关系。

（3）坐骨小孔的位置、穿行结构及其排列关系。

（4）坐骨神经的行程、分支及分布。

二、主要内容

（一）浅层结构

臀区皮肤厚，皮下脂肪多，有丰富的皮脂腺和汗腺。浅筋膜内有臀上皮神经（腰1～3神经后支）、臀内侧皮神经（骶1～3神经后支）和臀下皮神经（股后皮神经臀支）等。股后区浅筋膜内有股后皮神经（骶1～3神经前支）等。

（二）深筋膜

臀区深筋膜又称臀筋膜，十分坚固，覆盖在臀大肌和臀中肌的表面，它发出许多纤维隔伸入臀大肌的肌束内。因此，臀大肌的纤维显得很粗，臀筋膜不易从肌肉表面剥离下来。

（三）深层结构

1. 臀区、股后区的肌肉 臀区的肌肉有阔筋膜张肌、臀大肌、臀中肌、臀小肌、梨状肌、闭孔内肌腱、上孖肌、下孖肌、股方肌和闭孔外肌腱等。股后区的肌肉有股二头肌、半腱肌、半膜肌（图4-10）。

2. 坐骨大、小孔的境界 从骶骨外侧缘向坐骨棘和坐骨结节各发出两条韧带，即骶棘韧带和骶结节韧带。这两条韧带与坐骨大、小切迹围成坐骨大、小孔。

3. 出入坐骨大、小孔的结构

（1）出入坐骨大孔的结构：为骨盆至臀区的通道。其中有梨状肌通过，该肌起自骶骨前外侧，止于股骨大转子尖端，它将坐骨大孔分为上、下两份，分别称为梨状肌上孔、下孔。经过梨状肌上、下孔的血管、神经如下：①经过梨状肌上孔的血管、神经：臀上动、静脉和臀上神经，它们主要走行在臀中肌和臀小肌之间，血管分为浅、深支，浅支营养臀大肌，深支营养臀中、小肌，神经分上、下两支支配臀中、小肌和阔筋膜张肌后部。②经过梨状肌下孔的血管、神经：由外向内依次为坐骨神经、股后皮神经、臀下动、静脉和神经（主要分布于臀大肌，还发出分支供应髋关节）、闭孔内肌神经、阴部内动、静脉和阴部神经（见图4-10）。

（2）出入坐骨小孔的结构：为臀区与会阴部的通道。其中有阴部内动、静脉和阴部神经。它们经梨状肌下孔穿出后，即绕过坐骨棘经坐骨小孔进入坐骨肛门窝，供应会阴部结构。另外，闭孔内肌肌腱也通过坐骨小孔（见图4-10）。

4. 坐骨神经 坐骨神经是人体最粗、最长的神经，起于骶丛的腰4～骶3神经前支。坐骨神经多数以一总干出梨状肌下孔，但其穿过梨状肌时的部位、分支常有变异（图4-11）。坐骨神经经坐骨结节与股骨大转子之间，垂直下降，在股后中、下1/3交界处分为胫神经和腓总神经。坐骨神经在臀大肌下缘和股二头肌之间的一段，位置十分浅表，没有肌肉遮盖，临床手术较易暴露。它在股后区发出的肌支，大多起自内侧，因此在手术时，其外侧可视为安全区，内侧为危险区。

坐骨神经的行径关键点：①经梨状肌下孔出盆；②经坐骨结节与股骨大转子之间；③在大腿后面，经股二头肌深面下降；④在腘窝上角附近分为胫神经及腓总神经。

5. 股后区的动脉吻合 在腘窝以上的股后区没有动脉主干，但此处存在着重要的动脉

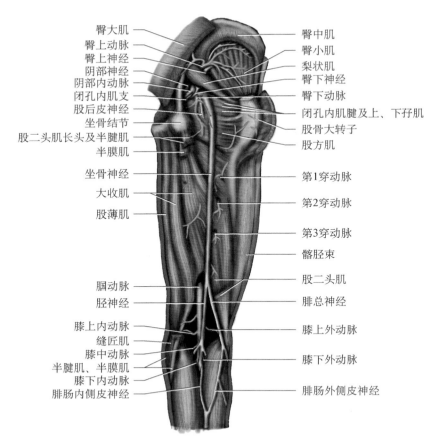

图 4 - 10　臀区和股后区血管神经

臀大肌
臀上动脉
臀上神经
阴部神经
阴部内动脉
闭孔内肌支
股后皮神经
坐骨结节
股二头肌长头及半腱肌
半膜肌
坐骨神经
大收肌
股薄肌
腘动脉
胫神经
膝上内动脉
缝匠肌
膝中动脉
半腱肌、半膜肌
膝下内动脉
腓肠内侧皮神经

臀中肌
臀小肌
梨状肌
臀下神经
臀下动脉
闭孔内肌腱及上、下孖肌
股骨大转子
股方肌
第1穿动脉
第2穿动脉
第3穿动脉
髂胫束
股二头肌
腓总神经
膝上外动脉
膝下外动脉
腓肠外侧皮神经

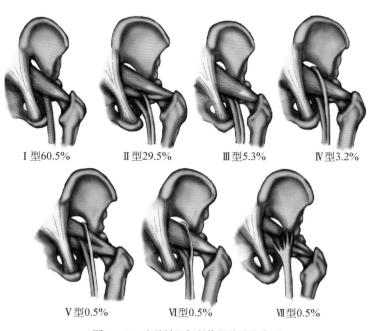

Ⅰ型60.5%　　Ⅱ型29.5%　　Ⅲ型5.3%　　Ⅳ型3.2%

Ⅴ型0.5%　　Ⅵ型0.5%　　Ⅶ型0.5%

图 4 - 11　坐骨神经与梨状肌关系的类型

吻合供应臀肌、股后肌和股骨。它包括：①臀部十字吻合，由旋股内、外侧动脉，上方的臀上、下动脉和下方的第1穿动脉等之间形成；②穿动脉之间形成一个吻合链，并向下与腘动脉的膝关节动脉网连接起来，向上通过臀下动脉与十字吻合连接起来。

6. 臀区的筋膜间隙 由于臀筋膜厚而致密，臀区深部脓肿不易向浅层扩散，多数向深部蔓延。其播散途径如下：①可经梨状肌上、下孔到达骨盆；②可经坐骨小孔到达坐骨肛门窝及会阴部；③可沿着坐骨神经周围疏松结缔组织到达腘窝。

（四）临床要点

在腓总神经高位分支自梨状肌肌束间穿出，或坐骨神经从梨状肌肌腹中穿出情况下，当梨状肌受到损伤，发生充血、水肿、痉挛、粘连时均可能挤压其间穿出的神经、血管而引起臀部和坐骨神经痛等一系列临床症状和体症，称梨状肌综合征（piriformis syndrome）。

在去除梨状肌周围的筋膜后，可见臀上、下动脉的分支在梨状肌下缘及坐骨神经周围有吻合支形成。在梨状肌前面与骨面或肌肉之间，常见有臀上动脉的分支斜向下外，至坐骨神经周围的血管网。由于这些小血管所处的部位容易受周围硬性结构的挤压而致局部血运障碍和水肿。梨状肌一般为一肌腹一肌腱，由于受到异常坐骨神经通过的影响，可以出现二肌腹一肌腱、二肌腹二肌腱、一肌腹二肌腱等4种类型。

通常情况下梨状肌腱位于该肌的外侧，坐骨神经经过偏内侧，所以坐骨神经及其分支的行程一般不与肌腱毗邻。导致梨状肌综合征的病因是多方面的，主要包括：①梨状肌压迫坐骨神经。由于坐骨神经或其分支走行的异常，或者臀部外伤出血、粘连、瘢痕形成、注射药物等使梨状肌变性、纤维挛缩都可压迫坐骨神经。②变异的梨状肌腱所致的坐骨神经受压。根据对梨状肌腱的解剖观察，发现在梨状肌腱发育异常时，坐骨神经及其分支可能经过梨状肌两腱之间或一腱前方或后方，这种异常的梨状肌肌腱直接压迫坐骨神经及其周围的营养血管，以致局部血运障碍及无菌性炎症反应是引起坐骨神经痛的一个重要因素。

三、 层次解剖

（一）皮肤切口

（1）从髂前上棘起沿髂嵴到髂后上棘，再向内侧至骶部正中，将皮肤切开。

（2）由骶部正中垂直向下至尾骨尖作一切口。

（3）再沿臀沟至臀部外侧作一个水平切口。

（4）从臀沟中点向下直达腘窝下缘纵行切开皮肤。

（5）在腘窝上方，相当于髌骨上缘水平作一横切口。

将臀区皮肤向外侧翻开，股后部和腘窝的皮肤向两侧翻开（图4-12）。

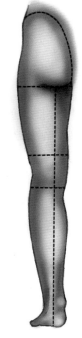

图4-12 臀区、股后区、小腿后区皮肤切口

（二）浅筋膜

臀区皮下组织纤维致密,充满脂肪。于髂嵴上方、竖脊肌(骶棘肌)的外侧皮下组织内(俗称腰眼)寻找由腰1～3神经后支的外侧支,即臀上皮神经。在臀大肌下缘中点附近从下向上寻找股后皮神经发出的2～3支臀下皮神经。自髂后上棘至尾骨尖端的臀区可找到由骶1～3神经后支的皮支,即臀中皮神经。

（三）深筋膜

深筋膜即臀筋膜,位于臀大肌表面,非常发达。它发出纤维束深入到臀大肌的肌束内,故不易清理。追查臀筋膜的延续,可见其向上附着于髂嵴,向外下方移行于阔筋膜,向下移行于股后深筋膜。观察后,可沿着肌纤维走向仔细剥离并去除它。

（四）深层结构

1. 臀大肌和股后皮神经的解剖　修洁臀大肌的外上缘,使之与臀中肌分离;修洁臀大肌的下缘,在臀大肌下缘中点,相当于臀大肌下缘与股二头肌长头相交之处,纵行切开深筋膜,一直到达腘窝。在深筋膜的深面,可找到股后皮神经。解剖臀大肌的上、下缘,注意不要损伤位于上缘上方的臀中肌。用手指和刀柄伸入臀大肌的深面,尽可能地分离臀大肌和深层结构,沿上、下缘中点连线切开臀大肌,将此肌分为内、外两份,切开臀大肌时尽量不要损伤其深面的血管、神经,最好一边切断肌肉,一边注意其深面的血管、神经。臀大肌切开后向两侧翻开,用解剖镊清理进入臀大肌上部的臀上动脉、静脉的浅支,以及进入臀大肌下部的臀下动脉、静脉和神经(见图4-10)。

2. 梨状肌上、下孔内的血管、神经和臀部肌肉的解剖　梨状肌是臀区的重要肌性标志,它起自骶骨盆面骶前孔的外侧,止于股骨大转子尖端。首先清理梨状肌上缘,使之与臀中肌分离,然后切断臀中肌的中份,将此肌翻开即可见到臀小肌(见图4-10)。

(1) 解剖臀上动、静脉和臀上神经:在梨状肌的内上方可见到由梨状肌上孔穿出的臀上动脉、静脉和臀上神经。臀上动脉分浅、深两支。浅支分布至臀大肌,深支伴臀上神经分布至臀中、小肌之间。

(2) 解剖臀下动、静脉和臀下神经:在梨状肌下方能看到人体最粗大的坐骨神经,在其内侧为股后皮神经。再向内侧可找到臀下动脉、静脉和臀下神经,它们分布至臀大肌。

(3) 解剖闭孔内肌神经,阴部内动、静脉和阴部神经:在臀下血管、神经的内侧,由外向内还可以解剖出闭孔内肌神经(支配闭孔内肌)和阴部内血管、阴部神经。这些血管神经行径隐蔽,离开梨状肌下缘后,立即进入坐骨小孔。此孔由骶棘韧带、骶结节韧带和坐骨小切迹所围成。然后走向坐骨肛门窝(又称坐骨直肠窝)至会阴部,可不必追踪,待解剖会阴时再仔细观察。

3. 坐骨神经的行径及其深面的肌肉　清理坐骨神经周围的结缔组织,观察该神经的穿出部位及分支有无变异。一般可见该神经自梨状肌下孔穿出后走在坐骨结节与股骨大转子连线的中点。坐骨神经于臀大肌下缘与股二头肌长头起始部之间,其位置表浅。挑起坐骨神经,在其深面由上而下清理出上孖肌、闭孔内肌腱、下孖肌和股方肌(见图4-10)。

4. 股后区的肌肉、血管和神经　大腿后区的肌肉内侧有位于浅层的半腱肌和位于深层的半膜肌;外侧有股二头肌。半腱肌、半膜肌和股二头肌长头共同起于坐骨结节。股二头肌短头起于股骨粗线。半腱肌、半膜肌分别止于胫骨上端内侧和胫骨内侧髁后面。股二头肌两头会合后移行于肌腱,止于腓骨头。三者总称腘绳肌,都由坐骨神经支配。在股二头肌深面,追查坐骨神经,可见它向两侧发出许多肌支,支配股后肌群及部分大收肌。在坐骨神经的深面找到3～4支穿动脉。这些穿动脉为股深动脉的分支,它们穿过短收肌、大收肌,营养股后区的肌肉(见图 4 - 10)。

第四节　腘窝和小腿后区

一、基本要求
(1)腘窝的境界和内容。
(2)膝关节动脉网的构成及临床意义。
(3)小腿后肌群的层次及血管神经的走行。

二、主要内容
(一)浅层结构
1. **皮肤**　腘窝的皮肤比小腿后区的皮肤柔软。

2. **小隐静脉**　小隐静脉位于浅筋膜内,从足背静脉弓的外侧份起始,经外踝后下方上升至小腿后面,穿腘筋膜注入腘静脉,在其周围有腘浅淋巴结。在小腿中 1/3 和下 1/3 常有穿通支与深静脉沟通。大、小隐静脉之间常有 2～3 支交通支(图 4 - 13)。

3. **皮神经**　浅筋膜内的皮神经主要有腓肠内、外侧皮神经:①腓肠内侧皮神经,由胫神经发出,走在腓肠肌内、外侧头之间,于小腿中部穿出深筋膜;②腓肠外侧皮神经,由腓总神经发出,它于腘窝外侧角穿出深筋膜,向下分布于小腿后外侧,并发出一条交通支与腓肠内侧皮神经合并为腓肠神经,腓肠神经向下与小隐静脉伴随,经外踝与跟骨之间,行向足背外侧缘。腓肠神经是临床最为常用的自体移植神经来源。

(二)深筋膜
腘筋膜较致密,腘窝感染时形成的脓肿不易向浅层扩散,往往给诊断带来困难。

小腿后区深筋膜较致密,与胫、腓骨的骨膜、骨间膜及后肌间隔共同围成后骨筋膜鞘,容纳小腿后群肌及血管神经束。

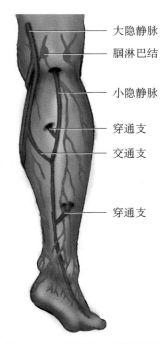

图 4 - 13　小隐静脉和小腿淋巴管

大隐静脉
腘淋巴结
小隐静脉
穿通支
交通支
穿通支

(三)深层结构
1. **腘窝的境界**　腘窝(popliteal fossa)呈菱形,其上内界为半腱肌、半膜肌,上外界为股二头肌腱,其下内、外界为腓肠肌内、外侧头,顶为腘筋膜,底自上向下依次为股骨腘面、膝关节囊后部及腘斜韧带、腘肌及其筋膜(图4-14)。

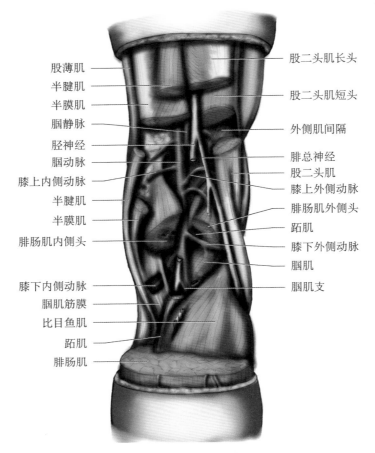

股薄肌
半腱肌
半膜肌
腘静脉
胫神经
腘动脉
膝上内侧动脉
半腱肌
半膜肌
腓肠肌内侧头
膝下内侧动脉
腘肌筋膜
比目鱼肌
跖肌
腓肠肌

股二头肌长头
股二头肌短头
外侧肌间隔
腓总神经
股二头肌
膝上外侧动脉
腓肠肌外侧头
跖肌
膝下外侧动脉
腘肌
腘肌支

图4-14 腘窝内结构

2. 腘窝的内容物 腘窝中央由浅入深有胫神经、腘静脉、腘动脉。靠近腘窝的外侧缘有腓总神经,在血管周围有腘深淋巴结(见图4-14)。

(1)胫神经:由坐骨神经发出经腘窝上角垂直下行至腘窝下角。胫神经在腘窝内位置最表浅,沿途发出肌支、关节支至附近肌肉和膝关节。此外,发出腓肠内侧皮神经,伴小隐静脉下行至小腿后面,加入腓肠神经。

(2)腓总神经:从坐骨神经发出后,沿腘窝上外侧缘(即股二头肌腱的内侧),走向腘窝外侧角,继续斜向下,绕过腓骨颈,穿过腓骨长肌起点深面,分为腓浅、腓深神经及髌下支。腓浅神经向下走行在腓骨长、短肌之间,支配此两肌,终支在小腿中、下1/3交界处浅出为皮支,分布小腿外侧、足背和第2～5趾背的皮肤。腓深神经继续穿前肌间隔和趾长伸肌,先在胫前动脉的外侧,继而在其前侧和内侧向下至足背,支配小腿前群肌、足背肌及第1、第2趾背的皮肤和膝关节。腓骨颈外伤、骨折时,腓总神经容易受到损伤,可使伤侧足下垂,不能背屈、伸趾和外翻,小腿前面、外侧及足背皮肤感觉消失。

(3)腘动脉和腘静脉:股动、静脉通过大收肌腱裂孔进入腘窝改称腘动、静脉。腘静脉由胫前、后静脉在腘窝下角处汇成,有小隐静脉注入。腘静脉支数以 2 支型占多数(65.50%)。腘动、静脉并非笔直下降,而是由内上方斜向下外方,伸向腘窝下角,穿比目鱼肌腱弓进入小腿。腘动、静脉周围有结缔组织紧紧包绕,故血管损伤后,有可能发生动静脉瘘。由于腘动脉贴近股骨,当股骨下端骨折时容易损伤此动脉。腘动脉在腘窝内发出 5 条关节支,即膝上内、外侧动脉,膝中动脉和膝下内、外侧动脉。它们和膝降动脉、胫前返动脉等吻合,共同参加膝关节动脉网(图 4 - 15)。

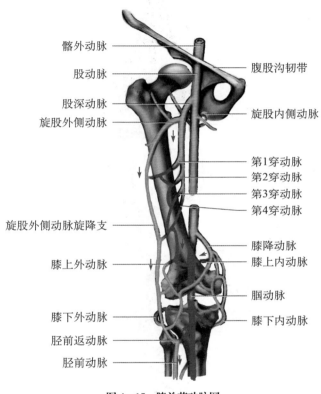

图 4 - 15　膝关节动脉网

　　(4) 腘深淋巴结:位于腘血管周围,4～5 个,收纳小腿以下的深淋巴和小腿后、外侧和足外侧部的浅淋巴管。其输出淋巴管注入腹股沟深淋巴结。

　　3. 腘窝脓肿扩散途径　腘窝及小腿的深筋膜坚韧,所以深部蜂窝织炎或脓肿不会向浅层扩散。由于腘窝及小腿深部的疏松结缔组织与邻接区域互相连续,而且有血管和神经通行其中,因此,脓肿扩散有一定方向。

　　(1) 腘窝脓肿向上可以沿着坐骨神经周围的疏松结缔组织蔓延至股后区。

　　(2) 沿着腘动、静脉,经收肌腱裂孔进入收肌管。

　　(3) 随着胫后血管和胫神经进入小腿后部的骨筋膜鞘内,直达踝管。

　　(4) 沿胫前血管向前进入小腿前部的骨筋膜鞘内。

　　4. 小腿后面的结构　小腿后骨筋膜鞘分浅、深两部。浅部容纳小腿浅层肌:跖肌(可以缺失)、腓肠肌、比目鱼肌。深部容纳小腿深层肌:腘肌、趾长屈肌(胫侧)、胫骨后肌(中间)、蹰长屈肌(腓侧)。腘动脉至腘肌下缘分为胫前、后动脉。胫后动脉又分出腓动脉。小腿后区的血供主要由胫后动脉和腓动脉供应。小腿后面的肌肉全部由胫神经支配,胫神经损伤,足不能跖屈和内翻,因对抗肌占优势,足常背屈和外翻,不能以足尖站立(图4-16)。

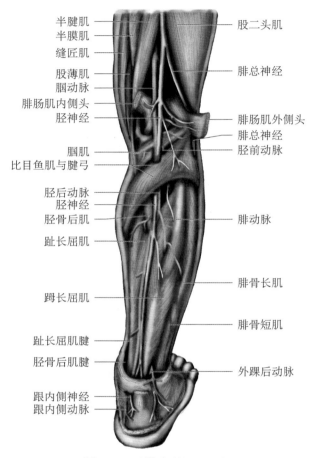

图4-16 小腿后区的深层解剖

（1）胫后动脉:和胫神经伴行,一起穿比目鱼肌腱弓,进入小腿浅、深两层肌肉之间,发出若干分支,支配小腿后群肌。至内踝的后方,分为两支,即足底内、外侧动脉。

（2）腓动脉:于胫后动脉起点下方约3 cm处发出,沿腓骨后内侧下降,行于腓骨与蹰长屈肌之间,最后在外踝后方浅出,沿途发出分支营养腓骨和小腿外侧肌群及皮肤。临床上常取带腓动脉及其分支(腓骨滋养动脉)的腓骨中段作为带血管游离骨移植的供骨。

（3）胫神经:起自腰4～骶3神经前支,为坐骨神经本干的直接延续。胫神经经腘窝中点垂直下降,初位于腘动脉外侧,至腘肌下缘逐渐跨过胫后动脉的背面,穿过比目鱼肌腱弓后转向胫后动脉的内侧,进入小腿后群浅、深两层肌肉之间。在小腿后上部胫神经位于胫后动脉的内侧,继而胫神经跨过胫后动脉转至其外侧,在内踝后方,胫神经与胫后动脉共同穿过屈肌支持带的深面并进入足底分为足底内、外侧神经和动脉。在走行过程中发出分支支配小腿后群肌肉。

三、层次解剖

（一）皮肤切口

（1）在腘窝下缘已有一横切口。

（2）在内、外踝水平作一横切口。

（3）取上下两条横切口的中点，作一垂直切口，直达足跟，把皮肤向两侧翻开（见图 4-12）。

（二）浅筋膜

在外踝后下方的浅筋膜中解剖出小隐静脉及其伴行的腓肠神经，从下向上追踪小隐静脉及腓肠神经，看到它们穿进深筋膜为止。小心清除小腿后面及腘窝的浅筋膜，观察小隐静脉穿入腘筋膜的位置，它在小腿后面中、下份发出穿通支与深静脉相沟通，有交通支与大隐静脉互通。沿腓肠神经向腘窝方向解剖，于小腿后正中线，深筋膜的深面，可找到起自胫神经的腓肠内侧皮神经。然后在腓骨头后方 5 cm 处找出由腓总神经发出的腓肠外侧皮神经。该皮神经发出交通支与腓肠内侧皮神经合并，共同形成腓肠神经（见图 4-13）。

（三）深筋膜

腘筋膜厚而坚韧。切开腘筋膜，在小隐静脉末端附近，有时可找到 1～2 个腘淋巴结，看到后除去，然后清理组成腘窝境界的肌肉。

（四）深层结构

1. 腘窝的境界 腘窝呈菱形，观察其境界的组成（见图 4-14）。

2. 腓总神经、胫神经和腘动、静脉的解剖 清理股二头肌的内侧缘，可找到腓总神经。它行向腘窝外侧角，在腓骨头下方绕过腓骨颈，穿入腓骨长肌，转向前方，至小腿的前、外侧面（到小腿前外侧区时再解剖）（见图 4-14）。

在腘窝中把胫神经清理出来，并与深层结构分离开，可以见到它发出分支到小腿三头肌（腓肠肌、比目鱼肌），还有若干关节支。胫神经深面为腘静脉和腘动脉，注意该动、静脉被一层结缔组织鞘紧紧包裹在一起。

解剖腘动、静脉：用一木枕垫在踝关节前方，这样可使小腿后面肌肉放松。先清理腓肠肌的内侧头和外侧头，并用刀柄插入内、外两头的深面，使之与跖肌、腘肌及比目鱼肌分开。把腓肠肌内侧头从起点下约 5 cm 处切断，将该肌往外侧翻开，然后在腘窝处用解剖刀切开包裹着腘动、静脉的筋膜鞘。暴露腘静脉，将它拉向一旁，其深面为腘动脉。该动脉紧贴股骨，故股骨下端骨折时容易损伤此动脉。腘动脉在腘窝内发出 5 条关节支，逐条加以解剖：①膝上内动脉绕过股骨内侧髁上方，走向膝关节前方；②膝上外动脉绕过股骨外侧髁上方，转向膝关节前方；③膝中动脉起于上述动脉的任何一条，或直接由腘动脉的深面以垂直方向穿入膝关节；④膝下外动脉起于腘动脉的外侧，穿过膝关节的腓侧副韧带的深面，水平位绕向前方；⑤膝下内动脉沿腘肌上缘斜行向下绕过胫骨内侧髁的下方，穿往前面。上述 5 条关节支共同组成膝关节动脉网(见图4-15)。

(五) 小腿后区的肌肉、血管和神经的解剖

清理比目鱼肌。观察此肌上缘有一个"U"形的腱弓,为腱性组织所组成。仔细解剖穿过腱弓下的各结构,可见胫神经的位置最表浅,胫后动、静脉的位置较深,血管与神经互相伴行。将比目鱼肌内侧份的起点全部切断,把肌肉翻向外侧,可见到比目鱼肌深面为小腿深筋膜隔,它分隔小腿后面浅、深两群肌肉。此筋膜向下至踝关节外侧形成腓骨肌支持带,以约束腓骨长、短肌肌腱,在内踝下方则形成屈肌支持带(flexor retinaculum),又名分裂韧带。观察完毕后将此筋膜清除掉(见图4-16)。

在腘窝深面,切开覆盖在腘肌表面的筋膜,并显露出腘肌。胫神经、腘静脉、腘动脉在其表面通过,此肌具有屈膝及内旋小腿的作用。

辨认胫骨后肌、趾长屈肌、蹈长屈肌。注意这3块肌肉在内踝以上和以下位置关系的变化。在胫骨后肌表面清理胫后动、静脉及胫神经。

腘动脉至腘肌下缘,即分成胫前、后动脉。解剖出胫前动脉直至骨间膜上缘穿至前骨筋膜鞘为止,再清理胫后动脉,它伴随胫神经下降。在腘肌下缘胫后动脉起点稍下方找到腓动脉,它沿着腓骨内侧缘下降,大部分被蹈长屈肌所覆盖。腓动脉在外踝下方延为终末支,在外踝上方则发出穿支,穿过骨间膜而至小腿外侧群肌肉和发出腓骨滋养动脉。由于腓动脉沿腓骨下行,腓骨骨折时该动脉易受损伤。胫后动脉在下降途中还发出许多肌支至邻近肌肉,至内踝屈肌支持带深面,它分成足底内、外侧动脉等两条终支。

胫神经沿途发出一些肌支和皮支,供应小腿后面的肌肉和皮肤,至内踝与跟骨结节内侧之间,于屈肌支持带深面,分为足底内、外侧神经。

第五节　小腿前外侧区、踝前区及足背

一、 基本要求

(1) 大隐静脉的起点、走行。

(2) 小腿前区和外侧区的肌肉分布。

(3) 腓浅、腓深神经的走行及分布。

二、 主要内容

(一) 浅层结构

1. 皮肤　小腿前下份的皮肤血供较差,因此感染或溃疡不易治愈。足背皮肤薄而柔软,血供良好,临床常用足背皮肤作游离皮瓣移植(该皮瓣携带足背动脉、大隐静脉和腓深神经)。

2. 浅静脉　浅筋膜内有足背静脉弓(网),其内侧与大隐静脉相连,其外侧续于小隐静脉。

3. 足背皮神经　从内向外有隐神经、足背内侧皮神经、足背中间皮神经、足背外侧皮神

经（腓肠神经）。上述诸神经分布于足背皮肤，而第 1 趾和第 2 趾的相对缘的皮肤，由腓深神经的皮支支配。

（二）深筋膜

小腿深筋膜包绕小腿前、后、外 3 群肌肉。深筋膜在胫侧与胫骨骨膜融合。在腓侧发出前、后两个肌间隔附着于腓骨前、后缘。因此，深筋膜、两肌间隔、骨膜与骨间膜构成小腿前、外、后 3 个骨筋膜鞘，分别包绕小腿前、外、后 3 个肌群，在各个肌群内均有血管、神经通过（图 4 - 17）。

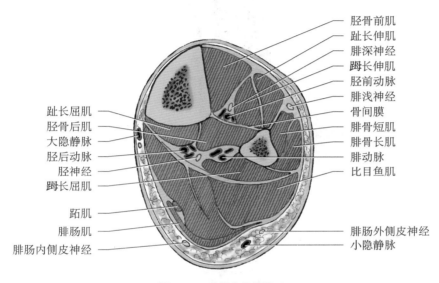

胫骨前肌
趾长伸肌
腓深神经
蹈长伸肌
胫前动脉
腓浅神经
骨间膜
腓骨短肌
腓骨长肌
腓动脉
比目鱼肌
腓肠外侧皮神经
小隐静脉

趾长屈肌
胫骨后肌
大隐静脉
胫后动脉
胫神经
蹈长屈肌
跖肌
腓肠肌
腓肠内侧皮神经

图 4 - 17　小腿中份横断面

小腿深筋膜至踝关节上方显著增厚形成伸肌上支持带（superior extensor retinaculum）（又名小腿横韧带）。于踝关节下方形成伸肌下支持带（inferior extensor retinaculum）（又名小腿十字韧带），该韧带呈"Y"形，其外侧端附着于跟骨，内侧端分为上、下两束，上束止于内踝，下束止于跟骨足底的内侧缘。上述两条韧带对小腿伸肌群的肌腱起约束、加固作用（图 4 - 18）。

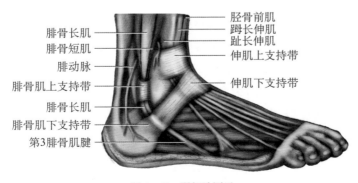

腓骨长肌
腓骨短肌
腓动脉
腓骨肌上支持带
腓骨长肌
腓骨肌下支持带
第3腓骨肌腱

胫骨前肌
蹈长伸肌
趾长伸肌
伸肌上支持带
伸肌下支持带

图 4 - 18　踝部外侧面

（三）深层结构

1. 小腿前群肌 小腿前群肌包括胫骨前肌、踇长伸肌、趾长伸肌，以及第 3 腓骨肌。上述诸肌的主要功能是使足背屈、内翻，均受腓深神经支配（图 4－19）。

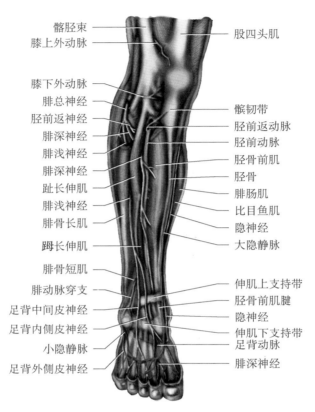

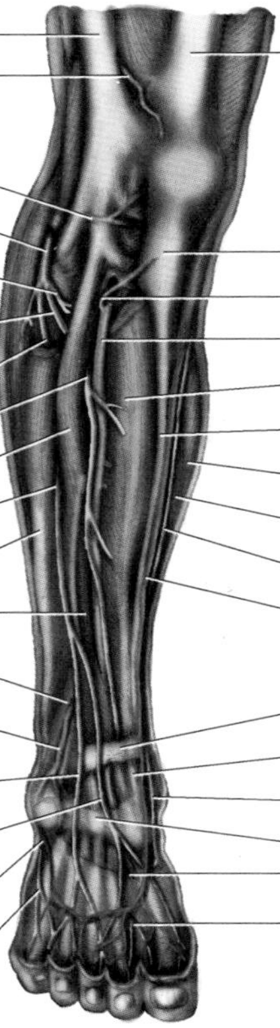
髂胫束
膝上外动脉
膝下外动脉
腓总神经
胫前返神经
腓深神经
腓浅神经
腓深神经
趾长伸肌
腓浅神经
腓骨长肌
踇长伸肌
腓骨短肌
腓动脉穿支
足背中间皮神经
足背内侧皮神经
小隐静脉
足背外侧皮神经
股四头肌
髌韧带
胫前返动脉
胫前动脉
胫骨前肌
胫骨
腓肠肌
比目鱼肌
隐神经
大隐静脉
伸肌上支持带
胫骨前肌腱
隐神经
伸肌下支持带
足背动脉
腓深神经

图 4－19　小腿前面的深层解剖

2. 小腿外侧群肌 小腿外侧群肌共有两块，即腓骨长肌、腓骨短肌，其功能为使足跖屈、外翻，均受腓浅神经支配（见图 4－19）。

3. 血管和神经

（1）胫前动脉：为腘动脉的分支，自小腿骨间膜上缘穿入前骨筋膜鞘内，立即发出胫前返动脉，穿胫骨前肌起始部的深面，向上加入膝关节动脉网。动脉本干先走行在胫骨前肌与趾长伸肌之间与腓深神经伴行。在小腿中部位于胫骨前肌与踇长伸肌之间，在踝关节上方，走行在踇长伸肌和趾长伸肌之间，向下续于足背动脉（见图 4－19）。

（2）腓浅神经：为腓总神经的分支。腓总神经绕过腓骨颈的前外侧面，穿入腓骨长肌的深面后发出腓浅神经，腓浅神经走行在外侧骨筋膜鞘内，向下行于腓骨长、短肌之间。其分支支配腓骨长肌有 1～3 支，支配腓骨短肌有 1 支。腓浅神经至小腿前外侧中、下 1/3 交界处穿出深筋膜，分为足背内侧皮神经和足背中间皮神经，分布于小腿外侧及足背皮肤（第 1 趾和第 2 趾的相对缘皮肤除外）。当腓浅神经受伤时，足跖屈、外翻功能受限，第 2～5 趾足背皮肤感觉缺损（见图 4－19）。

（3）腓深神经：为腓总神经的分支。腓总神经穿入腓骨长肌深面后，除发出胫前返神经和腓浅神经外，还发出腓深神经。腓深神经再穿小腿前肌间隔和趾长伸肌起始部进入小腿前骨筋膜鞘内，先在胫骨前肌与趾长伸肌之间下行，后在胫骨前肌与跗长伸肌间下行至足背，在前骨筋膜鞘内与胫前动脉伴行。其分支支配胫骨前肌有 2 支，支配趾长伸肌有 1 支，支配跗长伸肌有 1 支，支配第三腓骨肌有 1～2 支，发出关节支支配踝关节，最终分布于第 1 趾和第 2 趾的相对缘皮肤。当腓深神经损伤时，足背屈、内翻运动受限，第 1 趾和第 2 趾足背皮肤感觉缺损（见图 4 - 19）。

（4）足背肌腱：浅层有跗长伸肌腱、趾长伸肌腱及第 3 腓骨肌的肌腱。深层有跗短、趾短伸肌。

（5）足背动、静脉：和腓深神经于足背处相互伴行。足背动脉的体表投影是内、外踝中点至第 1 跖间隙的近侧端。足背动脉沿途发出跗内、外侧动脉和弓状动脉，其终末支为足底深支和第 1 跖背动脉，前者通向足底，后者分支至第 1 跖间隙与第 1 趾和第 2 趾相邻侧的皮肤。弓状动脉发出第 2～4 跖背动脉，其终末支各分为两支趾背动脉，分布于第 2～5 趾的相对缘（图 4 - 20）。

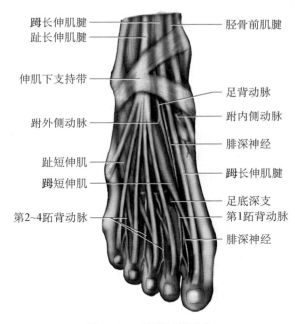

图 4 - 20　足背肌肉和动脉

（四）临床要点

胫腓骨骨干骨折在全身骨折中最为常见，尤以 10 岁以下儿童多见，其中以胫骨干单骨折最多。胫骨是下肢支撑体重的主要骨骼。胫骨上 1/3 段骨折易移位，压迫腘动脉，造成小腿下段严重缺血坏死；胫骨中 1/3 段骨折淤血易潴留在小腿的骨筋膜室，增加室内压力造成缺血性肌挛缩；胫骨中下 1/3 段骨折易使滋养动脉断裂，易引起骨折延迟愈合或不愈合。主要临床表现：局部疼痛、肿胀，畸形较显著，表现成角和重叠移位。应注意是否伴有腓总神经及胫前、胫后动脉损伤。

三、 层次解剖

（一） 皮肤切口

（1）胫骨粗隆水平已有一横行切口。

（2）于内、外踝水平作一横切口。

（3）足趾根部沿趾蹼背侧作一横切口。

（4）沿上述 3 条横切口的正中，从上向下纵行切开皮肤。

注意膝部、踝部、足背部的皮肤切口要浅，皮肤剥离要薄，勿损伤浅筋膜内的浅静脉和皮神经，尽量将足部皮肤翻向两侧（见图 4－8）。

（二） 浅筋膜

1. 大、小隐静脉和隐神经 先清理出大隐静脉，它经过内踝的前面上升到小腿，直至膝部胫骨内侧髁的后方。找出和大隐静脉伴行的隐神经。从足背静脉弓外侧端往上追踪，找出小隐静脉，可看到它通过外踝的后下方（见图 4－1、4－13、4－19）。

2. 腓浅神经 清除小腿浅筋膜，在小腿中、下 1/3 交界处，找出腓浅神经的皮支。它穿出深筋膜，形成两条终支足背内侧皮神经和足背中间皮神经，分布于小腿、足背及趾背的皮肤（见图 4－19）。

3. 足背静脉弓 在足背的浅筋膜中找出，从静脉弓的内侧端向上清理出大隐静脉，伴行的隐神经分布到足背内侧缘皮肤。从静脉弓的外侧端找出小隐静脉（见图 4－1、4－19）。

（三） 深筋膜及伸肌上支持带、伸肌下支持带的解剖

清理所有浅层结缔组织，暴露小腿及足背的深筋膜，详细观察深筋膜各部的厚度。从胫骨外侧髁前方向下纵行切开深筋膜，可以看到小腿上部的深筋膜较厚，其深面为肌肉附着，因此深筋膜与肌肉不易分离，小腿中部的深筋膜较薄，与肌肉较易分离，在小腿下部、踝关节上方，深筋膜横形纤维增厚，即伸肌上支持带；往下解剖，在踝关节的前下方靠近足背处深筋膜又显著增厚，呈"Y"形，即伸肌下支持带，观察它们的境界及附着点（见图 4－18、4－19）。

（四） 小腿前外侧区深层结构

1. 小腿前群肌、血管和神经 于小腿下 1/3 处清理并检查通过小腿前方的所有结构，从内侧到外侧的排列顺序是：胫骨前肌、踇长伸肌、胫前动脉和两支伴行静脉、腓深神经、趾长伸肌（其外侧附有第三腓骨肌）。清理深筋膜时注意在伸肌上支持带深面经过的肌腱皆包以腱滑液鞘，其功能是保护肌腱，减少摩擦（见图 4－19）。

2. 胫前动、静脉 分离胫骨前肌与趾长伸肌的上端，在两肌之间，骨间膜的前面，解剖出胫前动脉和它的伴行静脉（除去静脉保留动脉）。清理动脉时注意不要伤及附近的神经。胫前动脉位置较深，先贴着骨间膜下行，以后逐渐走在胫骨前方，至内、外踝连线中点移行为足背动脉。观察胫前动脉在小腿上段位于趾长伸肌与胫骨前肌之间，在小腿中部则位于胫骨前肌与踇长伸肌之间，至踝关节处在趾长伸肌腱与踇长伸肌腱之间。向上剖开胫骨前肌与趾长伸肌，在胫骨粗隆水平处横断胫骨前肌，切除胫骨前肌上份残端的肌纤维，沿胫前动

脉向上找出胫前返动脉(与胫前返神经伴行),两者向内上方均走在胫骨前肌的深面,紧贴着胫骨的外侧髁,分支分布于膝关节。找到上述结构后,在小腿下份腓骨的内侧切开伸肌上支持带,于腓骨第3肌的外侧,能找到腓动脉的穿支。该动脉有时粗大,可代替足背动脉(见图4-19)。

3. **腓浅神经、腓深神经**　在腓骨颈之外侧找出腓总神经。它绕过腓骨颈的前外侧面,穿入腓骨长肌深面,并分成3个分支:胫前返神经、腓浅神经、腓深神经。解剖时先用尖头镊子沿着腓总神经的方向通向小腿的前方,按腓总神经的走行方向,切断腓骨长肌,上述3条神经就暴露无遗。胫前返神经与胫前返动脉伴行。腓浅神经则走在外侧骨筋膜鞘内,它走在腓骨长、短两肌之间下行,发出肌支支配两肌。以后腓浅神经在小腿前外侧中、下1/3交界处穿出深筋膜,立即分为内、外两支:①足背内侧皮神经:分布于蹈趾内侧缘,以及第2、第3趾间隙的皮肤;②足背中间皮神经:分布于小腿外侧和足背皮肤,以及第3、第4趾间隙皮肤。腓深神经再穿小腿前肌间隔和趾长伸肌进入小腿前骨筋膜鞘内,走行于小腿前肌群之间,伴胫前动脉下行,先行于胫前动脉的外侧继而在其前方和内侧向下至足背,终支在第1跖间隙浅出,分布于第1、第2趾相对缘的皮肤。在小腿,腓深神经分支分布于小腿前群各肌(图4-19)。

4. **足背肌**　清理足背蹈长伸肌腱和趾长伸肌腱,并找出深面的蹈短、趾短伸肌,于足趾跟部切断蹈长、短伸肌腱及趾长、短伸肌腱,翻向近侧。从踝关节前方找出腓深神经,它支配足背肌肉及第1、第2趾相对缘的皮肤。再找出与腓深神经伴行的足背动脉。该动脉两侧有伴行静脉,在伸肌下支持带下缘续接于胫前动脉,经蹈长伸肌腱与趾长伸肌腱间前行,至第1跖间隙近侧端,发出第1跖背动脉和足底深支。第1跖背动脉营养第1骨间背侧肌及第1、第2趾。足底深支穿第1跖骨间隙行向足底,并与足底外侧动脉形成足底弓。足背动脉沿途发出跗内、外侧动脉和弓状动脉。此弓凸向远侧,于跗跖关节附近发出3条跖背动脉至第2~4跖骨间隙。有时弓状动脉很细小或缺如,在这种情况下,跖背动脉往往由足背动脉直接发出。各跖背动脉至趾蹼处均发出两支趾动脉,分布于各趾的相对缘(见图4-20)。

第六节　踝后区和足底

一、 基本要求
(1) 踝管的构成及内容物。
(2) 足底血管、神经的走行及分支。

二、 主要内容
(一) 足底层次
足底层次与手掌的层次相似,层次如下。

1. **皮肤**　足底的皮肤比手掌的皮肤厚。

2. 浅筋膜 浅筋膜含有大量纤维束和脂肪组织。

3. 跖腱膜 跖腱膜由深筋膜衍化而成,深筋膜两侧薄中间厚,中间增厚部分形成跖腱膜(plantar aponeurosis),跖腱膜向深部发出两个肌间隔分别止于第1、第5跖骨,将足底分为3个间隙,即内、外侧间隙和中间间隙。

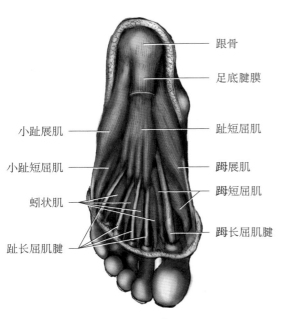

图 4 - 21 足底肌

4. 足底肌 足底肌分为内侧群、中间群、外侧群。如果按层次可分为4层(图4-21)。

(1)第1层:踇展肌、趾短屈肌、小趾展肌。这些肌肉都起自跟骨,止于趾骨。

(2)第2层:踇长屈肌腱、趾长屈肌腱、跖方肌、蚓状肌。

(3)第3层:踇短屈肌、小趾短屈肌、踇收肌。属于短肌。

(4)第4层:有7块骨间肌(3块骨间背侧肌、4块骨间跖侧肌);还有两条长肌腱,即胫骨后肌腱和腓骨长肌腱。

5. 足底内、外侧动脉和神经

胫后动脉于踝管内或在进入踝管前发出足底内、外侧动脉,两条动脉在足底呈"V"形(图4-22)。

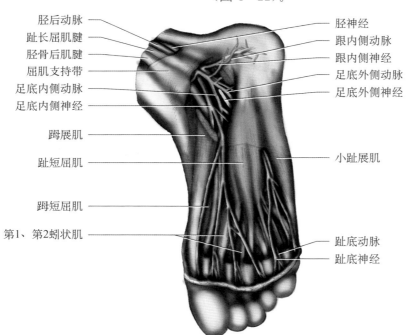

图 4 - 22 足底深层结构

（1）足底内、外侧动脉：与同名神经伴行，供应足底肌肉和皮肤。足底外侧动脉与足背动脉穿向足底的深支形成足底动脉弓，由动脉弓发出 4 条骨间跖侧动脉和它的终末支——趾跖侧动脉。上述两种动脉都与足背动脉有穿动脉沟通。

（2）足底内侧神经：走行在姆展肌和趾短屈肌之间的足底内侧沟内。其皮支分布于姆趾侧 3 个半趾跖侧的皮肤，其肌支支配姆展肌、姆短屈肌、趾短屈肌和第一蚓状肌。

（3）足底外侧神经：由踝管通向足底，先走在第 1、第 2 层足底肌肉之间，然后通过趾短屈肌与小趾展肌之间的足底外侧沟内。它发出的皮支分布于小趾侧一个半足趾跖侧的皮肤。其肌支支配除足底内侧神经支配的肌肉以外的所有足底肌肉。

（二）踝管

踝管（malleolar canal）位于内踝与跟骨之间，屈肌支持带的深面。屈肌支持带向跟骨发出若干纤维隔，形成 4 个骨性纤维管，总称为踝管。踝管内由前向后为"胫、趾、动、神、姆"（谐音"景致动人嘛"），即胫骨后肌腱、趾长屈肌腱、胫后动脉，胫神经和姆长屈肌腱。4 个骨性纤维管内的结构由前向后依次为：①胫骨后肌腱和趾长屈肌腱；②胫后动脉；③胫神经；④姆长屈肌腱。其中胫后动脉与胫神经的位置在某些标本上可见有前、后的变异。临床上把②和③两个纤维管视作真正的踝管。当有胫神经在踝管内卡压时，主要松解此两格（图 4 - 23）。

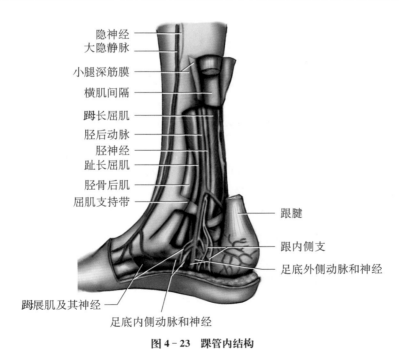

图 4 - 23 踝管内结构

三、层次解剖

（一）皮肤切口

刀口从足跟沿足底的正中线纵切到中趾的趾端，再从足底的外侧平趾根横切至足底内侧,剥离足底皮肤,观察足底的皮肤及浅筋膜都很厚,尤其是以足跟、趾的根部及足底外侧更加明显,它们是足部支持体重的 3 个支点。

(二) 浅筋膜

修洁浅筋膜时,注意浅筋膜内所含的脂肪及纤维束都很结实,在趾蹼处横行的纤维十分发达。

(三) 深筋膜

跖腱膜和手部的掌腱膜一样,都是深筋膜的衍化物。深筋膜的内侧部最薄,外侧部较厚,中间部最厚称为跖腱膜,向前分裂成 5 束,终于 5 趾。跖腱膜向足底深部发出两个肌间隔,即内侧隔与外侧隔,分别附着于第 1、第 5 跖骨,构成足底内侧、外侧及中间 3 个间隙。于趾蹼处沿趾间隙纵行切开跖腱膜,用解剖镊清除脂肪组织,于趾间隙内可找到通向趾部的神经和血管。

(四) 足底深层结构

1. 足底肌　在跟骨前方 5 cm 处横切跖腱膜,向远侧翻开,并割断内、外侧肌间隔,检查足底的第 1 层肌肉,从内向外分别是:①拇展肌;②趾短屈肌;③小趾展肌。在前两块肌肉之间有足底内侧神经及血管;后两块肌肉之间有足底外侧神经及血管(见图 4 - 21)。

在足底的中部切断趾短屈肌,翻向远侧,露出第 2 层肌肉,即拇长屈肌腱及趾长屈肌腱(见图 4 - 21、4 - 22),观察此两肌腱在足底内侧彼此相互交叉。检查起于跟骨止于趾长屈肌腱的跖方肌,以及起于趾长屈肌腱止于趾背的 4 个蚓状肌。从内向外清理出走在跖方肌浅面的足底外侧神经和动脉。足底外侧神经和动脉在第 5 跖骨底处分为浅、深两支。

在中趾解剖屈趾肌腱的腱鞘,纵行切开腱鞘检查趾长屈肌及趾短屈肌腱的止点部位。在跟结节前方切断跖方肌、趾长屈肌腱及拇长屈肌腱,翻向远侧,露出拇短屈肌、拇收肌、小趾短屈肌,进行修净。

在足底的内侧切断拇展肌的起端,翻向远侧,露出胫骨后肌腱。在足底的外侧切断小趾展肌的止端,翻向近侧,露出腓骨长肌腱,检查两肌腱的止端。切断拇收肌斜头及横头的起端,翻向远侧,露出足底动脉弓,足底外侧神经的深支,以及附于第 3～5 趾内侧半的 3 个骨间跖侧肌,和附着于第 2～4 趾的 3 个骨间背侧肌。

2. 足底内、外侧动脉　足底内、外侧动脉来自胫后动脉,各与同名的神经伴行。足底外侧动脉与足背动脉发出的足底深支共同构成足底动脉弓,从动脉的凸侧发出 4 支骨间跖侧动脉,各骨间跖侧动脉又发出 2 支趾底动脉供应各趾。上述两种动脉与足背部同名动脉有交通支相连(见图 4 - 22)。

3. 足底内、外侧神经　足底内、外侧神经是胫神经的终末支,供应足底的皮肤和肌肉。足底内侧神经走在拇展肌与趾短屈肌之间,并发出趾跖侧神经,分布于内侧 3 个半足趾的皮肤,并分支支配拇展肌、拇短屈肌、趾短屈肌及第 1 蚓状肌。足底外侧神经在第 1、第 2 层肌肉之间(即趾短屈肌与跖方肌之间)向前外侧行,发出分支支配小趾展肌及跖方肌,并分浅、深两终末支。浅支供应外侧一个半足趾的皮肤,并发出肌支支配小趾短屈肌、第 3 骨间跖侧肌及第 4 骨间背侧肌,深支在第 3、第 4 层之间(即拇收肌、骨间肌之间),转向内侧,支配踇收肌,第2~4蚓状肌,第1、第2骨间跖侧肌及第1~3骨间背侧肌(见图4-21、4-22)。

(五) 踝管内肌腱和血管、神经的安排

在内踝与跟骨之间切开屈肌支持带。该支持带向深面发出几个纤维性间隔,形成4个骨性纤维管,总称为踝管。打开踝管,寻找踝管内结构,从前向后依次为胫骨后肌腱、趾长屈肌腱、胫后动脉及其伴行静脉、胫神经、踇长屈肌腱等结构。肌腱和神经、血管在前后连属上可能有变化(见图4-23)。

(马丽香 邵云潮)

第七节 断层影像解剖

经左髋关节横断面如图4-24所示。

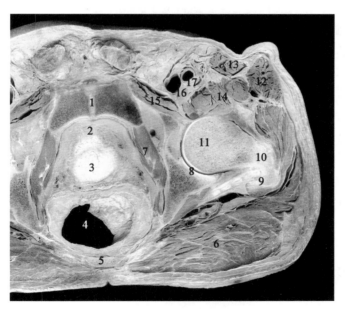

图4-24 经左髋关节横断面

1. 耻骨联合;2. 膀胱;3. 前列腺;4. 直肠;5. 尾骨;6. 臀大肌;7. 闭孔内肌;8. 髋臼;9. 股骨大转子;10. 股骨颈;11. 股骨头;12. 阔筋膜张肌;13. 缝匠肌;14. 髂腰肌;15. 耻骨肌;16. 股静脉;17. 股动脉

(高 璐)

第五章 胸 部

第一节 概 述

胸部(The thorax)位于颈部、腹部和上肢之间,是由胸壁和它所包含的器官所组成。胸壁(The thoracic wall)由胸廓和软组织构成,其内面衬以胸内筋膜。胸腔(The thoracic cavity)由胸壁和膈共同围成,内有位于中间的纵隔和两侧的肺及胸膜和胸膜腔。胸腔向上经胸廓上口与颈部相通,向下借膈与腹腔分隔。由于膈呈穹隆状,因此胸部表面的界线并不代表胸腔的真正范围。肝、脾和肾等腹腔器官位于胸壁下部的深面,胸壁外伤时也可累及这些器官。胸膜顶、肺尖和小儿胸腺向上突入颈根部,故在行颈根部手术、臂丛麻醉时应注意保护这些器官和结构。

胸部的外形与骨骼、肌肉及内脏的发育状况有关。一般成年人的胸部呈底向上近似的圆锥形。劳动和体育锻炼对胸廓的发育有明显的影响,经常劳动锻炼的人肌肉发达,骨骼强大,胸廓随之增大,呼吸功能也随着提高。胸廓根据其外形,大致可分为宽短型及狭长型两种类型。不同类型的胸廓在一定程度上影响内部器官的形状及局部关系,如狭长型胸廓,膈穹常较低,心脏近于垂直等。此外,胸廓的形状还和年龄、性别有关,如新生儿的胸廓,由于肝脏较大,而肩带发育较差,因而下部显得较大,肋骨近于水平。老人的骨骼和肌肉发生萎缩,肋骨的倾斜度增大,胸廓相对变小。成年后男女胸廓的外形有明显的差别,女性胸廓比男性短而圆。

一、 境界与分区

(一) 境界

胸部上界借颈静脉切迹、胸锁关节、锁骨上缘、肩峰和第 7 颈椎棘突的连线与颈部分界,下界借剑突、肋弓、第 11 肋前端、第 12 肋下缘和第 12 胸椎棘突的连线与腹部分界,上部两侧借三角肌前后缘与上肢分界。

(二) 分区

每侧胸壁分为胸前区、胸外侧区和胸背区。胸前区位于前正中线和腋前线之间,胸外侧区位于腋前线和腋后线之间,胸背区位于腋后线和后正中线之间。胸背区的层次结构见第九章。

胸腔分为中部和左、右两侧。中部主要是纵隔,左、右两侧容纳肺、胸膜和胸膜腔。

二、 表面解剖

（一） 体表标志

1. **颈静脉切迹** 颈静脉切迹位于胸骨柄上缘。成年男性的颈静脉切迹平第 2 胸椎体的下缘，女性平第 3 胸椎体的上缘。

2. **胸骨角** 胸骨角位于胸骨柄与胸骨体连接处。其两侧连接第 2 肋软骨，是计数肋和肋间隙的重要标志。胸骨角平主动脉弓起始处、气管杈、左主支气管与食管交叉处和第 4 胸椎体下缘。

3. **锁骨** 其全长可在皮下触及。锁骨下窝(infraclavicular fossa)位于锁骨中、外 1/3 交界处的下方，其深面有腋血管和臂丛通过。在锁骨下窝的稍外侧和锁骨下方一横指处的深部可摸到肩胛骨的喙突。

4. **肋和肋间隙** 肋和肋间隙是胸部和腹上部器官的定位标志。

5. **肋弓** 肋弓是肝、脾和胆囊的触诊标志。两侧肋弓和剑胸结合构成胸骨下角，为 70°~110°。剑突与肋弓构成剑肋角。左侧剑肋角是心包穿刺常用的进针部位。

（二） 标志线

1. **前正中线** 前正中线是指经胸骨正中所作的垂直线。

2. **胸骨线** 胸骨线是指经胸骨外侧缘最宽处所作的垂直线。

3. **锁骨中线** 锁骨中线是指经锁骨中点所作的垂直线。

4. **胸骨旁线** 胸骨旁线是指经胸骨线和锁骨中线之间的中点所作的垂直线。

5. **腋前线** 腋前线是指经腋前襞与胸壁相交处所作的垂直线。

6. **腋后线** 腋后线是指经腋后襞与胸壁相交处所作的垂直线。

7. **腋中线** 腋中线是指经腋前线和腋后线之间的中点所作的垂直线。

8. **肩胛线** 肩胛线是指两臂自然下垂时经肩胛下角所作的垂直线。

9. **后正中线** 后正中线相当于沿棘突尖所作的垂直线(图 5-1)。

第二节 胸壁、胸膜及肺

一、 基本要求

（1）胸膜与肺的位置关系，及前、后、下方 3 条返折线与胸膜壁层的关系。

（2）胸膜顶、肋膈隐窝(或肋膈窦)的局部位置。

（3）肺根的组成及其内部结构的位置安排。

（4）肋间血管、神经在肋间隙不同局部的安排及其临床应用。

二、 主要内容

（一） 胸壁

胸壁自浅入深由皮肤、浅筋膜、深筋膜、胸上肢肌、胸廓、肋间肌(胸固有肌)和胸内筋膜

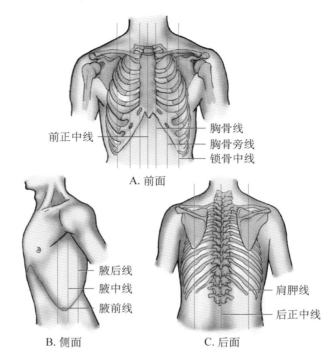

前正中线
胸骨线
胸骨旁线
锁骨中线

A. 前面

腋后线
腋中线
腋前线

肩胛线
后正中线

B. 侧面

C. 后面

图 5-1　胸部标志线

等构成(图 5-2)。

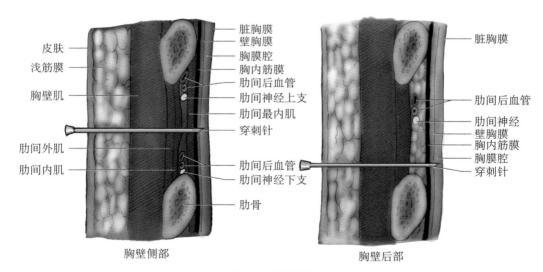

皮肤
浅筋膜
胸壁肌

脏胸膜
壁胸膜
胸膜腔
胸内筋膜
肋间后血管
肋间神经上支
肋间最内肌
穿刺针

肋间外肌
肋间内肌

肋间后血管
肋间神经下支
肋骨

脏胸膜

肋间后血管
肋间神经
壁胸膜
胸内筋膜
胸膜腔
穿刺针

胸壁侧部

胸壁后部

图 5-2　胸壁层次

1. 胸廓　胸廓由胸骨、肋和胸椎及其连接构成。胸廓上口由胸骨柄上缘、第 1 肋和第 1 胸椎体围成,斜向前下方。胸廓下口由剑突、肋弓、第 11 肋前端、第 12 肋下缘至第 12 胸椎棘突的连线围成。胸廓除保护和支持胸、腹腔器官外,还参与呼吸运动。

2. 肋间隙　肋间隙内有肋间肌、肋间血管、神经和结缔组织等结构。肋间后动脉、静脉和肋间神经伴行。肋颈干发出的最上肋间动脉分布于第 1、第 2 肋间隙,肋间后动脉分布于第 3～11 肋间隙。肋间神经共 11 对,下 5 对肋间神经和肋下神经自胸壁进入腹壁,分布于腹肌的前内侧群和腹壁皮肤,故在肋弓附近手术时应注意保护这些神经。

肋间后动脉、肋间神经的主干和在肋角处发出的小分支分别沿上位肋骨的肋沟和下位肋骨的上缘前行。根据肋间血管和神经的行程,临床上常在肩胛线或腋后线第 7、第 8 肋间隙,下位肋骨的上缘作胸膜腔穿刺,可避免损伤肋间血管和神经。穿刺针依次经皮肤、浅筋膜、深筋膜、胸廓外肌层、肋间肌、胸内筋膜和壁胸膜进入胸膜腔。

3. 胸内筋膜　胸内筋膜(endothoracic fascia)衬贴于胸廓内面,向上覆盖于胸膜顶上面,称胸膜上膜;向下覆盖于膈上面,称膈上筋膜。胸骨、肋和肋间肌内面的部分较厚,脊柱两侧的部分较薄。

(二) 胸膜与胸膜腔

1. 胸膜及其分部　胸膜(pleura)是衬覆于胸壁内面、膈上面、纵隔两侧面和肺表面等部位的一层浆膜。依衬覆部位的不同,胸膜可分为脏胸膜和壁胸膜。其中,脏胸膜被覆于肺的表面,与肺紧密结合,又称肺胸膜。壁胸膜贴附于胸内筋膜内面、膈上面和纵隔侧面。根据附着部位的不同,壁胸膜可分为肋胸膜、膈胸膜、纵隔胸膜和胸膜顶 4 部分。

胸膜顶(cervical pleura)高出第 1 肋,于锁骨内侧 1/3 上方 2～3 cm 处突入颈根部。在颈根部手术或麻醉时应注意保护胸膜顶,以免引起气胸。其上面的胸内筋膜对胸膜顶起固定作用。肋胸膜与胸内筋膜之间有疏松结缔组织,在脊柱两侧较发达,两层膜易于分离。肺切除手术时,若脏胸膜与肋胸膜粘连,可将肋胸膜与胸内筋膜分离,将肺连同肋胸膜一并切除。

脏胸膜和纵隔胸膜在肺根下方相互移行,此处的双层胸膜结构称肺韧带(pulmonary ligament)。肺韧带连于肺与纵隔之间,呈冠状位,有固定肺的作用。

2. 胸膜腔　脏、壁胸膜在肺根处相互移行,两者共同形成一个密闭的潜在性间隙,称胸膜腔(pleural cavity)。胸膜腔左右各一,内为负压,含有少量浆液。当气胸、胸膜腔积液或胸膜粘连时,胸膜腔功能发生障碍,可影响呼吸功能。

在壁胸膜各部相互转折处,即使深吸气时肺缘也不能深入其间,这些部位的胸膜腔称胸膜隐窝(pleural recesses)。肋胸膜与膈胸膜转折形成半环形的肋膈隐窝(costodiaphragmatic recess)。该隐窝在平静呼吸时的深度约为 5 cm,为胸膜腔的最低部位,胸膜腔积液首先积聚于此。在肺前缘的前方,肋胸膜与纵隔胸膜转折形成肋纵隔隐窝。由于左肺心切迹的存在,左侧肋纵隔隐窝较大。

3. 壁胸膜返折线的体表投影　肋胸膜与膈胸膜、纵隔胸膜前缘和后缘的返折线分别为胸膜下界、前界和后界(图 5-3)。心包穿刺、前纵隔手术和肾手术时需避免损伤胸膜,故胸膜前界和胸膜下界有较重要的临床意义。

(1)胸膜前界:自锁骨内侧 1/3 上方 2～3 cm 处向内下方,经胸锁关节后面至第 2 胸肋关节高度,左右两侧逐渐靠拢,继而于正中线偏外垂直向下。左侧至第 4 胸肋关节高度斜向外下,沿胸骨外侧 2～2.5 cm 处下行,至第 6 肋软骨中点处移行为下界。右侧至第 6 胸肋关节高度移行为下界,跨过右剑肋角者约占 1/3,故心包穿刺部位以左剑肋角处较为安全。两

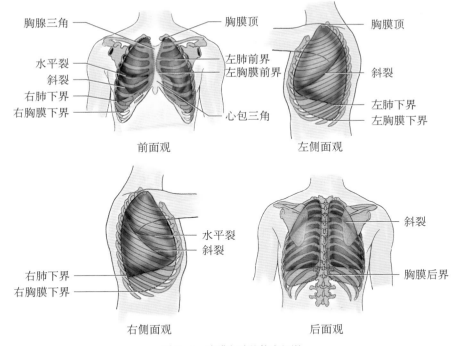

图 5-3　胸膜和肺的体表投影

侧胸膜前界在第 2～4 胸肋关节高度靠拢,上段和下段彼此分开,形成上、下 2 个三角形的无胸膜区。上区称胸腺区,内有胸腺;下区称心包区,内有心包和心。两侧胸膜前界可相互重叠,出现率约为 26%,老年人可达 39.5%。开胸手术时应了解这一特点,以免引起两侧气胸。

(2) 胸膜下界:左侧起自第 6 肋软骨中点处,右侧起自第 6 胸肋关节后方,斜向外下方。在锁骨中线、腋中线和肩胛线处分别与第 8、第 10、第 11 肋相交,在后正中线两侧平第 12 胸椎棘突。右侧胸膜下界比左侧略高。由于肺下缘、胸膜下界和胸廓下口的高度不同,如肋膈隐窝处有损伤时,可伤及上腹部脏器,但可不伤及肺。沿肋弓下缘作手术切口时,不会损伤胸膜及胸膜腔。

4. 胸膜的血管、神经和淋巴

(1) 血管:脏胸膜的血液供应来自支气管动脉和肺动脉的分支,壁胸膜的血液供应主要来自肋间后动脉、胸廓内动脉和心包膈动脉的分支。静脉与动脉伴行,最终注入上腔静脉和肺静脉。

(2) 淋巴:脏胸膜的淋巴管与肺的淋巴管吻合,注入支气管肺门淋巴结。壁胸膜的淋巴管注入胸骨旁淋巴结、肋间淋巴结、腋淋巴结、膈淋巴结和纵隔淋巴结。

(3) 神经:脏胸膜有肺丛的内脏感觉神经分布,对触摸和冷热等刺激不敏感,但对牵拉刺激敏感。壁胸膜由脊神经的躯体感觉神经分布,对机械刺激敏感,外伤或炎症时可引起剧烈疼痛。肋间神经分布于肋胸膜及膈胸膜周围部,该处胸膜受刺激时疼痛可沿肋间神经向胸壁和腹壁放射。膈神经分布于胸膜顶、纵隔胸膜和膈胸膜中央部,该处胸膜受刺激时疼痛可向颈肩部放射。由胸膜引起的牵涉性疼痛对于疾病的诊断有重要意义。

（三）肺

1. 肺的位置和体表投影　肺位于胸腔内，纵隔两侧，借肺根和肺韧带与纵隔相连。肺尖高出锁骨内侧 1/3 上方 2～3 cm。肺的前界、后界和下界相当于肺的前缘、后缘和下缘。肺的前界几乎与胸膜前界一致，仅左肺前界在第 4 胸肋关节高度转向左，继而转向下，至第 6 肋软骨中点处移行为下界。肺下界高于胸膜下界。平静呼吸时，在锁骨中线、腋中线和肩胛线处分别与第 6、第 8 和第 10 肋相交，在后正中线两侧平第 10 胸椎棘突。小儿肺下界比成人约高 1 个肋。

2. 肺门和肺根　肺门（hilum of lung）位于纵隔面中部，有主支气管、肺动脉和静脉、支气管动脉和静脉、淋巴管和神经等结构出入。支气管肺门淋巴结位于肺门处。结核或肿瘤引起支气管肺门淋巴结肿大时，可压迫支气管，甚至引起肺不张。出入肺门的结构被结缔组织包绕，形成肺根（pulmonary root）。肺根内主要结构的排列顺序，从前往后依次为肺上静脉、肺动脉、主支气管和肺下静脉。自上而下，左肺根内依次为肺动脉、主支气管、肺上静脉、肺下静脉，右肺根内依次为上叶支气管、肺动脉、中间支气管、肺下静脉。在肺根诸结构中，肺下静脉的位置最低，手术切断肺韧带时应注意保护该静脉。肺根前方有膈神经和心包膈血管，后方有迷走神经，下方连有肺韧带。右肺根后上方有奇静脉勾绕，左肺根上方有主动脉弓跨过（图 5 - 4、5 - 5）。

3. 支气管肺段　每一肺段支气管（segmental bronchi）及其分支所分布的肺组织为一个支气管肺段（bronchopulmonary segment），简称肺段（图 5 - 6）。肺段呈锥形，底位于肺表面，尖朝向肺门。肺段之间含有少量结缔组织和段间静脉，是肺段切除时的分界标志。每侧肺有 10 个肺段。由于左肺尖段支气管与后段支气管、内侧底段支气管与前底段支气管常出现共干，形成尖后段和前内侧底段，故左肺只有 8 个肺段。

4. 肺的血管、神经和淋巴

（1）血管：肺的血管有肺血管和支气管血管两个系统。肺血管为功能性血管，参与气体

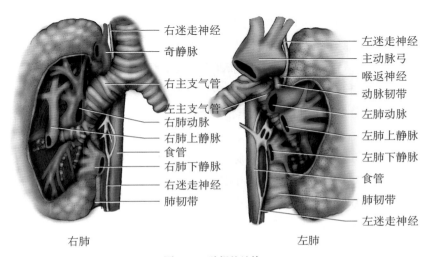

右肺　　　　　　　　　　　　　左肺

图 5 - 4　肺根的结构

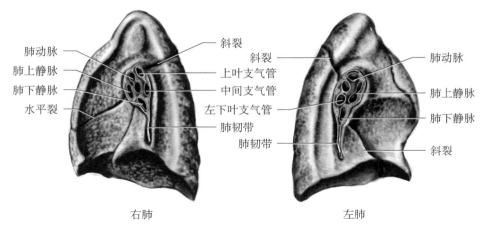

图 5‐5　肺门处的结构

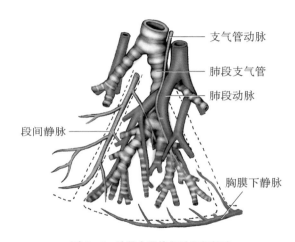

图 5‐6　肺段内结构和肺段间静脉

交换;支气管血管为营养性血管,供给肺组织氧气和营养物质。肺动脉和支气管动脉的终末支之间存在吻合。肺动脉狭窄或阻塞时,支气管动脉代偿肺动脉,参与气体交换。慢性肺疾病患者,压力较高的支气管动脉血液流向肺动脉,可加重肺动脉的高压。

肺动脉和肺静脉:肺动脉在肺内的分支多与支气管的分支伴行。肺静脉在肺内的属支分为段内静脉和段间静脉,段间静脉收集相邻肺段的血液。左肺上、下静脉分别收集左肺上、下叶的血液。右肺上静脉收集右肺上、中叶的血液,右肺下静脉收集右肺下叶的血液。

支气管动脉和支气管静脉:支气管动脉起自胸主动脉或右肋间后动脉,与支气管的分支伴行,分布于支气管、肺动脉、肺静脉、肺淋巴结和脏胸膜。左侧支气管静脉注入半奇静脉,右侧支气管静脉注入奇静脉或上腔静脉。

(2)淋巴:肺有浅、深两组淋巴管,浅组位于脏胸膜深面,深组位于各级支气管周围。肺泡壁无淋巴管。浅、深两组淋巴管主要在肺门处相互吻合,回流入支气管肺门淋巴结。肺的淋巴结包括支气管肺门淋巴结和位于肺内支气管周围的肺淋巴结。

临床上关于淋巴结的分组,所采用的命名体系各不一样。国际肺癌研究协会 2009 年对肺癌淋巴结转移分区作了改进,推荐了新的分区方法。

(3) 神经:肺的神经来自肺丛的迷走神经、交感神经和内脏感觉神经的分支。迷走神经兴奋引起支气管平滑肌收缩、血管扩张和腺体分泌,交感神经兴奋的作用则与之相反。内脏感觉纤维分布于支气管黏膜、肺泡和脏胸膜。

(四) 临床要点

肺切除术是某些肺内或支气管疾病的手术治疗手段。根据病变的性质、范围和病人肺功能的情况,可以切除一侧全部肺(即全肺切除术);也可以进行肺部分切除(包括肺叶切除、肺段切除或楔形切除);还可以切除两个肺叶,或作肺叶加肺段切除。对肺癌病人常在切除肺叶或全肺的同时,清除纵隔淋巴结,手术原则是肺切除的范围应该足够,使肺内病灶完全切除,不能残留复发;但又应尽可能少切,保存尽量多的正常肺组织,以维持较好的肺功能。近年来,随着微创理念的兴起和手术器械的改善,胸腔镜下行肺叶切除术已渐成熟。

三、 层次解剖

(一) 胸壁的解剖

在解剖胸壁前,触摸各体表标志,观察和复习在上肢解剖中已解剖过的结构。

1. 观察肋间隙和胸骨下角　摸到胸骨角,确认第 2 肋,以此计数各肋骨及肋间隙。肋间隙的宽窄各有不同,一般上部及后部的肋间隙较宽。由于第 6、第 7 肋软骨互相紧密靠拢,故胸骨旁的第 6 肋间隙甚窄。胸骨下角由左、右肋弓组成。

2. 肋间肌、肋间血管和神经的解剖　肋间外肌在肋骨前端处向前续为肋间外膜。观察肋间外肌的纤维方向和肋间外膜。透过肋间外膜可见肋间内肌,该肌的纤维方向与肋间外肌相反。

沿第 3 或第 4 肋软骨下缘剪断肋间外膜宽约 2 cm,将其翻向下方,可见深面的肋间内肌。肋间内肌的前端达胸骨外侧缘,向后至肋角处移行为肋间内膜(暂不解剖)。在腋前线处,沿第 4 或第 5 肋骨下缘找到肋间神经的外侧皮支,追踪至肋间神经的主干。在肋下缘处,先后剪断肋间外肌和肋间内肌宽约 2 cm,翻向外侧,分离沿肋骨下缘分布的肋间后血管和肋间神经主干。注意观察血管和神经深面的肋间最内肌,该肌位于肋间隙中份,肋间内肌的深面,此两肌纤维方向相同(图 5-7)。

3. 开胸　按以下步骤开胸。

(1) 横行锯断胸骨柄的中份,操作时注意保护周围关节深部的结构。

(2) 用咬骨钳或剪刀沿左、右第 1 肋间隙向外侧剪至腋中线,然后向下依次切断第 2～10 肋骨和肋间肌。操作者在解剖过程中必须注意肋骨断端的尖锐骨片,以免划破自己的手。

(3) 当两侧的肋骨和肋间组织都剪断后,用一只手自胸骨柄处缓缓向上提起胸前壁,另一只手同时将胸骨深面的结构和组织压向后方,并向下和向两侧将肋胸膜与胸前壁分离。上提胸前壁时注意勿折断胸骨或肋软骨。在提起胸前壁时,距胸廓内血管起点约 2 cm 处剪

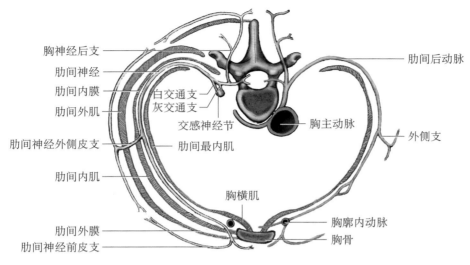

胸神经后支
肋间神经
肋间内膜
肋间外肌
肋间神经外侧皮支
肋间内肌
肋间外膜
肋间神经前皮支
白交通支
灰交通支
交感神经节
肋间最内肌
胸横肌
肋间后动脉
胸主动脉
外侧支
胸廓内动脉
胸骨

图 5 - 7　肋间血管和神经的行径

断该血管。最后,将胸前壁翻向下,置于腹前壁上。

　　4. **胸廓内动、静脉和胸骨旁淋巴结的解剖**　　在翻下的胸前壁的内侧面,解剖出胸廓内血管。胸廓内动脉紧贴第 1～6 肋软骨后面,沿胸骨侧缘外侧 1～1.5 cm 处下行,至第 6 肋间隙处分为肌膈动脉和腹壁上动脉。胸廓内动脉上段发出的心包膈动脉与膈神经伴行。左右胸廓内静脉分别与同名动脉伴行(图 5 - 8)。

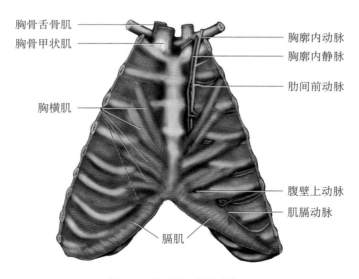

胸骨舌骨肌
胸骨甲状肌
胸横肌
胸廓内动脉
胸廓内静脉
肋间前动脉
腹壁上动脉
肌膈动脉
膈肌

图 5 - 8　胸廓内血管和胸横肌

　　在胸前壁下部,透过胸内筋膜可见胸横肌附着于胸骨和肋软骨后面,观察肌纤维的走向。纵行剪开胸横肌,暴露胸廓内血管下段,并追至肌膈动脉与腹壁上动脉分支处。在胸廓内血管周围的脂肪内剥离胸骨旁淋巴结。胸骨旁淋巴结引流腹前壁和乳房内侧部的淋巴,并收纳膈上淋巴结的输出淋巴管,其输出淋巴管参与合成支气管纵隔干。

在翻下的胸前壁上,可见每个肋间隙的上位肋骨下方和下位肋骨的上方各有一支血管,它们是发自胸廓内动脉的肋间前动脉的分支,向后与肋间后动脉吻合。每个肋间隙的血管都构成一个动脉环。由于每一肋间隙的前份上、下各有一动脉,故在胸前壁进行穿刺时,应从肋间隙中间进针。

再从胸壁断端的外侧端观察,可见肋间肌分为 3 层,肋间血管、神经的本干走行于第 2、第 3 层肌肉之间。在腋中线以后,血管、神经行于肋骨下缘的肋沟内。在肋沟内血管、神经自上而下依次为:静脉、动脉和神经。故在腋中线以后进行胸膜腔穿刺时,应在肋间隙下位肋骨的上缘进针,以避免伤及血管神经本干。

5. 胸后壁 留待后面观察。

(二) 胸膜和胸膜腔的探查

1. 胸膜和胸膜腔 剪开与胸前壁分离的肋胸膜,将手伸入胸膜腔内进行探查。触摸和观察肺表面的脏胸膜及贴于胸壁内面、膈上面和纵隔表面的壁胸膜,体会胸膜腔。

将手经胸膜腔伸向胸膜顶和肺尖之间,探查胸膜顶的位置及其毗邻。胸膜顶向上超出第 1 肋,突入颈根部,其位置高出锁骨内侧 1/3 上缘 2~3 cm。在颈部,胸膜顶的表面覆盖有一层筋膜,即席氏筋膜(Sibson fascia)。此筋膜实为胸内筋膜的延续,因此处无胸廓保护,所以特别增厚构成胸膜顶的被膜。胸膜顶的前、外、后 3 面更有前、中、后斜角肌围绕,锁骨下动脉则绕过胸膜顶前方穿出斜角肌间隙。

2. 胸膜返折线 左、右两侧同时用手伸入胸膜腔内,循胸膜顶向下行,探测肋胸膜与纵隔胸膜之间的前返折线。左、右胸膜前返折线自胸膜顶向下逐渐靠拢,在第 2~4 肋水平之间两者在正中线稍偏左侧可互相接触或重叠。自第 4 肋以下,左、右胸膜前返折线又分开,且不对称。右侧几乎沿正中线继续下降至胸骨体下端,然后斜向外至右第 6 胸肋关节处,移行为胸膜下返折线。左侧在第 4 胸肋关节处向左倾斜,然后沿胸骨左缘继续往下至第 6 肋软骨处,移行为胸膜下返折线。

观察胸骨角以上和第 4 肋以下,左、右胸膜前返折线之间的间隙。上方为胸腺区,有胸腺或脂肪组织所填充;下方为心包区,在此心包的前面没有胸膜遮盖而直接与胸骨相贴。将胸前壁复位,标出胸膜前界的体表投影。

将手指沿肋胸膜与膈胸膜之间,自纵隔向外侧移动,可触及胸膜下返折线。胸膜下返折线一般从第 6 肋软骨向外下方延伸,在锁骨中线跨第 8 肋,腋中线跨第 10 肋,遂向后行。胸后壁的胸膜下返折线在竖脊肌(骶棘肌)外侧缘达第 12 肋,并由此经第 12 肋内侧段下方到脊柱。此部分内容可待肺去除后再观察。

观察比较左、右侧的胸膜下返折线的位置(见图 5 - 3)。

3. 胸膜隐窝 探查胸膜腔时可发现胸膜顶和左、右胸膜前返折线与肺相贴或基本上是一致的,但胸膜的某些地方,即使在深吸气时也不为肺组织所填充,其间的胸膜腔即称为胸膜隐窝。将手插入肋胸膜与膈胸膜返折处的胸膜腔,探查呈半环形的肋膈隐窝(肋膈窦)。然后,在心切迹右侧的胸膜腔内探查左肋纵隔隐窝(左肋纵隔窦),观察肺缘与胸膜隐窝的关系。由于死后肺塌陷,胸膜隐窝较实际要深。

观察膈突入胸腔的高度。通常情况下,右侧膈肌在锁骨中线可达第 5 肋水平,左侧最高点低于右侧一肋。

4. 肺韧带　将肺下部拉向外,可见位于肺根下方的肺韧带。该韧带为连于肺与纵隔之间的胸膜皱襞。可将手伸至肺韧带下缘处,触摸该韧带。

(三) 肺的解剖

1. 观察肺的形态　肺呈圆锥形,其肋面、膈面和纵隔面分别与胸壁、膈和纵隔相对。肺尖的上方覆以胸膜顶,突入颈根部。肺底借膈与腹腔分开。左肺前缘下部有心切迹。左肺借斜裂分为上、下两叶,右肺借斜裂和水平裂分为上、中、下 3 叶。肺裂常有变异,故可出现额外的肺裂和肺叶。观察时需注意,尸体上的肺已萎缩,与活体存在差别。

2. 观察肺根和取肺　透过纵隔胸膜可观察到肺根的毗邻结构。在肺根的纵隔端,前方有膈神经和心包膈血管在纵隔胸膜和心包之间下降,后方有迷走神经下降。左肺根上方有主动脉弓跨过,右肺根后上方有奇静脉勾绕,奇静脉位于迷走神经的外侧。

剪开肺根处的胸膜,分离和观察肺根内的结构及其毗邻关系,并将左、右肺根进行比较(见图 5 - 4)。

左肺根的结构由浅入深依次为最浅(前面)的肺上静脉,其后下方为肺下静脉,将之追至肺门,可见其周围有若干淋巴结,即肺门淋巴结。在近肺门处切断肺上、下静脉。在肺上静脉的后上方,可找到肺动脉,它的管壁较厚,在靠近肺门处切断肺动脉。近肺门处,肺动脉移至主支气管的上方,入肺门后转至主支气管的后方。近肺门处切断主支气管及其后方的胸膜和肺根下方的肺韧带,取出左肺。

右肺根的结构由浅入深依次为肺上静脉,将之追至肺门,可见其附近有若干淋巴结,即肺门淋巴结。在近肺门处切断肺上静脉。在该静脉的后方找出肺动脉,其管壁较厚,在近肺门处切断该动脉。在该动脉的后方稍高处可见主支气管。在肺根的下部可见肺下静脉,它的位置较深。切断主支气管、肺下静脉、肺根后方的胸膜和下方的肺韧带,取出右肺。

3. 观察出入肺门的结构　肺门为肺纵隔面中部的凹陷,有支气管、肺动脉和静脉、支气管动脉和静脉、淋巴管和神经等结构出入。支气管肺门淋巴结位于肺门处,多呈黑色。肺门处的支气管、肺动脉和肺静脉的排列关系和肺根大致相同(见图 5 - 5)。

4. 肺内支气管　自肺门处沿支气管剥离肺组织,显露主支气管(principal bronchi)、肺叶支气管(lobar bronchi)和肺段支气管(segmental bronchi)。观察这 3 级支气管在肺内的分支。同时,解剖与支气管伴行的肺动脉分支,以及沿支气管排列的肺淋巴结。解剖和观察肺静脉属支后将其剪除,以便充分显露支气管和肺动脉分支。

左主支气管进入肺门后分为上、下叶支气管。上叶支气管向外行,分为上、下两干,上干分为前、尖、后段支气管,分布于上叶的上部;下干分为上、下舌段,分布于左肺小舌。下叶支气管为左主支气管的延续,向后外侧发出上段支气管,分布于下叶的尖端部分。主干行向后下外侧,分为内侧、外侧、前、后底段支气管,分布于下叶的其余部分(图 5 - 9)。

右主支气管进入肺门后即发出上叶支气管,后者分为前、尖、后段支气管。中叶支气管在上叶支气管起始端下方约 1.8 cm 处发自右主支气管前壁，分为内、外侧段支气管。下叶支气管为右主支气管的延续，由后壁发出上段支气管，分布于下叶的上部。主干行向后下外侧，分为内侧、外侧、前、后底段支气管，分布于下叶的其余部分(图 5-9)。

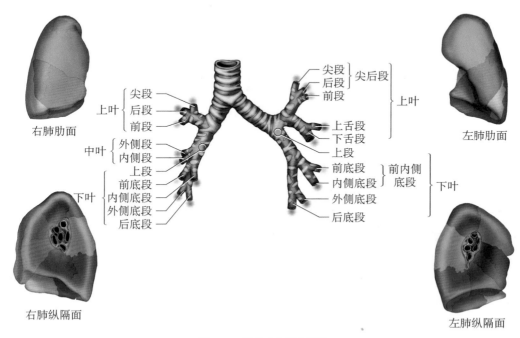

图 5-9　肺段支气管和肺段

（四）胸后壁的解剖

待肺去除以后，观察胸后壁的胸膜壁层。肋胸膜在脊柱两侧逐渐移行为纵隔胸膜，其移行处即后返折线(不明显)。透过胸后壁的胸膜壁层，可见位于肋间隙中的肋间血管、神经及位于脊柱两侧的胸段交感干和它的分支。剥除胸后壁的胸膜壁层，由于此处胸内筋膜较发达，故胸膜极易剥离。

胸膜壁层剥离后，可清楚地观察到胸后壁上的肋间血管和神经，即肋间后动脉、肋间后静脉和肋间神经。在肋角以内，肋间血管、神经位于肋间隙中间，无肋沟保护；在肋角处，肋间血管神经进入肋间最内肌与肋间内肌之间，并在相应的肋沟内行走。在胸后壁的下部，肋间最内肌可跨过一个以上的肋骨，此即肋下肌，亦是肋间最内肌的同源结构。

肋间后动脉在肋角附近分为上、下两支，分别沿着上位肋骨下缘和下位肋骨上缘前行，并与胸廓内动脉的分支肋间前动脉的上、下支形成吻合。由于肋间后动脉的下支较细小，甚至缺如，故于腋中线以后进行胸膜腔穿刺时，应于下位肋骨上缘进针。肋间前动脉的下支较粗大，故于腋中线以前进行胸膜腔穿刺时，为避免损伤血管应于肋间隙中间进针。

第 1 和第 2 肋间动脉由肋颈干的分支肋间最上动脉发出。肋间最上动脉发出后，经胸膜顶的后方，在第 1 肋骨颈和第 1 肋间神经的前方，第 1 胸神经节或星状神经节的外侧，至第 1

肋间隙分出第 1 肋间动脉,继续下降经第 2 肋骨颈至第 2 肋间隙形成第 2 肋间动脉。肋间最上动脉分布于第 1、第 2 肋间隙,肋间后动脉分布于第 3～11 肋间隙,最下 1 对肋间动脉位于第 12 肋下方,故称肋下动脉。

肋间神经在肋角处发出的下支沿下位肋骨的上缘前行。观察肋沟处血管神经的排列顺序。

第三节　纵　　隔

一、基本要求

（1）纵隔的范围、分部以及左、右侧面观中各器官的毗邻。

（2）食管、胸导管、胸主动脉在胸腔内的位置及走行特点。

（3）心脏的位置和结构。

二、主要内容

（一）概述

1. 境界与位置　纵隔是左、右两侧纵隔胸膜之间全部器官、结构和组织的总称。纵隔呈矢状位,位于胸腔正中偏左,上窄下宽,前短后长。纵隔的前界为胸骨,后界为脊柱,两侧为纵隔胸膜,上方为胸廓上口,下方为膈。正常情况下,纵隔的位置固定,当一侧发生气胸时,纵隔可向对侧移位。

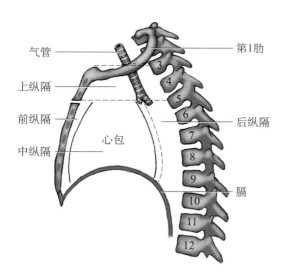

图 5 - 10　纵隔的分区

2. 分区　通常采用四分法进行分区,即以胸骨角和第 4 胸椎体下缘平面为界,将纵隔分为上纵隔和下纵隔。下纵隔又以心包为界,分为前纵隔、中纵隔和后纵隔。临床上有时也采用三分法,即以气管和支气管的前壁及心包后壁为界,分为前纵隔和后纵隔,其中前纵隔又以胸骨角平面为界分为上纵隔和下纵隔(图 5 - 10)。

3. 内容物

（1）上纵隔:上纵隔内的器官和结构由前向后可分为 3 层。前层有胸腺、头臂静脉和上腔静脉,中层有主动脉弓及其分支、膈神经和迷走神经,后层有气管、食管、胸导管和左喉返神经等。

（2）下纵隔:前纵隔内有胸腺下部、纵隔前淋巴结和疏松结缔组织。中纵隔内有心包、心、出入心的大血管根部、膈神经和心包膈血管等。后纵隔内有食管、迷走神经、胸主动脉、奇静脉、半奇静脉、副半奇静脉、胸导管、交感干胸部和纵隔后淋巴结等。

4. 纵隔间隙 纵隔内各器官和结构之间含有疏松结缔组织,并在某些部位形成间隙,有利于器官运动和胸腔容积的变化,如大血管搏动、呼吸时气管运动和食管蠕动等。纵隔间隙与颈部、腹部的间隙相通,故颈部的渗液可向下蔓延至纵隔,纵隔气肿的气体可向上扩散至颈部,纵隔的渗液也可向下蔓延至腹部。

（1）胸骨后间隙（retrosternal space）：位于胸骨和胸内筋膜之间。该间隙的炎症可向膈蔓延,甚至穿膈至腹部。

（2）气管前间隙（pretracheal space）：位于上纵隔内,在气管、气管权与主动脉弓之间,向上与颈部的气管前间隙相通。

（3）食管后间隙（retroesophageal space）：位于后纵隔内,在食管与胸内筋膜之间,内有奇静脉、副半奇静脉和胸导管等。食管后间隙向上与咽后间隙相通,向下通过膈的潜在性裂隙与腹膜后间隙相通。

（二）动脉韧带

动脉韧带为胚胎时期动脉导管的遗迹,连于主动脉弓下缘和左肺动脉起始部的后上壁。动脉韧带长 0.5～2.3 cm,直径为 0.2～0.6 cm。动脉导管若在出生后 1 年内尚未闭锁,则为动脉导管未闭。此时,主动脉内的血液经未闭的动脉导管流入肺动脉,肺血流量增多,可发生肺动脉高压。在行动脉导管未闭术时,术中游离肺动脉端时应将心包后壁推向前方,以免损伤心包。由于左喉返神经绕主动脉弓下方或动脉韧带的后下方,手术时须轻轻游离和牵拉左迷走神经,使左喉返神经远离未闭的动脉导管,以便结扎动脉导管时避免损伤左喉返神经。

（三）气管胸部

1. 毗邻 气管前方有主动脉弓、头臂干、左颈总动脉和心深丛,后方有食管,左后方有左喉返神经,左侧有左迷走神经和锁骨下动脉,右侧有奇静脉弓和右迷走神经,右前方有右头臂静脉和上腔静脉。左主支气管前方有左肺动脉,后方有胸主动脉,中段上方有主动脉弓跨过。右主支气管前方有升主动脉、右肺动脉和上腔静脉,上方有奇静脉弓。

2. 血管、神经和淋巴 气管和主支气管的动脉主要来自甲状腺下动脉、支气管动脉、肋间后动脉和胸廓内动脉,静脉分别注入甲状腺下静脉、头臂静脉和奇静脉。主支气管淋巴管注入气管支气管淋巴结,气管淋巴管注入气管支气管淋巴结和气管旁淋巴结。这些淋巴结引流肺、气管和支气管的淋巴,在成人可呈黑色。迷走神经、喉返神经和交感神经的分支分布于气管和主支气管的黏膜和平滑肌。

（四）心包

1. 心包和心包腔 心包（pericardium）是包裹心和出入心的大血管根部的圆锥形纤维浆膜囊,分内、外两层,外层为纤维心包,内层为浆膜心包。浆膜心包又分为脏、壁两层,壁层衬于纤维心包的内面,并与纤维心包愈合,脏层紧贴于心和大血管根部的表面。浆膜心包的脏、壁两层在大血管根部返折移行,两层之间的潜在性腔隙称心包腔（pericardial cavity）,内含少量浆液。在心包腔内,浆膜心包脏、壁两层返折处的间隙为心包窦,包括心包横窦

（transverse sinus of pericardium）、心包斜窦（oblique sinus of pericardium）和心包前下窦（anteroinferior sinus of pericardium）。人体直立时，心包前下窦位置最低，因此心包腔积液首先积聚于此。因该窦不被心所充满，所以为心包腔穿刺的安全部位（图5-11）。

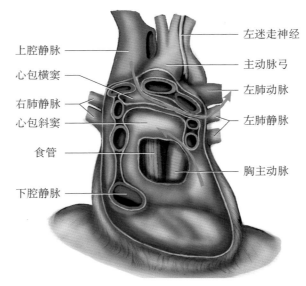

图5-11 心包、心包斜窦和横窦

2. 毗邻 心包前壁隔胸膜与肺、胸骨体和第2～6肋软骨相对，心包后方平对第5～8胸椎，有主支气管、食管、胸主动脉、奇静脉、半奇静脉等结构。左心房隔心包与食管相邻。如左心房增大，钡餐检查显示食管时可见局限性压迹和移位。心包两侧有纵隔胸膜覆盖，膈神经和心包膈血管经心包与纵隔胸膜之间下行。心包上方有上腔静脉、升主动脉和肺动脉。心包下壁与膈中心腱愈着。

（五）食管胸部

1. 毗邻 食管前方有气管、气管杈、左主支气管、左喉返神经、右肺动脉、食管前丛、心包、左心房和膈。后方有食管后丛、胸主动脉、胸导管、奇静脉、半奇静脉、副半奇静脉和右肋间后动脉。左侧有左颈总动脉、左锁骨下动脉、主动脉弓、胸主动脉、胸导管上段。右侧有奇静脉弓。左主支气管平第4、第5胸椎水平跨越食管的前方。该处食管较狭窄，是异物滞留和食管癌的好发部位。

在上纵隔左侧面后部，由左锁骨下动脉、脊柱和主动脉弓围成食管上三角，内有胸导管和食管上份。在下纵隔左侧面后部，由心包、胸主动脉和膈围成食管下三角，内有左侧迷走神经和食管下份。食管左侧只有在食管上、下三角处与纵隔胸膜相贴，右侧除奇静脉弓处外全部与纵隔胸膜相贴。右侧纵隔胸膜在肺根以下常突入食管与奇静脉和胸导管之间，形成食管后隐窝（retroesophageal recess）。若该处的左、右纵隔胸膜靠近，可形成食管系膜（mesoesophagus）。经左胸作食管下段手术时，如果损伤食管系膜，可破入右侧胸膜腔，导致气胸。

2. 血管、神经和淋巴　食管胸上段的动脉来自肋间后动脉和支气管动脉,胸下段的动脉来自胸主动脉发出的6～9支食管动脉。食管静脉注入奇静脉、半奇静脉和副半奇静脉。食管胸上段的淋巴管注入气管支气管淋巴结,胸下段的淋巴管注入纵隔后淋巴结和胃左淋巴结。食管的部分淋巴管可不经淋巴结直接注入胸导管。喉返神经支配食管的骨骼肌,交感神经和迷走神经支配平滑肌,内脏感觉神经分布于食管黏膜。

（六）胸导管

胸导管(thoracic duct)在胸部可分为上、下两段。

1. 胸导管下段　胸导管下段在第5～12胸椎体水平,位于脊柱和右肋间动脉之前,奇静脉与胸主动脉之间,食管的后方。右侧的纵隔胸膜在此处于奇静脉和胸导管的前面,再转折到食管的后面,形成食管后隐窝。因此在胸导管下段受损时,淋巴可以流入右胸膜腔,出现右侧乳糜胸。

2. 胸导管上段　胸导管上段在第4胸椎水平以上,胸导管在上升中逐渐偏向左侧,至第3胸椎处,出现于主动脉弓的上方、食管的左后方。此处,左侧的纵隔胸膜往往紧贴胸导管的左缘,因此胸导管上段损伤时,可以出现左侧乳糜胸。

（七）纵隔淋巴结

纵隔淋巴结(mediastinal lymph node)较多,分布广泛,且排列不规则,各淋巴结群间也无明显界线。主要有以下几群(图5-12)。

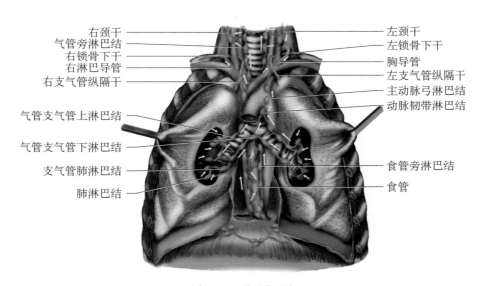

右颈干
气管旁淋巴结
右锁骨下干
右淋巴导管
右支气管纵隔干
气管支气管上淋巴结
气管支气管下淋巴结
支气管肺淋巴结
肺淋巴结
左颈干
左锁骨下干
胸导管
左支气管纵隔干
主动脉弓淋巴结
动脉韧带淋巴结
食管旁淋巴结
食管

图5-12　纵隔淋巴结

1. 纵隔前淋巴结

（1）纵隔前淋巴结(anterior mediastinal lymph node):位于上纵隔前部和前纵隔内,在大血管、动脉韧带和心包的前方,收纳胸腺、心包、心等淋巴管,其输出管参与组成支气管纵隔干。

（2）纵隔前上淋巴结:位于胸腺后方,大血管附近,可分为左、右两群。左群一般为3～6

个淋巴结。有主动脉弓淋巴结、动脉韧带淋巴结。它们收纳左肺上叶、气管、主支气管、心包和心左半的淋巴管,其输出管注入左支气管纵隔干。由于主动脉弓淋巴结与左迷走神经、左膈神经以及左喉返神经紧邻,故该淋巴结肿大时可压迫这些神经而引起膈活动异常及声音嘶哑等症状。右群通常有2~10个淋巴结。位于上腔静脉和左、右头臂静脉汇合处的前面,主要收纳气管、主支气管、心包和心右半的淋巴管,其输出管注入右支气管纵隔干。

2. 纵隔后淋巴结(posterior mediastinal lymph node) 指上纵隔后部和后纵隔内的淋巴结。位于心包后面,沿食管胸段、气管和胸主动脉两侧排列。接受食管胸段、胸主动脉、心包和膈的淋巴管,输出管最后注入胸导管或右淋巴导管。主要有:食管旁淋巴结、气管旁淋巴结、气管支气管上淋巴结、气管支气管下淋巴结、支气管肺淋巴结、肺淋巴结等。

支气管、气管及肺的淋巴结数目多,其淋巴引流的方向为:肺的淋巴管→肺淋巴结→支气管肺淋巴结→气管支气管上、下淋巴结→气管旁淋巴结→左、右支气管纵隔干→胸导管和右淋巴导管。

三、 层次解剖

为了对纵隔内的诸多结构建立一个立体的空间概念,并能结合临床上的实际需求,我们将从前面、左侧和右侧3个方向对纵隔进行观察,以便全面了解纵隔内器官的局部位置及其毗邻关系。

(一) 纵隔前面观

1. 上纵隔的解剖 上纵隔是指位于胸骨角至第4胸椎体下缘平面以上的部分。上纵隔内的浅层结构主要是胸腺。如系童尸,可观察到胸腺,如系成人,则胸腺已退化为若干纤维结缔组织。剖开胸腺(或结缔组织)和左、右胸膜前返折线,可见位于深层的上腔静脉及其属支——左、右头臂静脉。在静脉层的深面主要为主动脉弓及其分支——自右向左分别为:头臂干、左颈总动脉和左锁骨下动脉,这些分支都经头臂静脉后方进入颈根部。在主动脉弓的前面可见左迷走神经和左膈神经跨过,其中左迷走神经位于左膈神经的后方。跨过主动脉弓后,膈神经行于肺根的前方,而迷走神经行于肺根的后方。在主动脉弓下缘可见左迷走神经发出的左喉返神经,其位于动脉韧带的后下方。观察由左膈神经、左迷走神经和左肺动脉围成的动脉导管三角(triangle of ductus arteriosus)。在该三角内有动脉韧带、左喉返神经和心浅丛。动脉导管三角是手术中寻找动脉导管的标志,在此三角手术时应注意勿伤及左侧喉返神经。

在动脉的深面为气管,在气管的右侧可见右迷走神经沿其下行。上纵隔的最深面为食管,在食管的左前缘可见左喉返神经上行,左后缘可见胸导管上行(图5-13)。

2. 心包及其毗邻的解剖 心包的两侧与左、右纵隔胸膜之间有疏松结缔组织相隔,膈神经及心包膈血管就走行在该疏松结缔组织之内。心包包绕心脏,偏左侧。心包的前面与胸骨体和第2~6肋软骨相对,大部分有胸膜覆盖,只有部分心包区无胸膜覆盖,直接与胸前壁相贴,故将该部分称为心包裸区。其范围大小也因人而异,一般相当于左侧第4~6肋软骨的胸骨端,第4~5肋间隙和胸骨下份的左半部分。心包的上端附着在升主动脉、肺动脉和上腔

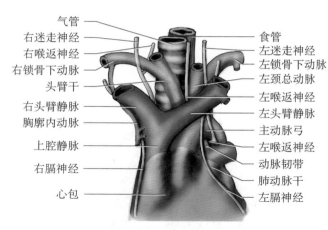

气管
右迷走神经
右喉返神经
右锁骨下动脉
头臂干
右头臂静脉
胸廓内动脉
上腔静脉
右膈神经
心包

食管
左迷走神经
左锁骨下动脉
左颈总动脉
左喉返神经
左头臂静脉
主动脉弓
左喉返神经
动脉韧带
肺动脉干
左膈神经

图 5-13　上纵隔的结构

静脉等大血管的上部,纤维心包与这些大血管的外膜相移行。心包的下面与膈肌中心腱紧密相贴,其前份可勉强分开。查看心包腔时,可沿心包的上附着线作弓形切口,再沿两侧缘各作一纵向切口,把它的前壁向下翻转。此时心脏的前面游离,可在心脏的胸肋面上观察左右心耳、左右心室、肺动脉根部和升主动脉。

用手指从左侧伸入肺动脉和主动脉的后方,该指可以从升主动脉右缘与上腔静脉之间穿出。主动脉、肺动脉的后方和上腔静脉、左心房前壁之间手指所通的间隙即心包横窦,其大小可容纳一示指。在心脏及大血管手术时可在此处钳夹升主动脉及肺动脉,暂时性地阻断血流。将心尖抬起,用手指插入心脏的后面,可探明左肺静脉、右肺静脉和下腔静脉入口之间的隐窝,即心包斜窦。心包积液在此窦内不易引流。心包壁层的前壁移行为下壁之处,与心脏之间形成一较大的心包前下窦,其深度 1～2 cm。此处不被心脏所充满,是心包积液潴留处,也是心包穿刺的适宜部位(见图 5-11)。

在心包腔内,用刀紧贴膈切断下腔静脉,提起心脏,清除心包内的黏液块。沿着膈横行切断后方的心包壁层,再沿两侧缘作向上纵向切口,然后将心包(心脏)向上翻起,查看其后方的结构。心包后方主要有主支气管、食管、胸主动脉、奇静脉等,以及淋巴结和位于主动脉弓后面和气管权前面的心深丛。食管居于最前面,略偏右,食管的前面与左心房相邻。胸主动脉位于食管的左后方,将食管推向左侧即可见到食管后方的胸导管。

(二) 纵隔左侧面观

纵隔左侧中部有左肺根,肺根的前下方有心包隆凸。左膈神经和左心包膈血管经主动脉弓的左前方和肺根的前方下行,再沿心包侧壁下行至膈。左迷走神经于主动脉弓的左前方和肺根的后方下行,在跨越主动脉弓左前方处发出左喉返神经。左喉返神经位于动脉韧带后下方,并绕主动脉弓下方折返向上。肺根后方有胸主动脉、副半奇静脉、交感干及内脏大、小神经等结构。

观察左锁骨下动脉、脊柱和主动脉弓围成的食管上三角,内有胸导管和食管上份。胸导管位于纵隔胸膜与食管之间,食管癌切除术在此三角处切开纵隔胸膜时,应避免损伤胸导管,以免引起左侧乳糜胸。观察心包、胸主动脉和膈围成的食管下三角,内有左侧迷走神经和食管下份。胸腔镜下行食管肌层切开术治疗贲门失弛缓症经此三角时,应注意避免损伤迷走神经及胸主动脉。在食管上、下三角内,食管与纵隔胸膜相贴。剖开纵隔胸膜,分离膈神经、心包膈血管、左迷走神经和左喉返神经的起始部(图 5 - 14)。

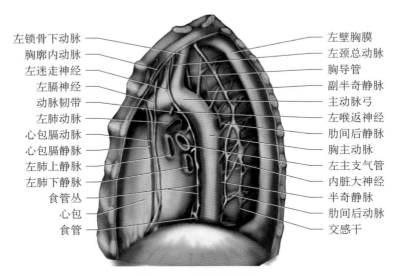

左锁骨下动脉　　左壁胸膜
胸廓内动脉　　左颈总动脉
左迷走神经　　胸导管
左膈神经　　副半奇静脉
动脉韧带　　主动脉弓
左肺动脉　　左喉返神经
心包膈动脉　　肋间后静脉
心包膈静脉　　胸主动脉
左肺上静脉　　左主支气管
左肺下静脉　　内脏大神经
食管丛　　半奇静脉
心包　　肋间后动脉
食管　　交感干

图 5 - 14　纵隔左侧面观

(三) 纵隔右侧面观

纵隔右侧中部有右肺根,肺根前下方有心包隆凸。右膈神经和右心包膈血管经上腔静脉右侧和肺根的前方下行,再贴心包侧壁下行至膈。右迷走神经在右锁骨下动脉前方处发出右喉返神经后,本干在气管右侧和肺根的后方下行。肺根后方有食管、奇静脉、交感干及内脏大、小神经等,上方有右头臂静脉、奇静脉弓、上腔静脉、气管和食管,下方有下腔静脉和食管后隐窝。剖开纵隔胸膜,分离膈神经、心包膈血管和右迷走神经(图 5 - 15)。

(四) 后纵隔的解剖

后纵隔是指胸骨角平面以下、膈以上、心包后方及胸椎前方的部分。在后纵隔内,纵行排列的结构包括:迷走神经、食管、胸主动脉、奇静脉、半奇静脉、副半奇静脉、胸导管、后纵隔淋巴结,以及交感干、内脏大、小神经等。横行排列的结构包括:肋间后动、静脉,半奇静脉在第 8、第 9 胸椎水平跨过脊柱注入奇静脉的横行部分,以及胸导管在第 4 胸椎水平横行到脊柱左侧的部分。在心包内,近纤维心包处剪断与心相连的大血管,将心取出,对后纵隔内的结构逐一进行解剖和观察。

1. 迷走神经　剖开纵隔胸膜,游离迷走神经。迷走神经经肺根的后方下行(见图 5 - 14、5 - 15)。迷走神经和交感干的分支在主动脉弓前下方及主动脉弓与气管杈之间构成心浅丛和心深丛,在肺根的周围构成肺丛。清理心浅丛、心深丛和肺丛。

左、右迷走神经的分支在食管的前面和后面构成食管前丛和食管后丛,向下汇合成迷走神经前干和迷走神经后干,经食管裂孔入腹腔。神经丛内有交感干的分支参与构成。在心包后壁作"∩"形切口,将心包后壁翻向下方,解剖食管,食管前、后丛和迷走神经前、后干,观

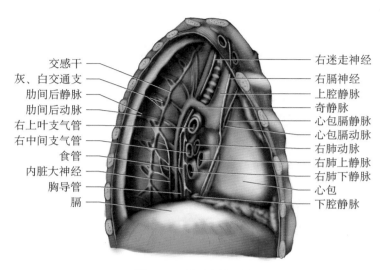

图 5 - 15　纵隔右侧面观

左侧图标注（从上到下）：交感干、灰、白交通支、肋间后静脉、肋间后动脉、右上叶支气管、右中间支气管、食管、内脏大神经、胸导管、膈

右侧图标注（从上到下）：右迷走神经、右膈神经、上腔静脉、奇静脉、心包膈静脉、心包膈动脉、右肺动脉、右肺上静脉、右肺下静脉、心包、下腔静脉

察心包后壁与食管的毗邻关系。

2. **食管胸部**　位于上纵隔后部和后纵隔内,向上经胸廓上口与食管颈部相连,向下穿膈食管裂孔续为食管腹部。在右侧肺根下方,用手探查食管后隐窝,然后用双手从纵隔两侧触摸,检查是否存在食管系膜。剖开纵隔胸膜,清理食管,观察食管与左主支气管、左心房和食管后隐窝的毗邻关系。食管与胸主动脉交叉,上部位于胸主动脉右侧,下部位于胸主动脉的前方(图 5 - 16)。

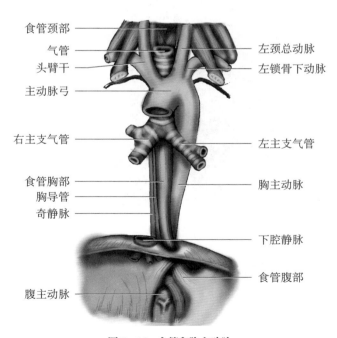

左侧标注（从上到下）：食管颈部、气管、头臂干、主动脉弓、右主支气管、食管胸部、胸导管、奇静脉、腹主动脉

右侧标注（从上到下）：左颈总动脉、左锁骨下动脉、左主支气管、胸主动脉、下腔静脉、食管腹部

图 5 - 16　食管和胸主动脉

3. 胸主动脉 剪开左侧纵隔胸膜,观察胸主动脉的毗邻和分支。胸主动脉平第 4 胸椎体下缘水平续于主动脉弓,沿脊柱和食管的左侧下行,并逐渐转至脊柱的前方和食管的后方。平第 12 胸椎水平穿膈的主动脉裂孔,续为腹主动脉。清理自胸主动脉后壁发出的肋间后动脉,并寻找自胸主动脉发出的支气管动脉和食管动脉。胸主动脉的前方有左肺根、心包和食管,后方有半奇静脉和副半奇静脉,右侧有奇静脉和胸导管,左侧与纵隔胸膜相贴。在胸主动脉和食管胸部的周围有纵隔后淋巴结,该淋巴结较小,引流食管胸部、膈和肝的淋巴,其输出淋巴管注入胸导管(见图 5 - 16)。

4. 奇静脉、半奇静脉和副半奇静脉 分离奇静脉、半奇静脉和副半奇静脉。奇静脉沿食管后方和胸主动脉右侧上行,至第 4 胸椎体高度向前勾绕右肺根,注入上腔静脉。奇静脉接受右侧肋间后静脉、食管静脉、支气管静脉和半奇静脉的血液。半奇静脉沿胸椎体左侧上行,达第 8 胸椎体高度经胸主动脉和食管后方向右跨越脊柱,注入奇静脉。半奇静脉接受左侧下部肋间后静脉、食管静脉和副半奇静脉的血液。副半奇静脉沿胸椎体左侧下行,注入半奇静脉或奇静脉,副半奇静脉接受左侧上部肋间后静脉的血液(图 5 - 17)。

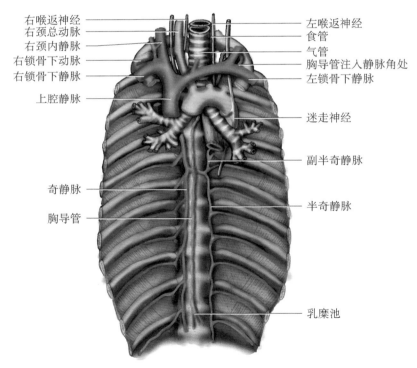

图 5 - 17 奇静脉和胸导管

5. 胸导管 将食管推向左侧,在其后方,胸主动脉和奇静脉之间的结缔组织中找出胸导管的下段。在肺根以下,尤其是在食管后隐窝处,胸膜覆盖于奇静脉和胸导管的前面。胸导管中段位于食管与脊柱之间。在肺根以上,食管上三角内,剖开左侧纵隔胸膜,沿食管左侧壁寻找胸导管上段。胸导管上段和下段与纵隔胸膜相贴,故胸导管损伤伴有纵隔胸膜破损时可引起左侧乳糜胸或右侧乳糜胸(见图 5-14、5-15、5-17)。

6. 胸交感干及内脏大、小神经 剥离纵隔胸膜,清理胸部的交感干。交感干位于脊柱两侧,奇静脉和半奇静脉的后外方,肋头和肋间血管的前方。交感干借白交通支和灰交通支与肋间神经相连。仔细分离胸部交感干神经节与肋间神经相连的灰、白交通支。

将膈推向下,在纵隔胸膜下面分离行向内下方的内脏大神经和内脏小神经(见图 5-14、5-15)。

第四节 心

一、基本要求
(1)冠状动脉的行径和分布区域。
(2)心静脉的位置和注入部位。
(3)心各腔的形态和内部结构。
(4)房间隔和室间隔的形态和结构。

二、主要内容
(一)心的位置毗邻和体表投影
心(heart)位于中纵隔内,前方对胸骨体和第 2～6 肋软骨,后方平第 5～8 胸椎,两侧与胸膜腔和肺相邻,约 2/3 位于身体正中矢状面的左侧,1/3 位于右侧。心的位置受呼吸、体型和姿势等因素的影响而改变。心的毗邻关系大致与心包相同。临床上,常在胸骨左缘第 4 肋间隙作心内注射,可避免损伤胸膜和肺。穿刺层次依次为皮肤、浅筋膜、深筋膜、胸大肌、肋间肌、胸内筋膜、心包和右心室壁,将药物注入右心室腔。

心的体表投影可用 4 点的连线表示:左上点位于左第 2 肋软骨下缘距胸骨侧缘约 1.2 cm 处,右上点位于右第 3 肋软骨上缘距胸骨侧缘 1 cm 处,左下点位于左侧第 5 肋间隙距前正中线 7～9 cm 处,右下点位于右侧第 6 胸肋关节处。左、右上点的连线为心上界,左、右下点的连线为心下界,左上、左下点间向左微凸的弧形线为心左界,右上、右下点间向右微凸的弧形线为心右界。心瓣膜的体表投影和心脏听诊部位不同(图 5-18)。

(二)冠状动脉的分布特点
左、右冠状动脉在心胸肋面的分支和分布较恒定,但在膈面变异较大。根据左、右冠状动脉在膈面的分布范围大致分为 3 种类型:①右优势型,最常见,约 70%。右冠状动脉分支除分布右室膈面外,还越过房室交点和后室间沟,分布左室膈面的一部分或全部。②均衡型,约 25%左右。左、右心室的膈面分别由左、右冠状动脉分布。③左优势型,最少,约 5%左右。左冠状动脉分支除分布左室膈面外,还越过房室交点和后室间沟,分布右室膈面的一部分。注意这种分型中所谓的优势动脉仅指其在心膈面的分布范围,并非指供血量多少。在供血量方面,各型的左冠状动脉占绝对优势,该动脉狭窄或闭塞引起的心肌梗死比右冠状动

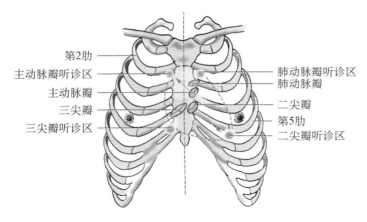

第2肋
主动脉瓣听诊区
主动脉瓣
三尖瓣
三尖瓣听诊区

肺动脉瓣听诊区
肺动脉瓣
二尖瓣
第5肋
二尖瓣听诊区

图 5-18 心的体表投影

脉严重,尤其是左优势型的左冠状动脉。

冠状动脉及其主要分支位于心外膜深面,埋于脂肪内。冠状动脉的主干或分支在行程中可有一段穿经心肌,表面被心肌所覆盖,该段动脉称壁冠状动脉,表面的心肌称心肌桥。壁动脉易发生在前、后室间支,长度为 2.0～5.0 cm。壁动脉由于受到心肌桥的保护,较少发生动脉粥样硬化。

三、 层次解剖

（一） 观察心的外形

心呈前后略扁的圆锥形。心底朝向右后上方,与上腔静脉、下腔静脉和左右肺上、下静脉等大血管相连。心尖朝向左前下方。胸肋面朝向前上方,3/4 由右心房和右心室构成,1/4 由左心耳和左心室构成。在胸肋面上部,肺动脉干和升主动脉分别起自右心室和左心室。膈面几乎呈水平位,朝向后下方,2/3 由左心室构成,1/3 由右心室构成。冠状沟、前室间沟、后室间沟、房间沟是心各部分在表面的分界。冠状沟、后室间沟和房间沟的会合处称房室交点(crux)。由于此处冠状沟左侧高于右侧,房间沟和后室间沟不在一条垂直线上(房间沟偏右),因此,房室交点并不在一个点上,而应称为房室交点区(crux area)。它是左、右心房和左、右心室在膈面的临界区域,其深面常有右冠状动脉的“∩”形弯曲,房室结动脉常起于该“∩”形弯曲处。前、后室间沟和冠状沟因容纳血管、淋巴管、神经和脂肪组织,故轮廓不清,剥离脂肪组织后可显露血管,以确定沟的位置(图 5-19、5-20)。

（二） 心动脉的解剖

沿冠状沟、前室间沟和后室间沟剪开心外膜,在脂肪内分离出左、右冠状动脉及其分支,了解动脉的分布范围,判断该标本的动脉优势类型及有无心肌桥的存在。

1. 左冠状动脉 左冠状动脉(left coronary artery)起自升主动脉的左冠状动脉窦,经肺动脉干和左心耳之间左行,分为前室间支和旋支(图 5-19、5-20)。

(1) 前室间支:又称前降支,为左冠状动脉的直接延续,沿前室间沟下行,其末梢多数绕过心尖切迹止于后室间沟下 1/3 与后室间支末梢吻合。在冠状动脉主干及其分支走行中,有

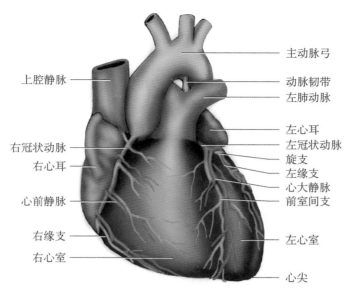

图 5 - 19　心的外形和血管(胸肋面)

主动脉弓

上腔静脉

动脉韧带
左肺动脉

左心耳
左冠状动脉
旋支
左缘支
心大静脉
前室间支

左心室

心尖

右冠状动脉
右心耳

心前静脉

右缘支
右心室

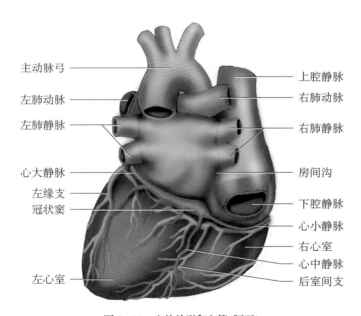

图 5 - 20　心的外形和血管(膈面)

主动脉弓

左肺动脉

左肺静脉

心大静脉
左缘支
冠状窦

左心室

上腔静脉

右肺动脉

右肺静脉

房间沟

下腔静脉
心小静脉
右心室
心中静脉
后室间支

时可被心肌桥所覆盖。在前、后室间支的表面寻找心肌桥。前室间支发出 3 组分支：①左室前支,有 3~5 支,分布于左心室前壁；②右室前支短小,分布于近前室间沟的右心室前壁；③室间隔支以 12~17 支多见,起自前室间支的深面,穿入室间隔内,分布于室间隔的前 2/3。

　　(2)旋支：沿左侧冠状沟走行,绕心左缘至左室隔面,多终止于心左缘与房室交点间的中点附近。旋支发出下列分支：①左缘支较恒定粗大,分支供应心左缘及邻近的左室壁；②左室后支多数为 1 支,分布于左室膈面的外侧部；③窦房结支约 40% 起于旋支的起始段,向上至上腔静脉口,多以逆时针方向从上腔静脉口后方绕至前面,从窦房结尾端穿入窦房结;④心房支为一些细小分支,分别供应左房前壁、外侧壁和后壁;⑤左房旋支起于旋支近侧段,分布于左房后壁。

（3）对角支:出现率约42%,自左冠状动脉分为前室间支和旋支的夹角处发出,分布于左心室的前外侧壁。

2. 右冠状动脉 右冠状动脉(right coronary artery)起自升主动脉的右冠状动脉窦,经肺动脉干和右心耳之间右行,再沿冠状沟行向右后下方,进入后室间沟,续为后室间支(见图5-19、5-20)。

（1）窦房结支:起于右冠状动脉的起始段,向上经右心房内侧壁至上腔静脉口,多以逆时针方向绕上腔静脉口穿入窦房结。

（2）右缘支:较粗大恒定,沿心锐缘左行,分布至附近心室壁。冠状动脉造影时可用作确定心缘的标志。

（3）后室间支:亦称后降支,起于右冠状动脉,沿后室间沟下行,多数止于后室间沟下1/3与前室间支的末梢吻合。该支除分支供应后室间沟附近的左、右室壁外,还发出7~12支室间隔后支,穿入室间隔,供应室间隔后1/3。

（4）右旋支:右冠状动脉的另一终支,止于房室交点与心左缘之间。

（5）右房支:分布于右心房。

（6）房室结支:起于右冠状动脉。右旋支经过房室交点时,常形成"∩"形弯曲,房室结支多起于该弯曲的顶端,向深部进入Koch三角的深面,其末端穿入房室结,供应房室结和房室束的近侧段。右冠状动脉的"∩"形弯曲是右冠状动脉造影的辨认标志。

（三）心静脉的解剖

心脏的静脉主要都伴随冠状沟及前后室间沟内的动脉行走,最后均汇入冠状窦。冠状窦位于心后下腔静脉口左侧的冠状沟内,长3~4 cm,开口于右心房内。冠状窦的主要属支有心大静脉、心中静脉和心小静脉。其中,心大静脉与前室间支伴行,继伴左旋支行走,终于冠状窦左端;心中静脉与后室间支伴行,向上注入冠状窦右端;心小静脉伴右冠状动脉行于右冠状沟内,向左注入冠状窦(见图5-19、5-20)。

（四）心房和心室的解剖

用解剖镊取出心内的淤血块,然后用清水冲洗以充分显露其内部结构,完毕后依次对心房、心室内的结构进行如下解剖观察。

1. 右心房

（1）剪开右心房壁:沿上腔静脉口前缘至下腔静脉口前缘的连线,作一垂直切口。在垂直切口的上下两端各作一横行切口。翻开右房前外壁,把右房内的血块冲洗干净。

（2）观察右心房内结构:右房内壁的纵形肌嵴——界嵴,将右心房分为后部的腔静脉窦和前部的固有心房两部分。腔静脉窦光滑,有上腔静脉、下腔静脉和冠状窦的开口,后两开口的前外侧缘各有半月形的下腔静脉瓣和冠状窦瓣。固有心房内有许多平行的梳状肌。房间隔的前缘对向升主动脉,后缘与房间沟一致。房间隔的下部有卵圆窝(fossa ovalis),是胚胎时期卵圆孔闭锁后的遗迹,是房间隔缺损的好发部位。主动脉隆凸位于房间隔的前上方,由主动脉窦向右心房凸出形成,主动脉窦瘤破裂或手术误伤时血液可流入右心房。Todoro 腱(tendon of Todoro)起自右纤维三角,在心内膜下斜向后下方,与下腔静脉瓣相续。仔细剥除心内膜,显露 Todoro 腱。在固定后的心脏标本,Todoro 腱不容易触摸和辨认。Todoro 腱、冠状窦口前内缘和三尖瓣隔侧尖附着缘围成 Koch 三角(triangle of Koch),三角的前部在心内膜深面有房室结。右心房前下壁有右房室口,仔细观察三尖瓣附于右房室口上的位置(图 5 - 21)。

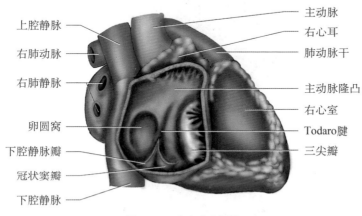

上腔静脉　　　　　　　　　　　　　　　　主动脉
右肺动脉　　　　　　　　　　　　　　　　右心耳
右肺静脉　　　　　　　　　　　　　　　　肺动脉干
　　　　　　　　　　　　　　　　　　　　主动脉隆凸
卵圆窝　　　　　　　　　　　　　　　　　右心室
下腔静脉瓣　　　　　　　　　　　　　　　Todaro腱
冠状窦瓣　　　　　　　　　　　　　　　　三尖瓣
下腔静脉

图 5 - 21　右心房内结构

2. 右心室

(1)剪开右心室壁:用小指插入肺动脉干内,以确定肺动脉瓣的水平,在肺动脉瓣以下水平作一横行短切口,切开右室前上壁,然后沿此切口两端,分别向下沿着平行于冠状沟1 cm 距离和平行于前室间沟 2 cm 距离切开右室前外侧壁,直至心的下缘。注意切口不要过深,向下翻开右室前外壁时,勿损伤隔缘肉柱。清洗右心室内血块,勿损伤三尖瓣及其腱索。

(2)观察右心室内结构:右心室以室上嵴为界分为流入道(窦部)和流出道(漏斗部)。窦部凹凸不平,内有三尖瓣、腱索、乳头肌、肉柱等结构。三尖瓣附着于右房室口处的三尖瓣环,相邻瓣叶连接形成前内侧连合、后内侧连合和外侧连合。腱索连于乳头肌和三尖瓣。每个乳头肌发出的腱索与两个相邻的尖瓣相连。隔缘肉柱附着于室间隔和前乳头肌根部,内有右束支通过。隔缘肉柱支持室间隔和前乳头肌,有限制右心室过度扩张的作用,故又称节制索。漏斗部又称动脉圆锥,室壁光滑,漏斗部向上经肺动脉口通向肺动脉(图 5 - 22)。

(3)观察肺动脉瓣和窦:自肺动脉干侧观察肺动脉窦。肺动脉瓣游离缘的中部有一半月瓣小结,肺动脉瓣与肺动脉壁围成开口向上的肺动脉窦。

3. 左心房

(1)剪开左心房壁:分别在左肺静脉口和右肺静脉口的内侧作两条垂直切口,然后在两切口下端、冠状窦的上缘作一横行切口,向上翻起左心房的后壁。

(2)观察左心房内结构:观察 4 条肺静脉的开口。左房壁内,除左心耳内有梳状肌外,其余部分光滑。向下有左房室口通向左室,观察二尖瓣的形态及瓣的位置安排(图 5 - 23)。

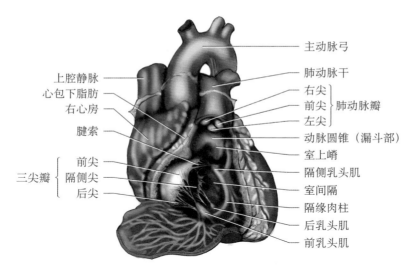

图 5-22　右心室内结构

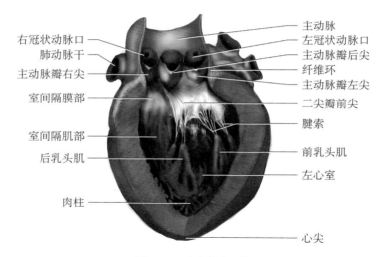

图 5-23　左心室内结构

4. 左心室

（1）剪开左心室壁：从心尖沿心左缘至肺动脉干的后方作一纵行切口，打开主动脉前庭和升主动脉。清洗左室内的血块。

（2）观察左心室内结构：左心室以二尖瓣前瓣为界分为窦部（流入道）和主动脉前庭（流出道）。窦部内有二尖瓣、腱索、乳头肌、肉柱等结构。二尖瓣附着于左房室口处的二尖瓣环，前尖和后尖的基底部延续形成前外侧连合和后内侧连合。乳头肌较粗大，其尖部发出的腱索连于二尖瓣。肉柱细小。注意观察是否存在跨越室腔的左心室条束。主动脉前庭的室壁光滑，向右后上方经主动脉口通向主动脉。主动脉瓣附着于主动脉口处的主动脉环。观察主动脉窦与室间隔膜部、二尖瓣后尖和三尖瓣隔侧尖的位置关系（见图 5-23）。

（3）观察主动脉瓣和窦：自主动脉干侧观察主动脉瓣和主动脉窦。瓣膜游离缘有一半月瓣小结。瓣膜相对的主动脉壁向外膨出，与瓣膜围成开口向上的主动脉窦，分别为左冠状动脉窦、右冠状动脉窦和无冠状动脉窦。注意观察在左、右窦的动脉壁上的左、右冠状脉开口及管径的大小。

（4）观察室间隔：室间隔的前、后缘与前、后室间沟一致，由于室间隔凸向右心室，故右心室呈新月形。室间隔分为大部分的肌性室间隔及小部分的膜性室间隔。后者从左室面观，恰位于主动脉瓣的右瓣和后瓣联合的下方；从右室面观，它被三尖瓣隔侧尖的附着线分为前后两份；前份为左心室流出道和右心房之隔，称膜性室间隔的房室部；后份为左心室和右心室之隔，为膜性室间隔的室间部（图 5 - 24）。

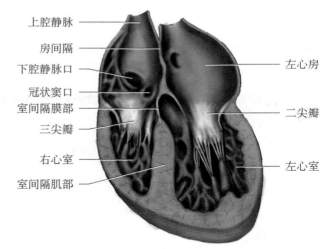

图 5 - 24　房间隔和室间隔

（五）纤维环和纤维三角

平左、右房室口和主、肺动脉口剪除左、右心房和主、肺动脉，观察纤维环和纤维三角的位置。左纤维三角（left fibrous trigone）位于二尖瓣环和主动脉环之间，右纤维三角（right fibous trigone）位于二尖瓣环、三尖瓣环和主动脉环之间（图 5 - 25）。

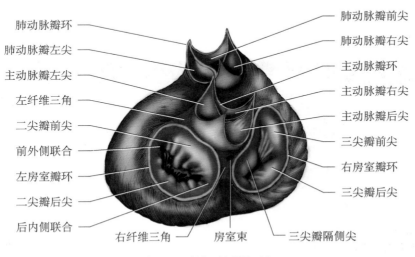

图 5 - 25　纤维环和纤维三角

（秦　杰）

第五节 断层影像解剖

一、经颈静脉切迹横断面

经颈静脉切迹横断面如图 5 - 26 所示。

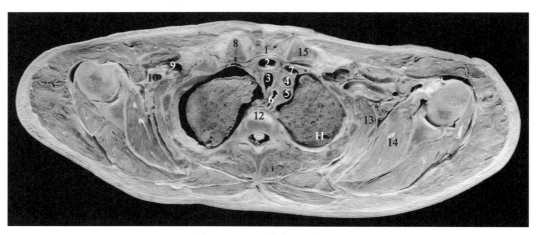

图 5 - 26 经颈静脉切迹横断面

1. 颈静脉切迹；2. 头臂干；3. 气管；4. 左颈总动脉；5. 左锁骨下动脉；6. 食管；7. 左锁骨下静脉；8. 右颈内静脉；9. 右锁骨下静脉；10. 右锁骨下动脉；11. 左肺上叶；12. 胸 2～3 椎间盘；13. 前锯肌；14. 肩胛下肌；15. 左锁骨

二、经主动脉弓上缘横断面

经主动脉弓上缘横断面如图 5 - 27 所示。

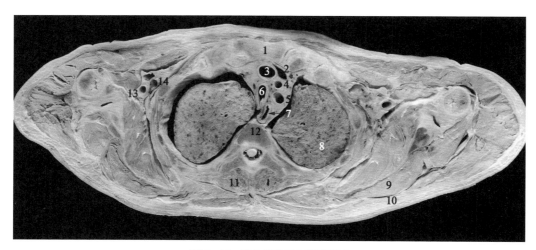

图 5 - 27 经主动脉弓上缘横断面

1. 胸骨柄；2. 左头臂静脉；3. 头臂干；4. 左颈总动脉；5. 左锁骨下动脉；6. 气管；7. 食管；8. 左肺上叶；9. 冈下肌；10. 斜方肌；11. 竖脊肌；12. 胸3～4 椎间盘；13. 右腋动脉；14. 右腋静脉

三、经主动脉弓横断面

经主动脉弓横断面如图 5 - 28 所示。

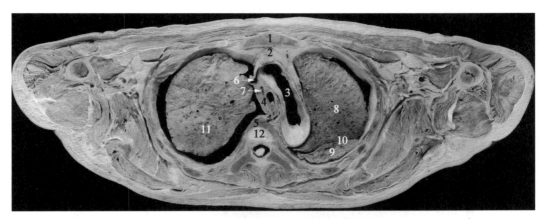

图 5 - 28　经主动脉弓横断面

1. 胸骨柄；2. 胸腺；3. 主动脉弓；4. 气管；5. 食管；6. 上腔静脉；7. 奇静脉；8. 左肺上叶；9. 左肺下叶；10. 左肺斜裂；11. 右肺上叶；12. 胸 4～5 椎间盘

四、经主动脉肺动脉窗横断面

经主动脉肺动脉窗横断面如图 5 - 29 所示。

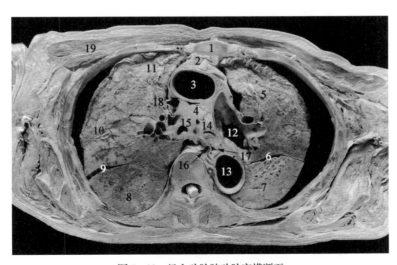

图 5 - 29　经主动脉肺动脉窗横断面

1. 胸骨角；2. 胸腺；3. 升主动脉；4. 主动脉肺动脉窗；5. 左肺上叶；6. 左肺斜裂；7. 左肺下叶；8. 右肺下叶；9. 右肺斜裂；10. 右肺中叶；11. 右肺上叶；12. 左肺静脉；13. 胸主动脉；14. 左主支气管；15. 右主支气管；16. 奇静脉；17. 食管；18. 上腔静脉；19. 胸大肌

五、 经右房室口横断面

经右房室口横断面如图 5－30 所示。

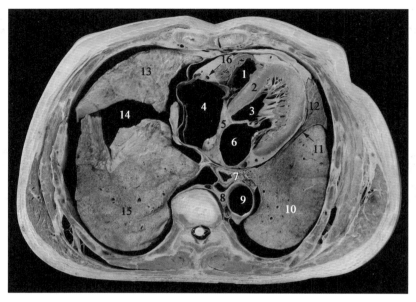

图 5－30　经右房室口横断面

　　1. 右心室；2. 室间隔肌部；3. 左心室；4. 右心房；5. 房间隔；6. 左心房；7. 食管；8. 奇静脉；9. 胸主动脉；10. 左肺下叶；11. 左肺斜裂；12. 左肺上叶；13. 右肺中叶；14. 右肺斜裂；15. 右肺下叶；16. 右冠状动脉

（高　璐）

第六章 腹　　部

第一节 概　　述

腹部(the abdomen)是躯干的一部分,位于胸部和盆部之间,由腹壁、腹腔及腹腔内容物组成。腹后壁以脊柱为支架,前外侧壁为扁阔肌和筋膜等软组织组成。

腹壁围成的内腔为腹腔(abdominal cavity),其上界是向上膨隆的膈,突入胸腔,下界为盆膈,故腹腔的范围比腹部的外观大。腹腔又以骨盆上口为界分为上方的固有腹腔和下方的盆腔,左、右髂窝属于固有腹腔。临床上所说的腹腔是指固有腹腔,不包括盆腔。

一、境界与分区

（一）境界

腹部的上界为剑突、两侧肋弓下缘、经第 11 肋前端、第 12 肋下缘至第 12 胸椎棘突的连线;下界为耻骨联合上缘、两侧的耻骨嵴、耻骨结节、腹股沟韧带、髂前上棘、髂嵴和髂后上棘至第 5 腰椎棘突的连线。

（二）分区

为便于描述腹内脏器的位置,叙述临床症状、病变的部位,通常解剖学上将腹部人为划分为若干区。较常用的是"九分法",即用两条水平线和两条垂直线将腹部分为 9 个区。上水平线为经过两侧肋弓下缘最低点(相当于第 10 肋)的连线;下水平线为经过两侧髂前上棘或髂结节的连线;两条垂直线分别通过左、右腹直肌外侧缘(半月线)或腹股沟中点的垂线。上述 4 条线将腹部分为 9 个区:上为腹上区及左、右季肋区;中为脐区及左、右腰区;下为腹下区及左、右髂区(图 6 - 1)。此外,临床上常采用"四分法",即用通过脐的横纵两线,将腹部分为左、右上腹部及左、右下腹部等 4 个区域。

二、表面解剖

（一）体表标志

1. 腹白线　腹白线(linea alba)位于剑突和耻骨联合之间,由两侧腹直肌鞘的纤维在前正中线彼此交织形成。脐上的腹白线宽约 1 cm,脐下则因两侧腹直肌靠近,在活体上往往不明显。

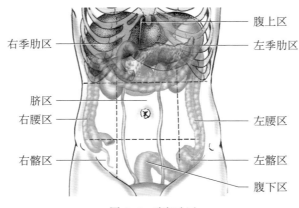

图 6-1　腹部分区

2. **脐**　脐(umbilicus)位于腹中线上,相当于第 3、第 4 腰椎椎体之间水平。

3. **腹直肌**　腹直肌为腹白线两侧的纵行肌性标志,肌肉发达者可见数条横纹,相当于腹直肌的腱划。

4. **半月线**　半月线(linea semilunaris)为沿腹直肌外侧缘的弧形线,又称腹直肌线或 Spiegel 线。右侧半月线与肋弓相交处为胆囊底的体表投影,称 Murphy 点。

5. **髂嵴**　髂嵴是腹部外侧下界的骨嵴,自骶骨向前延伸,髂嵴前端为髂前上棘,从前面观,髂前上棘并不在身体的外侧缘,而在其内侧约 2 cm。髂嵴骨质肥厚,临床上常在此作骨髓穿刺。两侧髂嵴最高点的连线平第 4 腰椎棘突,是腰穿的重要标志。

6. **腹股沟**　腹股沟为腹部与股部分界的沟,从髂前上棘至耻骨结节,由于腹股沟韧带的存在而形成此沟。应注意体表皮肤的腹、股部之分界线位于腹股沟韧带下约一横指处。

7. **耻骨联合**　耻骨联合在两侧耻骨内侧端之间可摸到的骨性标志,其上缘是骨盆上口的标志之一,其下为外生殖器。临床上选择耻骨联合上方二横指处为膀胱穿刺造口的穿刺点。

8. **耻骨结节**　耻骨结节在耻骨联合上缘的外侧 2～3 cm 处,系腹股沟韧带内侧端的附着点。耻骨结节的外上方容易找到腹股沟管的皮下环,在此可找出男性的精索或女性的子宫圆韧带。临床上选择皮下环下作精索内静脉结扎,借助显微镜操作,其疗效优于其它途径和方法。

（二）体表投影

随着体型、体位、年龄、胃肠道的充盈状况及腹肌的紧张程度不同,腹腔内器官在腹前壁的体表投影有所改变。矮胖型人的腹部上宽下狭,膈、肝、盲肠及阑尾等位置较高,胃趋于横位;瘦长型人则相反。成年人的腹肌较发达;老年人因肌肉、韧带松弛,常有内脏下垂。体位的改变对腹内器官位置的影响比较明显,卧位时器官上移,膈升高,直立时则相反。因此,在罹患心肺疾患时,多由于呼吸困难而不能平卧。因此,掌握腹内器官的位置除知道一般情况外,尚需充分了解其个体差异,用辩证的方法,才能做到准确诊断和处理腹腔内器官的疾患。

成人腹腔主要器官在腹前壁的投影如表 6-1 所示。

表 6 - 1　腹腔器官在腹前壁的投影

右季肋区	腹上区	左季肋区
1. 右半肝大部分 2. 部分胆囊 3. 结肠肝曲 4. 右肾上部	1. 右半肝小部分及左半肝大部分 2. 胆囊 3. 胃幽门部及部分胃体 4. 胆总管、肝固有动脉和肝门静脉 5. 十二指肠大部分 6. 胰大部分 7. 两肾一部分及肾上腺 8. 腹主动脉及下腔静脉	1. 左半肝小部分 2. 胃贲门、胃底及部分胃体 3. 脾 4. 胰尾 5. 结肠脾曲 6. 左肾上部
右腰区	**脐　区**	**左腰区**
1. 升结肠 2. 部分回肠 3. 右肾下部	1. 胃大弯(胃充盈时) 2. 横结肠 3. 大网膜 4. 十二指肠小部分 5. 部分空、回肠 6. 腹主动脉及下腔静脉 7. 左、右输尿管	1. 降结肠 2. 部分空肠 3. 左肾下部
右髂区	**腹下区**	**左髂区**
1. 盲肠 2. 阑尾 3. 回肠末端	1. 回肠袢 2. 膀胱(充盈时) 3. 子宫(妊娠期) 4. 部分乙状结肠 5. 左、右输尿管	1. 大部分乙状结肠 2. 回肠袢

第二节　腹前外侧壁

一、基本要求

（1）腹前外侧壁的基本层次及其不同部位的层次区别。

（2）腹股沟管的位置、组成、内容物及临床意义。

（3）阴囊的结构及其内容物。

二、主要内容

（一）基本层次

腹前外侧壁的部位不同，其层次和结构有较大差异。因此，注意在不同部位手术切口时，必须熟悉其不同的层次和结构。

腹前外侧壁的基本层次由浅入深，可分 8 层。

1. 皮肤　除脐及腹股沟部位外，均较薄而富有弹性，可适应腹部的增大和缩小。临床上因腹部特别是腹股沟附近的皮肤移动性小,可供吻合的皮血管丰富,故常用作皮片或皮瓣的取材部位。

2. 浅筋膜　浅筋膜厚薄程度个体差异很大,与身体其他部位的浅筋膜相互延续,主要由脂肪和疏松结缔组织构成。脐平面以下的浅筋膜可分浅、深两层:浅层为脂肪层(又称 Camper 筋膜),与身体其他部分的脂肪层相连续;深层为膜性层(又称 Scarpa 筋膜),在中线处附于腹白线,向下在腹股沟韧带下方约 1.5 cm 处附于股部的阔筋膜,向内下与阴囊肉膜和会阴浅筋膜(Colles 筋膜)相续。因此,Scarpa 筋膜与腹前外侧壁肌层之间的间隙和会阴浅隙相通。当前尿道损伤时,尿液可经会阴浅隙蔓延到同侧的腹前外侧壁,但不能越过中线到对侧和进入股部。

腹壁的深筋膜与一般的深筋膜不同,薄而不完整,这与腹部的大幅度伸缩性相协调,否则腹部的扩大将受到限制,故一般深筋膜可不作为一个层次。

3. 腹外斜肌及其腱膜　位于腹前外侧壁的浅层,为扁肌,外侧为肌纤维,内侧为腱膜。

4. 腹内斜肌及其腱膜　位于腹外斜肌的深面,同样,外侧为肌纤维,内侧为腱膜。

5. 腹横肌及其腱膜　为腹前外侧壁最深层的扁肌,肌纤维由后向前内侧横行,至腹直肌外侧缘移行为腱膜。

在腹前壁中央部分由该 3 层扁肌的腱膜形成腹直肌鞘,包裹腹直肌。

6. 腹横筋膜　腹横筋膜附着于腹横肌及其腱膜的深面,为腹内筋膜的一部分。腹横筋膜与腹横肌结合较疏松,与腹直肌鞘后壁紧密相连。腹横筋膜在腹上部较薄弱,接近腹股沟韧带和腹直肌外侧缘处较致密。在腹股沟韧带中点上方约 1.5 cm 处呈漏斗状突出,其起始处呈卵圆形的孔,称腹股沟管深环(deep inguinal ring,又称腹环),从深环延续包裹在精索外面的腹横筋膜形成精索内筋膜。

7. 腹膜外组织　腹膜外组织(extraperitoneal tissue)又称腹膜外脂肪,为位于腹横筋膜与腹膜壁层之间的疏松结缔组织,向后与腹膜后隙的疏松结缔组织相续。在下腹部尤其是在腹股沟区,含有较多的脂肪组织,其内有输精管、腹壁下血管。睾丸也在这层中下降到阴囊内。临床上泌尿外科和妇产科手术,由于手术范围多为腹膜外器官,故应该尽量避免进入腹膜腔,经腹膜外组织的入路进行。

8. 腹膜壁层　向上移行膈下腹膜,向下延续为盆腔的腹膜。在脐下腹前壁形成 5 条皱襞。

（二）腹前外侧壁肌的安排和结构特点

将一侧腹壁以半月线为纵线,以通过髂前上棘的水平线为横线,分为 4 区。在这 4 区中,腹前外侧壁的第 1、第 2 及第 6～8 层结构无多大差别,第 3～5 层的肌形态结构特征差别很大,与腹部外科手术切口有密切关系,须加注意(图 6-2～6-4)。

1. 外上区　外上区即半月线外侧,髂前上棘水平线以上的区域。此区 3 层扁肌为肌性部分,肌纤维走向:腹外斜肌向内下方,腹内斜肌向内上方,腹横肌水平向内。下 6 对胸神经前支走行于腹内斜肌和腹横肌之间。

2. 内上区　内上区即腹直肌鞘上部,位于半月线和腹白线之间,髂前上棘水平线以上的区域。鞘有前壁和后壁,前壁由腹外斜肌腱膜和部分腹内斜肌腱膜组成,腹直肌的腱划与鞘的前壁粘合较紧,后壁一般认为由腹横肌腱膜和部分腹内斜肌腱膜组成。

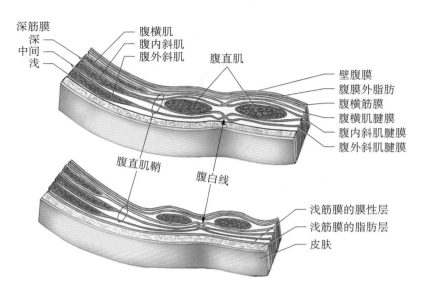

图6-2　弓状线上下腹直肌鞘的结构特点

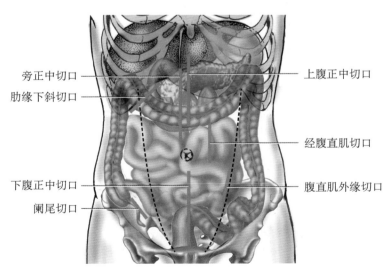

图6-3　腹前壁的手术切口

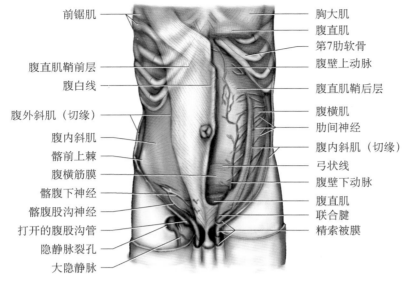

前锯肌 —— 胸大肌
腹直肌
第7肋软骨
腹直肌鞘前层 —— 腹壁上动脉
腹白线 —— 腹直肌鞘后层
腹外斜肌（切缘） —— 腹横肌
腹内斜肌 —— 肋间神经
髂前上棘 —— 腹内斜肌（切缘）
腹横筋膜 —— 弓状线
髂腹下神经 —— 腹壁下动脉
髂腹股沟神经 —— 腹直肌
打开的腹股沟管 —— 联合腱
隐静脉裂孔 —— 精索被膜
大隐静脉

图 6-4　腹前外侧壁的动脉和神经

3. 外下区　外下区即腹股沟区。上界为通过髂前上棘水平线，内侧界为半月线，下外界为腹股沟韧带。腹外斜肌在此区呈腱性，纤维向内下，在耻骨结节的外上方形成皮下环。腹内斜肌和腹横肌呈肌性，其纤维方向往下逐渐一致，即成弓形走向内下，两层间缺乏疏松结缔组织，使其肌纤维很难分开成为两层。此区的神经为第 1 腰神经的两个分支：髂腹下神经和髂腹股沟神经，走行于腹外斜肌腱膜和腹内斜肌之间。

4. 内下区　内下区即腹直肌鞘下部，位于半月线和腹白线之间，髂前上棘水平线以下的区域。鞘的前壁由 3 层扁肌的腱膜组成，鞘的后壁缺乏腱膜，直接由腹横筋膜衬贴在腹直肌的后面。

（三）腹股沟管

腹股沟管（inguinal canal）位于腹股沟韧带内侧半上方的 1.5 cm 处，为外上向内下斜行的肌肉与筋膜间形成的潜在性裂隙，长 4～5 cm，男性有精索，女性有子宫圆韧带通过。女性因骨盆较阔，耻骨联合较高，故腹股沟管略长，但较狭窄。

腹股沟管有前、后、上、下 4 个壁和外、内两口。前壁为腹外斜肌腱膜，其外侧 1/3 部分有起自腹股沟韧带的腹内斜肌肌纤维加强。后壁为腹横筋膜，其内侧部分有发育程度不同的联合腱加强。上壁为腹内斜肌和腹横肌的弓状下缘纤维。下壁为腹股沟韧带构成的凹槽。外口（浅环或皮下环）为腹外斜肌腱膜形成的一个三角形薄弱裂孔，位于耻骨结节的外上方。在外口，腹外斜肌腱膜变薄并延续向下包裹在精索的表面，形成精索外筋膜。内口（深环或腹环）为腹横筋膜向外突出的圆孔，位于腹壁下动脉的外侧，腹股沟韧带中点上方 1.5 cm 处。

（四）股环

股环（femoral ring）为股管的上口，其境界前方为腹股沟韧带，后方为耻骨梳韧带，外侧为纤维隔与股静脉分开,内侧为陷窝韧带。一般常有淋巴结堵塞于股环处。肠管、大网膜等经股环、股管,下达卵圆窝处称为股疝(femoral hernia)。它是从腹股沟韧带内侧端的后下方突出的,可用这个特点与腹股沟疝进行鉴别。因此,修补股疝,若用联合腱,必须缝于耻骨梳韧带上,若缝于腹股沟韧带上是徒劳的。股疝好发于中年以上的女性,发生嵌顿的机会较多,所以宜及早手术修复。手术的原则与斜疝修复术基本相同,主要是高位结扎疝囊,修复闭合股管。术中应避免损伤膀胱、小肠和闭孔动脉等邻近组织。

(五) 睾丸下降与腹股沟疝的关系

胚胎早期,睾丸位于脊柱两侧,在腹后壁的腹横筋膜和腹膜之间,逐渐向下移动。胚胎 3 个月时睾丸移到髂窝内。7 个月时接近腹股沟管腹环处,腹膜向前推移形成双层鞘状突起,称腹膜鞘突。出生前 1 个月左右,睾丸在腹环处连带腹膜鞘突进入腹股沟管,一般于出生前降入阴囊内(图 6-5)。如出生后睾丸仍停留于腹后壁或腹股沟管处,则称为"隐睾"。正常情况下,睾丸降入阴囊后,包绕睾丸部分的鞘突形成睾丸固有鞘膜,分为壁层、脏层,两层之间的腔隙为睾丸鞘膜腔,其他部分则完全闭锁成鞘韧带。如果腹膜鞘突

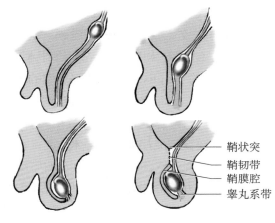

鞘状突
鞘韧带
鞘膜腔
睾丸系带

图 6-5 睾丸下降

未闭,仍为长袋状与腹膜腔相通,则可形成先天性腹股沟斜疝或交通性鞘膜积液。由于右侧睾丸下降的速度慢于左侧,鞘突闭合的时间也较晚,故右侧斜疝多于左侧。

(六) 阴囊及精索被膜

阴囊及精索被膜是腹前壁各层的延续,其层次关系如下:

腹前壁层次	阴囊层次
1. 皮肤	1. 皮肤
2. 浅筋膜	2. 肉膜
3. 腹外斜肌	3. 精索外筋膜
4. 腹内斜肌	4. 提睾肌及其筋膜 }精索被膜
5. 腹横肌	5.
6. 腹横筋膜	6. 精索内筋膜
7. 腹膜外脂肪	7. 填充于精索结构周围的疏松结缔组织
8. 腹膜	8. 腹膜鞘突
	9. 睾丸固有鞘膜:分壁层和脏层,其间为鞘膜腔

(七) 临床要点

1. 腹股沟疝(inguinal hernia) 腹股沟区从腹膜腔向外看,可由腹壁下动脉将其分为两个区域。腹壁下动脉的体表投影为腹股沟中点至脐的连线,腹环位于动脉外方,即相当

于腹前壁内面的腹股沟外侧窝处。凡腹腔内的肠管、大网膜等由腹环处突出经腹股沟管,出皮下环而入阴囊者,称为腹股沟斜疝(indirect inguinal hernia)。位于腹壁下动脉内侧的三角区称为腹股沟三角(inguinal triangle)或海氏三角(Hesselbach's triangle),相当于腹前壁内面的腹股沟内侧窝处,其底界为腹股沟韧带,内侧界为腹直肌外缘,外侧界为腹壁下动脉,在此处腹内斜肌和腹横肌弓状下缘与腹股沟韧带之间有一大小不等的间隙,腹横筋膜较薄弱,且腹股沟管浅环(superficial inguinal ring)也位于此区,故为腹前外侧壁的又一薄弱区,如肠管、大网膜等由此处突出即称腹股沟直疝(direct inguinal hernia)。在腹股沟疝中,斜疝是由腹环突出,故包在精索的 3 层被膜之内,而直疝则是从腹股沟后壁顶出,未经过腹环,故疝囊在精索被膜之外,且无明显的疝囊颈。

腹股沟疝修补术时,有传统疝修补术:即将缺损周围组织缝合修补疝环口,根据情况采用加强前壁的 Ferguson 法或加强后壁的 Bassini 法,将腹内斜肌和腹横肌的弓状下缘及联合腱分别在精索之前、之后缝合于腹股沟韧带以及腹股沟韧带或耻骨梳韧带上。此外,还有近年来发展的疝补片无张力修补术:用一种补片材料覆盖缺损修补疝环口;及疝腹腔镜修补术:是通过腔镜完成疝补片修补术。

2. **隐睾症** 双侧或单侧睾丸没有下降到阴囊内而停留在腹膜后、腹股沟管或阴囊入口处,是一种睾丸下降的异常状态。在胚胎发育过程中睾丸的正常下降受内分泌激素、物理机械因素以及正常附睾发育等影响。睾丸在异常位置停留时间越长,位置越高,睾丸精曲小管受到损害越大,导致生育低下或不育,且容易恶性变。另外,还容易受到外伤或引起睾丸扭转及并发腹股沟疝。男性出生后都要检查有没有隐睾,1 岁内睾丸有自行下降可能,若 1 岁以后,睾丸未下降,可采用内分泌治疗;若 2 岁前睾丸仍未下降,应采用手术治疗。如果睾丸萎缩不明显,可施行睾丸下降固定术;如果睾丸萎缩,又不能被拉下并置入阴囊内,对侧睾丸正常,则可将未降睾丸切除。双侧腹腔内隐睾不能下降复位者,可采用显微外科技术,施行自体睾丸移植术。

除隐睾症外,睾丸下降异常还有异位睾丸,它是指睾丸已出腹股沟皮下环,但未入阴囊,而位于腹前壁、股部和会阴部。

三、 层次解剖
(一) 皮肤切口
以脐为中心,作互相垂直的横纵切口,将 4 块皮片各向外翻开(图 6 - 6)。
(二) 浅筋膜
腹部皮肤菲薄,有很大的移动性和弹性,所以它在妊娠、腹水、肿瘤等腹内压增大时能伸展。腹部的浅筋膜,主要由疏松结缔组织构成,但腹部的脂肪较厚。在下腹部,浅筋膜分成两层,浅层为脂肪层(Camper 筋膜),深层为膜性

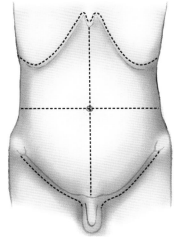

图 6 - 6　腹部皮肤切口

层(Scarpa 筋膜)。自髂前上棘向正中线作一横切口,切开浅筋膜(注意不要过深),从浅筋膜的横断面上,很容易区分出以上两层结构。将手指伸入膜性层深面向下推动,可见膜性层浅筋膜在大腿根部,腹股沟韧带下 1.5 cm 处附着在股前区的深筋膜(阔筋膜)上。手指向内侧推动,膜性层可达阴囊。剔除浅筋膜,注意观察浅层神经和血管。

1. 皮神经　皮神经与胸部相同,呈节段性,分布于腹前外侧部,有前皮支和外侧皮支。

(1) 前皮支:有下 6 对胸神经及第 1 腰神经的髂腹下神经和髂腹股沟神经的前皮支(见图6-4)。其中下 6 对胸神经的前皮支,在腹正中线的两旁,穿过腹直肌鞘至皮下,分布于自脐至耻骨联合连线的中点以上的区域。追寻上述神经,可沿腹正中线向外侧小心翻起浅筋膜,可见有细小的神经及伴随血管,自深层穿出即是,找到 1～2 支即可。

解剖髂腹下神经的前皮支,在清理腹外斜肌腱膜表面的浅筋膜时,可见该神经自腹股沟管浅环上方穿腹外斜肌腱膜至皮下,分布于耻骨联合上方的皮肤。髂腹股沟神经的前皮支经腹股沟管浅环内穿出至皮下,分布于阴囊及股前上内侧部的皮肤。注意此支可缺乏,而为髂腹下神经的分支所代替。

(2) 外侧皮支:有下 6 对胸神经的外侧皮支,沿腹外斜肌起始部的锯齿缘,约相当于腋中线穿出至皮下,分为前、后支,分布于腹壁的侧面。操作时找到 1～2 支即可。

2. 皮血管　皮血管为腹壁上、下动脉发出的细支,与神经的前皮支伴行,不必检查。下腹部 3 条浅动脉:腹壁浅动脉、旋髂浅动脉和阴部外浅动脉均由股动脉发出,其中,腹壁浅动脉大多跨腹股沟韧带中段走向上内方至腹壁(图 6-7)。这条动脉滋养皮肤的范围较大,行于浅筋膜的深层,移植皮片时应找到其本干,且为了保存该血管的分支,应当使皮片带有全部皮下组织。

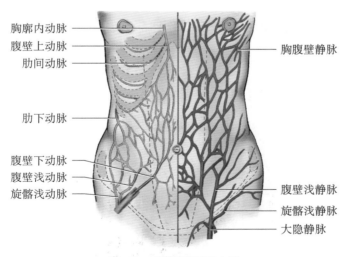

图 6-7　腹前外侧壁的血管

(三) 腹外斜肌及其腱膜

剔除浅筋膜,清理出腹外斜肌腱膜,注意此腱膜与深筋膜粘连很紧,在腹股沟韧带内端上方处,腹外斜肌腱膜为精索(男)或子宫圆韧带(女)所穿过,构成腹股沟管浅环或皮下环。

清理时尤应注意。其次将腹外斜肌的肌性部分表面的深筋膜剔除,观察腹外斜肌(见图 6 - 2、图 6 - 8A)。

  腹外斜肌呈锯齿状起自下位 8 条肋骨的外面,与前锯肌和背阔肌相交叉,纤维斜向前下方,上、中份纤维向内移行于腱膜,下后份纤维止于髂嵴。腹外斜肌腱膜向内移行至腹直肌的前面,参与构成腹直肌鞘的前壁,在正中线上止于腹白线。腱膜的下缘向后上卷曲增厚,伸张于髂前上棘和耻骨结节之间,形成腹股沟韧带(inguinal ligament)。在腹股沟韧带内侧端的上方,仔细检查腹股沟管皮下环的构成、形状、位置及起于环的边缘而包裹着精索(子宫圆韧带)的精索外筋膜,它是精索的第 1 层被膜。用刀柄把精索从它下边的连系处分离出来,然后沿着皮下环的边缘划破精索外筋膜,查明:①腹股沟管皮下环不是圆形的,而是近乎三角形的缺口,三角的尖向上外,底向下由耻骨嵴构成;②环的下界称为外侧脚或下脚,由腹股沟韧带的内侧段构成,止于耻骨结节,环的上界称为内侧脚或上脚,扁阔,为腹外斜肌腱膜的一部分,止于耻骨联合;③在环的外上方,腹外斜肌腱膜的表面上,有一些弧形的小纤维束叫做脚间纤维,纤维的多少与强弱,个体差别较大;④髂腹股沟神经的末梢从皮下环穿出。

(四) 腹内斜肌及其腱膜

  沿腹直肌外侧,在腹外斜肌肌性部和腱膜交界线的外侧,由上向下纵行切断腹外斜肌,下端直到腹股沟管浅环的尖端,切开皮下环。再由髂前上棘至腹直肌外侧缘作一水平切口,划破腹外斜肌腱膜,分别翻开腹外斜肌腱膜和肌性部分。暴露位于其深面的腹内斜肌。在翻开腱膜部分时,注意勿损伤腹外斜肌腱膜深面的髂腹下神经和髂腹股沟神经。这两条神经在髂前上棘内侧约 2.5 cm 处穿出腹内斜肌,位于腹外斜肌腱膜深面。髂腹股沟神经在疝修补时应该注意保留(见图 6 - 2,图 6 - 8B)。

  腹内斜肌起始于胸腰筋膜(thoracolumbar fascia)或腰背筋膜(lumbodorsal fascia)、髂嵴和腹股沟韧带的外侧份(1/2 或 2/3)。它的上部向前上止于下位的 3 条肋骨,中份的纤维以

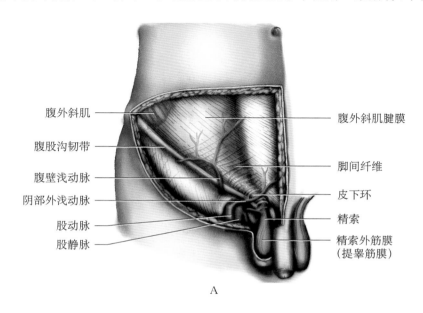

A

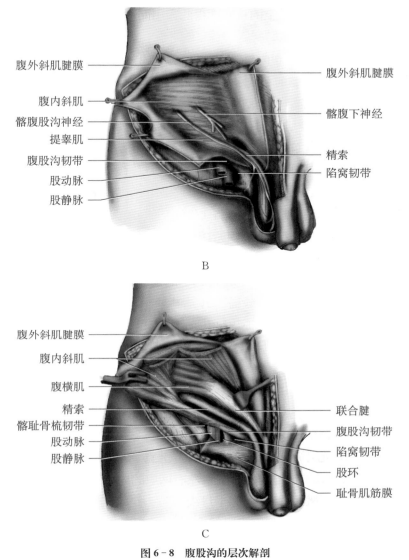

图 6-8　腹股沟的层次解剖

A. 示腹外斜肌及其腱膜；B. 示腹内斜肌及其腱膜；C. 示腹横肌及其腱膜

不同的斜度走向腹直肌的外侧缘附近变成腱膜，分为前、后两层，包裹腹直肌，参与组成该鞘的前、后壁，最后终于腹白线。但在脐与耻骨联合连线中点的水平线以下部分，腹内斜肌的纤维则斜向内下呈扇状分散。这部分的腱膜不分两层，而是以单层伸展到腹直肌的前面。更要注意腹内斜肌下缘，作凸向上的弓形，跨过精索的上方，再往内侧与腹横肌下份的纤维合并，形成联合腱(conjoint tendon)(或腹股沟镰)，它绕过精索的后方，向下止于耻骨梳。一般说来，联合腱是腱膜性结构，但有时内含少量的肌纤维。有一些散在的肌束从腹内斜肌的下缘发出，随精索下降，构成提睾肌。观察：①腹内斜肌起始于腹股沟韧带外侧 1/2 或 2/3。如果起于外侧 2/3，它就构成腹股沟管前壁的一部分；如果起于外侧 1/2，就不参与腹股沟管前壁的构成。②腹内斜肌弓状下缘与腹股沟韧带内侧段之间的间隙大小，如果很大，就使腹股沟管后壁的内侧部分薄弱,临床上的直疝即由此突出而形成。

（五）腹横肌及其腱膜

沿腹直肌外侧缘一横指处将腹内斜肌作一纵切口,再从髂前上棘作水平切口(切口宜浅,否则有可能直切至腹膜腔),把髂前上棘水平以上的腹内斜肌向外侧翻开。因它与其深面的腹横肌不易分开,操作时应当注意:①两肌之间有一层筋膜分隔,但由于筋膜不发达,故两层筋膜不易分开,应仔细分离;②两肌之间有下位 6 条胸神经的远侧段;③在髂前上棘附近常有旋髂深动脉的升支上升于两肌之间。掌握上述 3 点就可能分辨两肌的分界。但在髂前上棘水平以下,由于两层肌肉纤维方向趋向完全一致,且无神经血管行于其间,不必强行分离。

观察腹横肌(见图 6-2、6-8C),它位于腹内斜肌的深面,较薄弱,起自下位 6 条肋软骨的内面、胸腰筋膜、髂嵴和腹股沟韧带的外侧 1/3(由于胸腰筋膜位于腰区,故腹横肌于胸腰筋膜部分起点待做腰区解剖时观察)。肌束横行向前,延伸为腱膜。腱膜上部与腹内斜肌腱膜后层愈合并经腹直肌后方至腹白线,参与构成腹直肌鞘的后壁,其下部则和腹内斜肌后层一起经腹直肌的前方至腹白线,参与构成腹直肌鞘的前壁。腹横肌的下缘有一些肌束,和腹内斜肌的肌束一起随精索下降共同构成提睾肌。

解剖完毕以后,观察:①腹横肌在腹股沟韧带上的起始情况,它是否参与腹股沟管前壁的构成?②腹横肌的弓状下缘和腹股沟韧带之间的间隙大小;③在上述间隙内露出来腹横筋膜,构成腹股沟管的后壁;④它参与联合腱形成的情况。

（六）腹直肌鞘

沿腹直肌的中央,纵行切开腹直肌鞘(sheath of rectus abdominis)的前壁,耐心分离鞘与腱划的粘连,把鞘的前壁翻开,查看鞘内的内容(见图 6-2、6-4)。

1. 观察腹直肌　腹直肌纵列于正中线的两旁,上宽下窄,起于耻骨联合及耻骨嵴,止于胸骨剑突和第 5～7 肋软骨的前面。在脐以上,左、右两肌的内侧缘之间有相当宽的距离,在脐以下,两肌很接近。外缘呈微弱的弓形,称半月线。

2. 观察胸神经的前皮支　提起腹直肌的外侧缘,查看下 6 条胸神经进入鞘内,行于腹直肌的深面。

3. 腹壁上、下动脉的解剖　在脐下 2～3 cm 处,横断腹直肌,分别向上、下方翻起,查看腹壁上动脉及腹壁下动脉,观察上述两动脉在鞘内的吻合情况。

4. 观察弓状线　鞘后壁在腹直肌后面的上 3/4 与下 1/4 交界处突然变薄,形成弓状线(arcuate line)或半环线(semicircular line),以致腹直肌下 1/4 后面缺乏鞘的后壁。此处腹横筋膜直接紧贴腹直肌。注意观察鞘后壁的上份。

（七）阴囊及其内容物的解剖

1. 阴囊（scrotum）的解剖　阴囊是外阴部下垂的皮肤囊袋(图 6-9)。皮肤薄而柔软,富有伸展性,有许多皱褶,覆少量阴毛,色素沉着明显,正中线有一条阴囊缝。自皮下环至囊的下端仔细剖开皮肤,见肉膜紧贴在皮下,厚 1～2 mm,含有大量平滑肌纤维,脂肪很少。肉膜在正中线上向深部发出突起,形成阴囊中隔,分隔左、右睾丸。肉膜深部有包绕睾丸及精索的 3 层被膜,其中最外层为精索外筋膜,借柔软而丰富的结缔组织连于肉膜,它不含

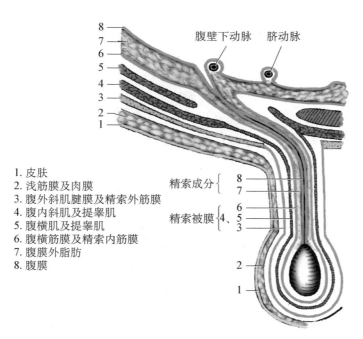

腹壁下动脉　　脐动脉

1. 皮肤
2. 浅筋膜及肉膜
3. 腹外斜肌腱膜及精索外筋膜
4. 腹内斜肌及提睾肌
5. 腹横肌及提睾肌
6. 腹横筋膜及精索内筋膜
7. 腹膜外脂肪
8. 腹膜

精索成分 { 8　7
精索被膜 { 4、5　6　3

图 6-9　腹壁和阴囊的层次

脂肪组织而富有伸展性；其深面是由腹内斜肌和腹横肌衍化而来的提睾肌及其筋膜，为苍白色细束；透过这些肌束可见位于深面的微白色的精索内筋膜，它有明显的纤维结构，是睾丸被膜中最坚固者。以上 3 层密切紧贴，提睾肌与精索内筋膜不易分离。在深面为由腹膜衍化而来的睾丸固有鞘膜，鞘膜分壁层和脏层，两层之间为睾丸的固有鞘膜腔，平常含有少量浆液，炎症时可有大量积液，形成鞘膜积水。解剖时可一刀切开提睾肌、精索内筋膜和鞘膜壁层直达鞘膜腔。用解剖镊剥离鞘膜壁层，它是半透明状的薄膜。

2. 睾丸的解剖　观察睾丸的后缘被附睾所覆盖，附睾头贴在睾丸上端的后份，尾在下端延续为输精管。在睾丸的外面，除了睾丸后缘外，均覆以睾丸固有鞘膜的脏层。脏层也覆盖附睾，于附睾的后缘脏层返折至在精索内筋膜内面延续为固有鞘膜的壁层。脏层的深面为致密的纤维膜，称为白膜（tunica albuginea）。此膜缺乏弹性，且富有神经末梢，故当睾丸受打击时，可有剧烈疼痛。在白膜深部有一层疏松结缔组织，富有血管，为血管膜。

然后，纵切睾丸，可见在睾丸后上方白膜增厚，形成睾丸纵隔。从此发出许多睾丸小隔，呈放射状排列，伸入睾丸实质内，将实质分成许多小叶。小叶内有精曲小管，后者又汇合成精直小管进入睾丸纵隔，交织成睾丸网，由此发出 12～15 条睾丸输出小管，出睾丸后缘的上部进入附睾（图 6-10）。

3. 精索的解剖　精索（spermatic cord）的被膜与睾丸的被膜是相连续的，但没有固有鞘膜（因腹膜鞘突已闭锁），故只有精索外筋膜、提睾肌及精索内筋膜 3 层。精索内最重要的结构是输精管，它位于精索的最后部，圆硬如琴弦，为细长的管子。它在阴囊皮肤处可摸及，故临床上常在输精管精索部（睾丸上端至腹股沟管皮下环这一段）施行输精管结扎手术。此外，精索还包括睾丸动脉、蔓状静脉丛、神经、淋巴管等。

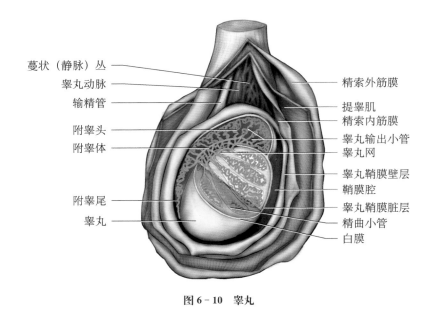

图 6-10　睾丸

蔓状（静脉）丛　　精索外筋膜
睾丸动脉　　提睾肌
输精管　　精索内筋膜
附睾头　　睾丸输出小管
附睾体　　睾丸网
　　睾丸鞘膜壁层
　　鞘膜腔
附睾尾　　睾丸鞘膜脏层
睾丸　　精曲小管
　　白膜

第三节　腹膜及腹部脏器的初步观察

一、基本要求

腹部脏器及腹膜的基本安排。

二、主要内容

（一）腹前壁内面的结构

从腹腔内向前观察腹前壁内面的结构。在腹前壁沿腹白线略偏左侧作一纵向切口，在脐下跨过腹前外侧壁作一水平切口（即上次课所作的切口），将 4 片腹壁各向外翻开，右上方的一片腹壁有肝镰状韧带连着，剪断肝镰状韧带，观察沿肝镰状韧带下缘行走的肝圆韧带，它从脐到肝门。在脐下部分可见到 5 条纵行皱襞，将腹股沟以上的腹前壁内面分为 3 对凹陷（图 6-11）。这 5 条皱襞是：正中一条从脐连到膀胱尖，为脐正中襞，是胚胎时脐尿囊的遗迹；其两侧的为一对脐内侧襞，是脐动脉的遗迹；最外侧的一对是脐外侧襞，内有腹壁下动脉和静脉，故又称腹壁下动脉襞。在脐外侧襞的外侧，常在腹膜上有一个小凹陷，称腹股沟外侧窝，尖端指向腹股沟管深环或腹环。在该襞的内侧有一个三角形凹陷，称腹股沟内侧窝，相当于腹股沟三角的部位，腹股沟直疝即由此处突出。在脐内侧襞和脐正中襞之间，为膀胱上窝。

脐（navel）是指胎儿出生后，与母体相连的脐带脱落后形成的凹陷。脐带是胎儿时期胎儿与母体之间联系的纽带，里面有二根脐动脉和一根脐静脉。脐静脉携带来自胎盘的富氧

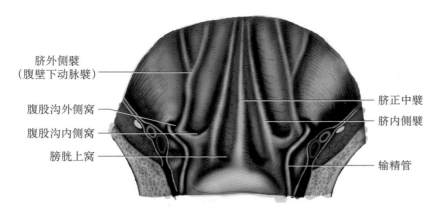

脐外侧襞
(腹壁下动脉襞)

腹股沟外侧窝

腹股沟内侧窝

膀胱上窝

脐正中襞

脐内侧襞

输精管

图 6-11 腹前壁下部内面观

血和营养物质进入胎儿体内,由胎儿脐部进入腹壁下上行,于肝脏前缘横裂处进入肝脏,一部分与肝门静脉左支矢状部相连,经门静脉血窦、肝静脉后回流入下腔静脉;另一部分经静脉导管与下腔静脉直接相通。在出生后 1 周内,脐静脉与静脉导管就会闭合纤维化,分别形成肝圆韧带和静脉韧带。

在脐周有丰富的静脉交织,称脐周静脉网,它在脐切迹边缘处汇合形成的左、右附脐静脉,先沿肝圆韧带两侧缘旁走行,然后完全附着该韧带两侧缘直至一并汇入肝门静脉左支矢状部,附脐静脉走行与肝圆韧带基本一致。通过脐周静脉网,肝门静脉系的附脐静脉与上腔静脉系的胸腹壁静脉和腹壁上静脉或与下腔静脉系的腹壁浅静脉和腹壁下静脉相交通。

当肝硬化引起肝门静脉高压时,附脐静脉作为肝门静脉的属支,会扩张乃至出现返流,扩张的附脐静脉通过脐周静脉网与上、下腔静脉系相通,达到分流减压的效果。同样,闭锁的脐静脉也会扩张,并与脐周静脉网形成侧支。由于附脐静脉壁更薄一些,因此附脐静脉扩张比脐静脉开放出现的时间要早。

由于脐静脉的闭锁不完全,特别是在近心端,可能有 1~3 cm 仍然没有闭锁,因此,临床上提出采用经脐静脉介入行门静脉化疗治疗肝肿瘤的方法。

随着腹腔镜及机器人辅助手术的开展,临床上经常利用脐作为微创入口,从而保证了腹部的美观。

在脐下剥离腹前壁腹膜一直到两侧髂窝,可见腹膜外面为腹膜外脂肪,血管、输尿管等都行走在这一层里。剖开腹膜外脂肪,可见覆盖在腹横肌内面的腹横筋膜,它在腹壁下动脉的外侧形成一孔,即腹股沟管深环或腹环。到盆腔去的输精管和从腹后壁来的精索内动、静脉等经深环进入腹股沟管,并把腹横筋膜一起带下去,构成精索内筋膜。观察理解腹环是否像一个漏斗,腹环的内侧有一些纵行纤维束加强腹横筋膜,这就是窝间韧带(interfoveolar ligament),有些人不明显。

观察通过腹股沟韧带后下方的结构,将一侧腹前壁的腹膜壁层与腹横筋膜分开,由外向内分离出髂腰肌和股神经及覆盖它们表面的髂腰筋膜,再向内侧为股动脉、股静脉,股静脉的内侧为股环,即股管的上口。用手指探索股环的境界:前方为腹股沟韧带,后方为耻骨梳韧带（cooper 韧带），很厚实，可用细解剖镊刺入，体会它的结构特征，内侧为陷窝韧带（lacunar ligament）（或腔隙韧带），外侧借纤维隔与股静脉分开。股管的上口覆盖有薄层疏松结缔组织称股环隔（femoral septum），其上面覆盖有腹膜，呈一小凹，称为股凹（fovea femoralis）。一般常有一淋巴结堵塞在该处，股疝就由此处突出，待股前区解剖时再探查（图6-12）。

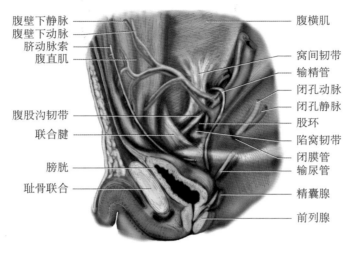

图6-12　腹股沟内面的解剖

来自腹壁下动脉的闭孔支或异常的闭孔动脉，行经股环的内侧紧贴在陷窝韧带的上方或后方，故作股疝修补术时，应注意避免损伤该动脉。

（二）腹部脏器

正常情况下，腹壁内面的腹膜壁层与脏器表面的腹膜脏层是紧密相贴的，脏器之间也是紧密相邻的，只有一些间隙，从而可以理解腹膜腔是一个潜在性间隙。当腹壁打开时，也就打开了腹膜腔。首先看到的是肝、胃和大网膜（图6-13）。肝只有一部分在胸骨下角及左、右肋弓之间暴露出。胆囊底常超出肝的下缘，因此也可见到。胃在肝与左肋弓之间的部分可以看到。大网膜为一自胃大弯下垂的腹膜皱襞，内有血管，像一件围裙覆盖在胃下方腹部脏器的前面。部分小肠与结肠可在大网膜下方见到。

（三）肝

肝主要位于右季肋区和腹上区，小部可达左季肋区，于季肋区部分的肝为肋及膈所掩覆。用手沿镰状韧带摸到肝表面，体会肝镰状韧带（falciform ligament of liver）为由腹前壁至肝前上面的镰刀形腹膜皱襞，下缘游离，为肝圆韧带（ligamentum teres hepatis）（图6-13、6-14）。肝圆韧带起于脐，走向肝，嵌入肝的脐切迹，连于肝门静脉左支矢状段的囊部。韧带内含有闭锁的脐静脉，于肝门静脉高压时可再度开放，临床上可通过脐静脉对肝内静脉支进行造影。开放的脐静脉体表投影为脐至脐切迹（肝下缘距身体正中线 2 cm 处），超声能探查到开放的脐静脉，以证实腹腔积液患者系肝门静脉高压引起，而非其他原因所致。镰状韧带的两层腹膜于肝的上面呈冠状位返折至膈，左侧的向左先形成冠状韧带再延续成左三角韧

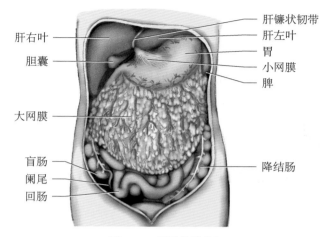

图 6-13　腹腔脏器观察

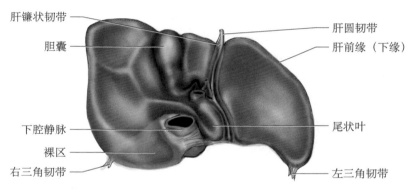

图 6-14　肝脏后下面观

带。右侧冠状韧带的前(上)层,再向右延续形成右三角韧带,冠状韧带的后(下)层由肝的后下方返折至右肾上极,故有人称此层为肝肾韧带,此处为肝肾隐窝(hepatorenal recess),当人平卧时,腹膜腔积液首先积聚于此。冠状韧带后层向右与前层合并构成右三角韧带。于肝右叶后面,冠状韧带两层之间,肝表面无腹膜包被,称肝裸区。由于右冠状韧带后层的返折线经右肾上极、右肾上腺中部和下腔静脉前面转向上达下腔静脉左缘,故肝裸区上部紧贴膈,下部则与右肾上腺外侧部和嵌于下腔静脉窝内的下腔静脉毗邻。

　　将肝向右上推,胃向左下拉,观察肝与胃和十二指肠起始部之间的腹膜皱襞,即小网膜(lesser omentum)。界于肝和胃之间的部分,称为肝胃韧带(hepatogastric ligament)。界于肝和十二指肠起始部之间的部分,称为肝十二指肠韧带(hepatoduodenal ligament),内有出入肝门的血管、神经和肝管等。

　　胆囊位于肝右叶的下面,其膨大的盲端(下端)叫底,常超过肝的下缘,向上延伸的部分为体,上端狭窄构成颈。颈位于肝门的右侧,邻近肝十二指肠韧带,颈连于胆囊管。底的四面均有腹膜包被,体、颈则均紧贴于肝的下面,故只有下面及两侧被有腹膜。

　　观察肝的上下缘位置。肝右叶最高点在锁骨中线上可达第 5 肋间,左叶最高可达第 5 肋间。肝的下缘基本上与右肋弓一致,在腋中线上达第 10 肋间隙,在前正中线上则超出剑突下约 3 cm。

(四)胃

胃位于左上腹部,大部分为肝、膈及左侧肋骨所掩盖(见图 6 - 13)。只有在肝与左肋弓

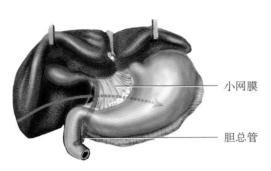

图 6 - 15　探查网膜孔和网膜囊的示意图

之间的一部分胃是直接与腹前壁相接触,故进行手术时,于此处最易到达胃。胃被有腹膜,故很光滑。用手伸入胃和膈之间,摸到胃的最高点,呈圆隆状,为胃底,其高度在左锁骨中线可达第 5 肋骨。沿膈下向右触摸,可触摸到胃的上端——贲门,上接食管的末端;绕过贲门,沿胃小弯向下触摸到小网膜游离处,为胃的下端,即幽门部。其右侧部分触摸有坚实感,是由于幽门括约肌增厚的缘故,过此即为十二指肠。

观察十二指肠的上部。它起自幽门,向右后方行走,继而急转直下连于降部。当用力向上拉肝时,在肝十二指肠韧带右侧缘的后面可触摸到一孔,即网膜孔(epiploic foramen),自此孔伸入即为网膜囊(omental bursa),又称小腹膜腔。该囊凭此孔与腹膜腔其他部分(大腹膜腔)相通(图 6 - 15)。

胃的左下方凸缘是胃大弯。胃大弯的位置变化很大,当人直立或胃充盈时较低。胃大弯下有大网膜,将大网膜向上翻,可见它的另一侧附着或粘连在横结肠上,称胃结肠韧带。重新把大网膜恢复原位,在胃大弯下约 3 cm 处作一横切口,打开大网膜前层,可发现前、后两层之间的间隙为网膜囊。在胚胎发生时,由于肝向右上移,胃依长轴旋转且向左侧移位,使其间的小网膜呈冠状位,脾向左移,使胃脾韧带和脾肾韧带亦呈近似冠状位,胃大弯处的大网膜迅速向下生长时,其后层腹膜与横结肠及其系膜粘贴而吸收;横结肠转位压向十二指肠降部贴向腹后壁时,封闭了网膜囊而使十二指肠上部形成了网膜孔的下界。了解网膜囊的发生过程就容易理解网膜囊的位置、境界和毗邻(图 6 - 16、6 - 17)。

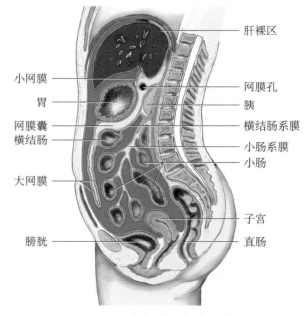

图 6 - 16　腹膜及腹膜腔(矢状面)

网膜囊为一扁窄间隙,大部分位于胃和小网膜的后方。网膜囊前壁由上向下依次为小网膜、胃后壁和十二指肠起始段后壁的腹膜、大网膜前两层;其后壁由下向上依次为大网膜

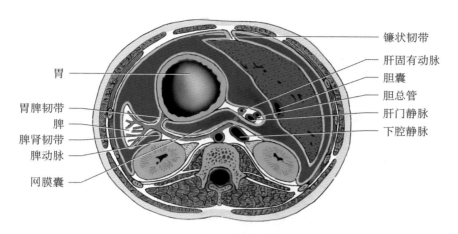

图 6-17 腹膜及腹膜腔(横切面,上面观)

后两层,横结肠及其系膜,覆盖于胰、左肾和左肾上腺等器官的腹膜;上壁为肝的尾状叶和膈下面的腹膜;左壁为胃脾韧带、脾和脾肾韧带。网膜囊的右侧借网膜孔与大腹膜腔相通。网膜孔的境界:上为尾状叶,下为十二指肠上部,前为肝十二指肠韧带,后为覆盖下腔静脉的腹膜。网膜囊有3个隐窝:向上伸展于尾状叶的背侧为上隐窝;向左伸展,经胃脾韧带和脾肾韧带之间,直达脾门的左隐窝;向下伸展于大网膜前两层和后两层之间的下隐窝。网膜囊的后壁除与脏器毗邻外,尚有两条含血管的腹膜皱襞:一为左胰胃皱襞,内有胃左动脉、静脉及迷走神经腹腔支;另一为右胰胃皱襞,内有肝总动脉。观察胃的后方与胰、左肾上极、左肾上腺、脾等相邻,所谓胃床(stomach bed)即指上述与胃后壁接触的器官(图 6-18)。

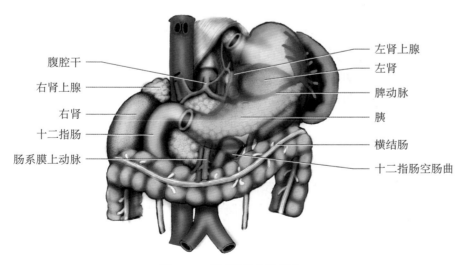

图 6-18 胃后壁的毗邻(胃床)

(五) 脾

脾位于左季肋区,在第 9~11 肋的深面,一般不超出左肋弓下缘。其前缘有 2~3 个切迹。将手沿膈的下面插入,在胃的左后方,可摸到脾。除脾门外,脾均为腹膜包被。可将它向下拉动一定距离,检查附着在脾门的两个腹膜皱襞,即连于胃底和胃大弯上份与脾门之间的胃脾韧带(gastrosplenic ligament)和连于脾门与左肾前面之间的脾肾韧带(splenorenal ligament)(见图6-17)。用左手示指沿胃大弯处在大网膜上打一个洞,将手指伸向脾门,然后右手的拇指与示指分别从脾门的前方及后方捻向脾门处的左手示指。这时,在左手示指与右手拇指之间的腹膜是胃脾韧带(它是大网膜向上延续的部分),在左手示指与右手示指之间的为脾肾韧带(图6-19)。

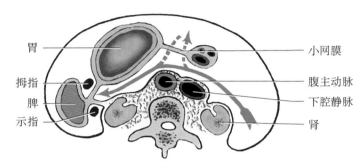

图6-19 探索脾的方法(上面观)

(六) 小肠

小肠分为十二指肠、空肠和回肠(图6-20)。十二指肠起自胃的幽门,为一"C"形肠曲,环抱胰头。大部分紧贴腹后壁,为腹膜外位,只有十二指肠上部(球部)和它的末端可以看到,降部和水平部要用手摸,才可以查到。十二指肠末端移行于空肠处形成十二指肠空肠曲,由十二指肠悬韧带[suspensory ligament of the duodenum,即曲氏韧带(Treitz ligament)]悬挂于腹后壁(图6-21)。观察十二指肠悬韧带的方法为:先将大网膜和横结肠及其系膜用左手握住翻向上方,并使之保持紧张;后用右手在横结肠系膜根部摸到脊柱,将右手示指沿脊柱向左下滑动,摸到小肠袢固定于脊柱处(第2腰椎体)的十二指肠空肠曲;再用右手拉紧十二指肠空肠曲,且用左手示指触摸紧张于脊柱和十二指肠空肠曲间的腹膜皱襞,即为十二指肠悬韧带。此韧带有固定十二指肠空肠曲的作用,由肌纤维和结缔组织组成的十二指肠提肌,外加被以腹膜而成的腹膜皱襞。一般认为提肌上部起于紧贴腹腔干处的右膈脚,中部向左下行经胰的后方,下部则多以平滑肌纤维附着于十二指肠空肠曲上部的后面;也可同时或单独附着于十二指肠升部和水平部。腹部手术时,常探摸十二指肠悬韧带来确定空肠的起始点,从而确定病变部位或胃空肠吻合术时得以判断近段空肠的长度,为手术的重要标志。再观察位于十二指肠空肠曲的左下方,有一隐窝叫十二指肠旁隐窝(paraduodenal recess),隐窝的左侧边界为十二指肠旁皱襞,内常含肠系膜下静脉。

空肠和回肠被大网膜所覆盖,位于大肠围成的"门"里,有肠系膜连于腹后壁,故又称系膜小肠。将小肠袢拉出,检查肠系膜的附着线,即肠系膜根。可见它是斜行的,上端起于十二指肠空肠曲,下端到右髂窝的回盲肠交接处。用手指触摸肠系膜,可摸到里面有索状结构,为肠系膜上动脉和静脉,血管周围的块状结节就是淋巴结。空回肠之间分界不明显,一

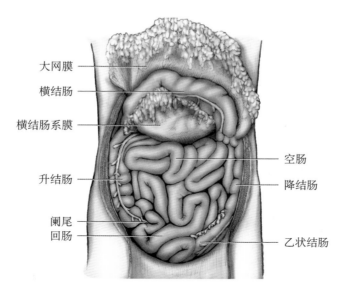

图 6 - 20　腹腔脏器观察(掀起大网膜观察)

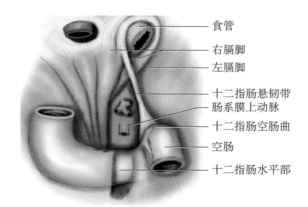

图 6 - 21　十二指肠悬韧带

般情况下空肠位于左上方,占腹上 2/5,回
肠在右下方,占腹下 3/5,但位置变异
较大。

（七）大肠

　　大肠环绕在小肠袢的四周行走,像
"门"字形,可分为盲肠、阑尾、结肠、直肠
和肛管。盲肠和结肠有结肠带、结肠袋和
肠脂垂与小肠相区别。盲肠上附有阑尾
(图 6 - 20、6 - 22)。

　　首先观察横结肠。横结肠自肝右叶

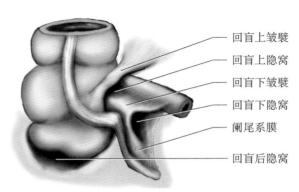

图 6 - 22　盲肠周围的皱襞和隐窝

的下方起,横跨过腹部至脾的下方。近胃的下面,藏于大网膜的后方,相当于脐的水平。

沿横结肠向右追踪,可见系膜逐渐变短,横结肠接近腹后壁,跨过胰头及十二指肠降部及右肾下部的前面,位于肝右叶的下方。由此急转向下,构成结肠右曲,向下延接于升结肠。

沿升结肠向下,可见升结肠无系膜,为腹膜间位,贴于腹后壁。升结肠的下端为盲肠,与回肠连接。于回、盲肠连接处附近,观察回肠末端和盲肠之间的腹膜皱襞和隐窝:有上、下两个皱襞,上方的为回盲上皱襞(superior ileocecal fold),内含有盲肠前血管,皱襞深侧隐窝即为回盲上隐窝(superior ileocecal recess);下方的为回盲下皱襞(inferior ileocecal fold),内无血管,皱襞深侧,阑尾系膜的前方即为回盲下隐窝(inferior ileocecal recess)。盲肠多属腹膜内位,有一定的活动性。盲肠后面与腹后壁之间的隐窝为盲肠后隐窝(retrocecal recess)。提起盲肠寻找阑尾,阑尾为起自盲肠后内侧的蚓状结构,长为 7～8 cm,有阑尾系膜(mesoappendix)将它连于回肠下面。如一时找不到阑尾,可沿盲肠前结肠带向下追踪至阑尾的根部。手术时可用此法寻找阑尾(见图 6-22)。

沿横结肠向左追踪,可见其逐渐接近腹后壁,在胰尾下方跨过左肾前面,于脾的下方急转直下,构成结肠左曲,连于降结肠。在左曲处常有一腹膜皱襞,将左曲连于腹后壁,名为膈结肠韧带,有承托脾的功能。辨认左侧肋骨,可见到结肠左曲于腋中线上相当于第 11 肋水平。

降结肠向下贴于腹后壁,为腹膜间位器官,但儿童仍可保留系膜。降结肠管径一般较升结肠细,甚至比空肠的管径小,它下降至左髂窝,移行于乙状结肠。

乙状结肠位于盆腔,以乙状结肠系膜连于小骨盆缘和盆腔后壁,故乙状结肠可以移动,在乙状结肠系膜左侧与腹后壁腹膜壁层之间,有呈漏斗形的乙状结肠间隐窝(intersigmoid recess)。此隐窝后壁的腹膜壁层覆盖于左输尿管跨过左髂总动脉末端的前方。乙状结肠在第 3 骶椎上缘水平移行直肠。直肠于骶、尾两骨的前方,其连于乙状结肠的起始部是腹膜内位,以后向下转为间位。

(八) 腹后壁脏器

用手触摸腹后壁,检查腹后壁脏器。打开腹膜腔时看不到腹后壁脏器,因为它们是腹膜外位器官。在右腰区,肝的下方,十二指肠降部与结肠右曲的深面,可触摸到隆起的右肾,右肾与肝之间的腹膜凹陷称肝肾隐窝。沿横结肠根部向后,可触摸到十二指肠环抱的胰头,胰横行向左,胰尾一直伸到脾门。把胃拉向上,暴露出网膜囊的后壁,用手触摸到横结肠系膜根部的上方,也可触摸到胰,从而理解横结肠系膜根横跨过胰的前面。故胰一半是在结肠上区,一半在结肠下区。注意胰为腹膜外位器官,但胰尾部则为腹膜内位。在左腰区还可以触摸到左肾和左肾上腺。另外,在脊柱前方可触摸到腹主动脉与位于其右边的下腔静脉,向下可触摸到髂总动、静脉。大血管的两侧可触摸到输尿管贴腰大肌向下入盆腔。

(九) 腹膜腔的分区

以横结肠及其系膜为界,将腹膜腔分为结肠上区和结肠下区。结肠上区有肝、胆、胃、脾及胰和十二指肠上半部;结肠下区有胰和十二指肠下半部、空肠、回肠、盲肠、结肠及盆腔内脏等(见图 6-13、6-20)。

1. 结肠上区 解剖学上一般将介于横结肠及其系膜与膈之间的间隙,称为膈下间隙。

此间隙又被肝分为肝上间隙和肝下间隙。肝上间隙被纵行的镰状韧带分为右肝上间隙和左肝上间隙,右肝上间隙又被肝冠状韧带分为较大的右肝上前间隙和较小的右肝上后间隙。由于右肝冠状韧带分为前层和后层,在两层腹膜的返折线之间即为肝的裸区,裸区为膈下腹膜腔外间隙。肝下间隙以肝圆韧带为界分为右肝下和左肝下两间隙。左肝下间隙又被小网膜和胃分为左肝下前间隙和左肝下后间隙(即网膜囊)。上述间隙发生脓肿,均称为膈下脓肿,其中以右肝上后间隙最为多见,右肝下间隙脓肿次之。其实右肝上后间隙的下方,右肝下间隙深处,是位于肝、右肾及结肠右曲之间的隐窝,即肝肾隐窝。当人平卧时,此处为腹膜腔位置的最低点。因此,腹腔内相关脏器流出的液体如胆汁(胆囊破裂时)或脓液(如阑尾穿孔)易聚积于此处。临床上经腹途径的相关手术后的置管引流务必到位,避免术后膈下脓肿形成。一旦形成膈下脓肿,可出现明显的全身及局部症状,小的脓肿经非手术治疗可被吸收,较大的脓肿近年来多采用经皮穿刺插管引流术,取得较好的治疗效果,约 80% 的患者可以治愈。膈下间隙均为腹膜腔内的间隙(图 6 - 23)。总结如下:

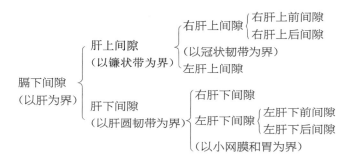

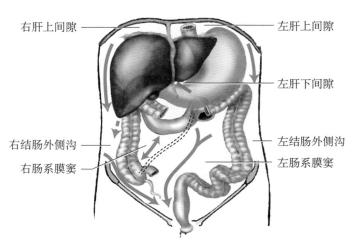

图 6 - 23 腹膜腔的沟通

一般习惯地将膈下间隙分为 7 个。除肝裸区位于腹膜腔之外,其余 6 个均在腹膜腔内。但对右肝上后间隙和肝裸区之间的区别在基础与临床存在不一致。如将右冠状韧带后层从下腔静脉右缘向右至右肝三角韧带的腹膜返折线分为 3 段:内 1/3 段由右肾上腺前面的中部返折至肝;中 1/3 段由右肾上极返折至肝,但右肾上腺上半在肝裸区上形成压迹而右肾上极在肝裸区无压迹,只有在肝的脏面形成右肾压迹;在右肾外侧缘的上方,右冠状韧带后层外1/3 段由膈返折至肝膈面的后下角,再向下就与右冠状韧带前层合并,形成右三角韧带。由此临床认为右冠状韧带后层大部不是由膈直接返折至肝的膈面,几乎不存在右肝上后间隙,此处实为肝的裸区。

2. 结肠下区 结肠下区是指横结肠及其系膜以下的腹膜腔。以小肠系膜根及升、降结肠为界分结肠下区为 4 个间隙。分别是左、右结肠外侧沟,左、右肠系膜窦。右结肠外侧沟位于升结肠和盲肠的外侧,上通肝肾隐窝,下经右髂窝可到达盆腔;左结肠外侧沟在降结肠外侧,向下可达盆腔,但向上由于结肠脾曲的膈结肠韧带的存在与膈下间隙不相通;右肠系膜窦位于升结肠和小肠系膜根之间,此间隙的流液不易外溢;左肠系膜窦位于降结肠的右侧,此间隙的流液可下达盆腔。

第四节　结肠上区器官

一、基本要求

（1）胃的毗邻、血供及其淋巴回流。

（2）肝十二指肠韧带内的结构及其位置安排。

（3）胆囊的位置、形态和胆囊动脉的行径。

（4）肝外输胆管道的组成、位置。

二、主要内容

（一）胃的血液、神经和淋巴

1. 胃的动脉 胃的动脉主要来自腹腔干,极为丰富。沿胃小弯和胃大弯各有一条动脉弓。沿胃小弯的动脉弓由胃左动脉和胃右动脉组成。沿胃大弯的动脉弓由胃网膜左动脉和胃网膜右动脉组成,此弓的行程特点是距胃大弯 1 cm 左右走行,从弓上交替地向上发出胃支和向下发出网膜支,这些分支越靠近大弯的中点,相隔距离越大而分支的管径越细。在胃的底部还有几条从脾动脉发出的胃短动脉,经胃脾韧带供应胃底部。另外,在网膜囊后壁腹膜后方,可能有几支从脾动脉发出的胃后动脉,营养胃底后壁。由于这些动脉弓发出许多分支供应胃壁,并在胃壁内彼此有广泛的吻合,故部分动脉结扎后,胃不至于缺血或坏死(图 6 - 24、6 - 25)。

胃的静脉基本上与同名动脉伴行,离开胃大、小弯后最终汇入肝门静脉。须特别注意的是位于小弯的两条静脉,一支为与胃左动脉伴行的胃左静脉,又称胃冠状静脉。它一端直接汇入肝门静脉或经脾静脉入肝门静脉;另一端通过食管静脉丛与汇入上腔静脉的奇静脉吻合,构成门腔静脉吻合。另一支为胃右静脉,它有一个属支幽门前静脉,在胃幽门部和十二指肠交界处前面上行,是辨认幽门的标志,但在标本上难以辨认(图 6 - 26)。

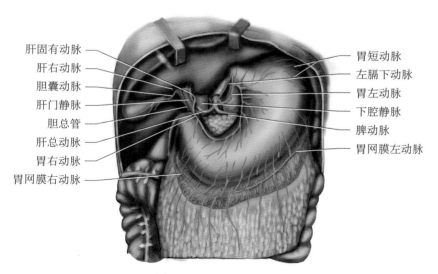

肝固有动脉
肝右动脉
胆囊动脉
肝门静脉
胆总管
肝总动脉
胃右动脉
胃网膜右动脉

胃短动脉
左膈下动脉
胃左动脉
下腔静脉
脾动脉
胃网膜左动脉

图 6-24　结肠上区的解剖

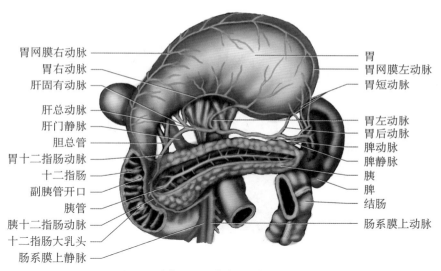

胃网膜右动脉
胃右动脉
肝固有动脉
肝总动脉
肝门静脉
胆总管
胃十二指肠动脉
十二指肠
副胰管开口
胰管
胰十二指肠动脉
十二指肠大乳头
肠系膜上静脉

胃
胃网膜左动脉
胃短动脉
胃左动脉
胃后动脉
脾动脉
脾静脉
胰
脾
结肠
肠系膜上动脉

图 6-25　腹腔干的分支

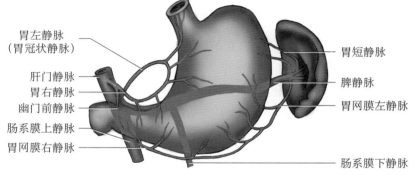

胃左静脉
（胃冠状静脉）
肝门静脉
胃右静脉
幽门前静脉
肠系膜上静脉
胃网膜右静脉

胃短静脉
脾静脉
胃网膜左静脉
肠系膜下静脉

图 6-26　胃的静脉

2. 胃的神经 交感神经来自第6～9胸交感神经节前纤维,经内脏大、小神经到腹腔神经节换元。节后纤维随腹腔干的分支行走,支配胃,作用是抑制胃的分泌和蠕动,增强幽门括约肌的张力,并使胃的血管收缩。副交感神经来自左、右迷走神经,在食管壁上形成食管丛后,至食管下端又重新组合成前干和后干。穿膈的食管裂孔后,前干分为肝支和胃前支。肝支经小网膜两层腹膜之间右行参与肝丛;胃前支伴胃左动脉,发出分支支配到胃前壁。后干分为腹腔支和胃后支。腹腔支随胃左动脉起始段伴行至腹腔干根部参与腹腔丛;胃后支沿胃小弯的后面,伴胃左动脉分支至胃后壁。迷走神经各胃支在胃壁神经丛内换元,发出节后纤维,支配胃腺与肌层,可促进胃酸和胃蛋白酶的分泌,并增强胃的运动。临床上治疗十二指肠溃疡时采用选择性迷走神经切断术,即保留肝支和腹腔支而切断胃前支和胃后支。此手术可减少胃酸分泌,以期达到溃疡治愈,但手术可导致胃潴留。故有人主张保留肝支和腹腔支外,还保留胃前支和胃后支主干而不切断幽门部的"鸦爪"形分支,只切断胃角切迹以上胃小弯的胃前、后壁全部分支,故也称之高选择性迷走神经切断术。此手术因保留了幽门括约肌功能,被认为是治疗十二指肠溃疡合理的方法,但是术后高达20%～30%的复发率,因此,目前已较少使用。服用药物能够达到较好的抑酸效果(图6-27)。

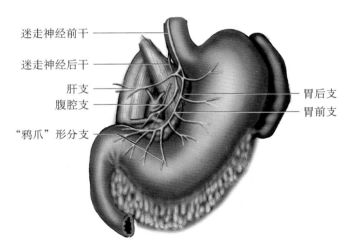

迷走神经前干
迷走神经后干
肝支
腹腔支
"鸦爪"形分支
胃后支
胃前支

图6-27　胃的迷走神经及其分支

3. 胃的淋巴 胃周围的淋巴管回流至胃大、小弯血管周围的淋巴结群,最后汇入腹腔淋巴结。胃的淋巴回流虽有一定方向,但因胃壁内淋巴管有广泛吻合,故几乎任何一处的胃癌,皆可侵及胃其他部位相应的淋巴结。胃的淋巴结分组是胃癌根治手术的解剖学基础,完全清除受累淋巴结可以使患者获得长期生存的关键。依据位置,将胃淋巴结分组为:①No.1,贲门右淋巴结;②No.2,贲门左淋巴结;③No.3,胃小弯淋巴结;④No.4,胃大弯淋巴结;⑤No.5,幽门上淋巴结;⑥No.6,幽门下淋巴结;⑦No.7,胃左动脉旁淋巴结;⑧No.8,肝总动脉旁淋巴结,⑨No.9,腹腔干旁淋巴结;⑩No.10,脾门淋巴结;⑪No.11,脾动脉旁淋巴结;⑫No.12,肝十二指肠韧带淋巴结;⑬No.13,胰头后淋巴结;⑭No.14,肠系膜上动静脉旁淋巴结;⑮No.15,结肠中动脉旁淋巴结;⑯No.16,腹主动脉旁淋巴结(图6-28)。

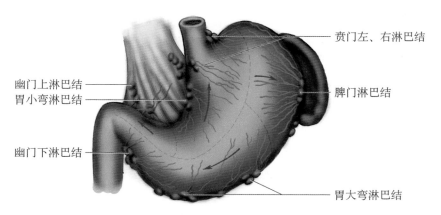

图 6-28　胃的淋巴

贲门左、右淋巴结

脾门淋巴结

幽门上淋巴结

胃小弯淋巴结

幽门下淋巴结

胃大弯淋巴结

（二）胆囊

1. 位置和形态　胆囊位于肝下面的胆囊窝内,作为方叶和右叶的分界标志。其表面除体和颈的上面靠结缔组织固定于肝外,胆囊底部及体的两侧和下面均有腹膜覆盖,一般可认为是腹膜间位器官。个别情况下,胆囊可埋藏于肝实质内或以系膜连于肝的下面,当系膜较长时,胆囊可活动。胆囊底常越出肝前下缘,其体表投影相当于右腹直肌外缘与右肋弓的交点处,临床上常以此处为胆囊触诊点。胆囊颈上部膨出,形成哈特曼囊,胆囊结石常嵌藏于此囊中。胆囊管一般于肝总管的右侧汇入该管,合并成胆总管。两管以锐角相遇后,被结缔组织鞘包绕,平行下降一段距离后才真正汇合。胆囊切除术时,注意不要损伤肝总管或留胆囊管太长。胆囊管上段内黏膜皱襞形成螺旋瓣,而下段内壁则光滑,故胆囊结石常多嵌顿于上段(图 6-29)。据统计,约有 25％的胆囊管的长度或其与胆道汇合口发生变异。主要有 3种情况:一为胆囊管过短,胆囊直接连于右肝管或肝总管;二为胆囊管开口位置高低的变异,

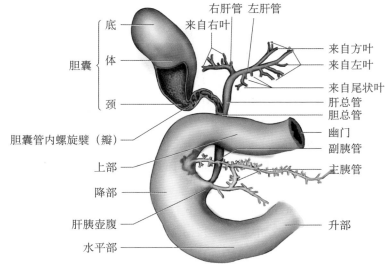

图 6-29　胆囊及胆道

右肝管　左肝管

底

体　胆囊

颈

来自右叶

来自方叶

来自左叶

来自尾状叶

肝总管

胆总管

幽门

副胰管

主胰管

胆囊管内螺旋襞（瓣）

上部

降部

肝胰壶腹

水平部

升部

高者可开口于右肝管、左肝管,或左、右肝管的汇合点而使胆总管呈三叉型,低者可在十二指肠上部的后方,甚至于胰头内与肝总管汇合,使肝总管过长而胆总管极短;三为胆囊管的位置异常,如胆囊管开口入肝总管的前壁或后壁,甚至绕过肝总管的前方或后方而开口其左壁。此外,副肝管的存在(6%～10%)也增加胆囊管开口变异的复杂性。因此,临床上胆囊切除或胆总管手术时,要仔细辨认,正确处理,否则将造成严重的手术并发症。如胆囊管过短,位置过高开口于右肝管,有可能将右肝管误作胆囊管结扎;又如胆囊管过长,向下转到肝总管的左侧然后与其合并成胆总管,手术时可能将胆总管误认为胆囊管而将其结扎。

2. **胆囊动脉**　胆囊动脉起点变异较多,但96%的胆囊动脉总是走行在由胆囊管、右肝管、肝总管和部分肝右叶下方围成的胆囊三角内,再分布至胆囊,故于胆囊三角内找胆囊动脉,较为可靠(图6-30)。但注意千万不要把肝右动脉误为胆囊动脉结扎,造成右半肝缺血。

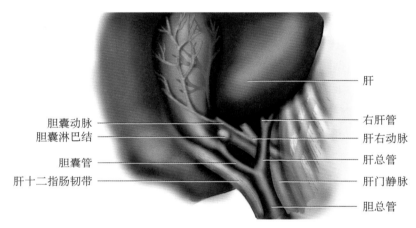

图6-30　胆囊三角

胆囊动脉约半数起于肝右动脉,一般经肝总管和胆囊管的后方至胆囊颈,后转向前下方分浅、深两支。浅支分布于胆囊的游离面而深支至胆囊窝分布于附着面。胆囊动脉可起于肝左动脉、肝中动脉、肝固有动脉、胃十二指动脉或来自肠系膜上动脉的代肝右动脉。胆囊动脉的浅、深支亦可分别起自两个动脉。

(三) 肝管、肝总管及胆总管

1. **肝管**　左、右肝管(left or right hepatic duct)在肝门处汇合成肝总管。右肝管起自肝门的后上方,较为短粗,长0.8～1 cm。左肝管位置较浅,横行于肝门左半,长2.5～4 cm。

2. **肝总管**　肝总管(common hepatic duct)长约3 cm,直径0.4～0.6 cm。上端由左、右肝管合成,下端与胆囊管汇合成胆总管。其前方有时有肝右动脉或胆囊动脉越过,在肝和胆道手术中应予以注意。

3. **胆总管**　胆总管(common bile duct)长7～8 cm,直径0.6～0.8 cm,一般不超过1 cm。在静脉胆道造影时,胆总管如超过1.2 cm,可为病态。超声诊断图像中,>0.7 cm可为异常。胆总管根据其行程和毗邻可分为4段(见图6-29,图6-31)。

(1) 十二指肠上段:在肝十二指肠韧带内,自胆总管起始部至十二指肠上部上缘。此段

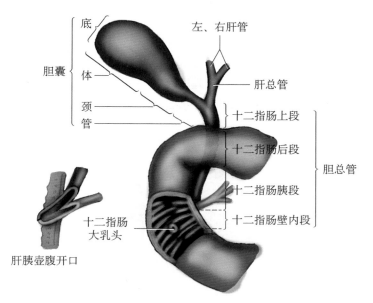

图 6-31　胆总管的分段

沿肝十二指肠韧带右缘走行,胆总管切开探查引流术即在此段进行。

(2) 十二指肠后段:位于十二指肠上部后方。由于肝门静脉向前下延续于胰颈后方,十二指肠上部和胰头在体位上都向右后转,故胆总管位于下腔静脉右缘前方和肝门静脉的右后方。

(3) 十二指肠胰段:此段上部位于胰头上份的后内方,胆总管逐渐向下插入胰头,使胆总管后方常覆盖一薄层胰组织。因十二指肠和胰于胚胎发生时本为腹膜内位,由横结肠转位压十二指肠于腹后壁,使其失去系膜,故手术时切开十二指肠降部右侧腹膜时,将十二指肠和胰头向左侧翻起检查胆总管,而不会遇到任何血管跨越腹后壁与胰头及十二指肠之间,以阻碍其观察和手术处理。

(4) 十二指肠壁内段:胆总管于胰头内,斜穿十二指肠降部中、下 1/3 交界处后内侧壁时,与主胰管汇合,汇合后略为膨大称肝胰壶腹(hepatopancreatic ampulla),亦称乏特壶腹(ampulla of Vater),共同开口于十二指肠大乳头。此处所有的括约肌统称为肝胰壶腹括约肌(或 Oddi 括约肌),由 3 部分组成:①胆总管括约肌,为一环形肌,位于胆总管末端;②胰管括约肌,位于胰管末端,常不完全,且有时缺如;③壶腹括约肌,由十二指肠纵行肌纤维部分和环形纤维组成。由于胆总管和主胰管在肠壁内汇合,形成了胆汁和胰液的"共同通道",如由结石、肿瘤等原因发生阻塞时,导致胆汁逆行流入胰引起急性胰腺炎,或胰液逆行流入胆总管引起胆囊炎等。其实,尚有 20% 的胆总管和胰管不汇合而各单独开口于十二指肠乳头,则不存在"共同通道"。复习你解剖的尸体,详细观察上述结构特点与毗邻关系。

4. **肝总管、胆总管与其附近血管的毗邻关系**　在肝十二指肠韧带内,肝总管位于肝门静脉的右缘前方,由于肝门静脉向左前下方移行,胆总管位于肝门静脉的右方。肝固有动脉位于肝总管、胆总管的左方。肝右动脉有 64% 越过肝总管的后方,24% 越过其前方,还有12% 来自肠系膜上动脉的代肝右动脉由胆总管和肝门静脉后方越过。胃十二指肠动脉本干位于胆总管的左前方,不跨越胆总管,其分支有位于肝十二指肠韧带下段内的十二指肠上动脉和位于十二指肠上部后方的十二指肠后动脉,以及胰十二指肠后上动脉均跨过胆总管的前方(图 6-32A),行走于胰头和十二指肠降部之间的沟内。尚有胰十二指肠后上静脉走行于胆总管的后方(图 6-32B)。此外,起点远离胆囊三角的胆囊动脉常跨过肝总管或胆总管的前方。掌握胆总管、肝总管与其周围血管的解剖位置关系,在外科手术时很有帮助(图 6-29、6-30、6-32)。

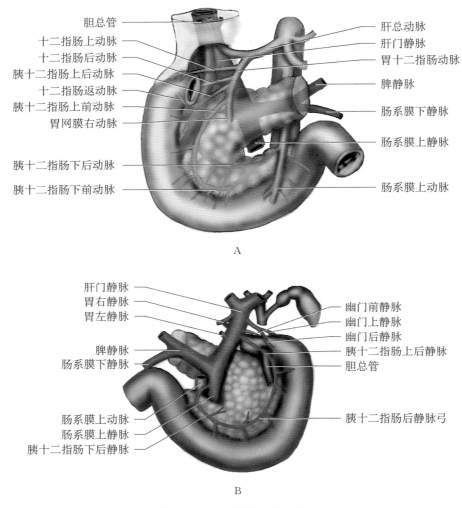

图 6-32　十二指肠的动脉和静脉

A. 动脉(前面观);B. 静脉(后面观)

(四) 临床要点

胃癌根治术是指原发胃癌连同转移淋巴结及受浸润的组织一并切除,无肿瘤残存,从而有可能治愈的手术。手术中的解剖要点:①切口:一般情况下施行经上腹正中切口。②术中探查:由远及近按一定程序探查腹部器官有无肿瘤种植、转移。再检查肿瘤浸润范围、移动性,以决定切除范围。③阻断胃周动、静脉:在小网膜接近胃左、右动、静脉根部缝扎,继之对胃网膜左、右动、静脉也予以结扎,同时把贲门口和幽门口以粗线阻断,以防操作中癌细胞血行扩散。④清除淋巴结,淋巴结清除是否完整是手术成功的关键。⑤切除胃。

三、层次解剖

腹膜腔结肠上区的器官有肝、胆囊、胃、脾、胰和十二指肠的上半部。

(一) 胃的血管、神经和淋巴的解剖

1. 胃左动脉的解剖　调整灯光,使腹上部有很好的照明。用手尽量将肝向上翻起以暴露小网膜,沿胃小弯的中份剖开小网膜,清除脂肪后,即可找到胃左动脉,同时也解剖出与其伴行的胃左静脉(见图 6-24~6-26)。沿胃小弯向左上方追踪胃左静脉及胃左动脉直至贲门处,解剖出胃左动脉的食管支,注意沿胃左动脉分布的淋巴结与贲门旁淋巴结。在贲门处,清理胃左动脉的同时,于贲门前方,仔细观察和分离迷走神经前干。它分为肝支和胃前支。肝支有 1~3 条经小网膜的两层腹膜之间向右横跨参加肝丛;胃前支伴胃左动脉沿胃小弯走行,发出分支分布于胃前壁。最后胃前支于胃角切迹附近以"鸦爪"形的小支分布于幽门部的前壁。

2. 胃右动脉的解剖　沿胃小弯向右清理胃右动脉,于小网膜内追踪胃右动脉经过胃的幽门上缘,直至肝十二指肠韧带内的肝固有动脉。胃右动脉是肝固有动脉的一个分支。

3. 迷走神经后干的解剖　剖开小网膜,以便深入网膜囊后壁,尽量将胃小弯向下拉,于贲门处继续解剖胃左动脉至网膜囊后壁(根据需要切开腹膜,即左胃胰皱襞),见其起自腹腔干。同时,小心追踪胃左静脉至腹腔干前方为止。

将胃小弯拉向前下方,于贲门后方仔细分离和观察迷走神经后干。它分为腹腔支和胃后支。腹腔支沿胃左动脉根部到达腹腔干的周围参与腹腔神经丛(待后解剖),胃后支沿胃小弯深面,伴胃左动脉分支分布于胃后壁。最后与胃前支一样,以"鸦爪"形的小支分布于幽门部的后壁(见图 6-27)。

4. 胃左静脉的解剖　在腹腔干前方继续向右下方追踪胃左静脉,见其与腹腔干的另一分支——肝总动脉伴行。自腹腔干追踪肝总动脉,它经过网膜孔下方,而后进入肝十二指肠韧带内。注意在肝总动脉周围的淋巴结。胃左静脉一般注入肝十二指肠韧带内的肝门静脉,偶尔也可经胰后方注入脾静脉。如果属于此类情况只追踪至胰上缘为止。

5. 胃网膜左动脉、右动脉的解剖　在距胃大弯中份下方约 1 cm 处,横行剖开大网膜前层,找出胃网膜左动脉和胃网膜右动脉,两者互相吻合。注意这两支动脉不与大弯紧密相贴,它们有两种分支:向上的是胃支,向下的是网膜支。向右清理胃网膜右动脉直到幽门下方。注意其沿途及幽门下方有淋巴结分布。向左清理胃网膜左动脉到脾门,可见其起于脾动脉。从脾门处,脾动脉分出 2~4 支胃短动脉,经胃脾韧带,行向胃底部。胃短动脉位置较高,解剖时可切开该处的膈,便于观察胃短动脉的走向和分布于胃底部的情况。胃短动脉与胃网膜左动脉的胃支走向胃壁的方向也是不同的,应予注意。

（二）胰、十二指肠上半部和脾周围动脉的解剖

1. 肝总动脉的解剖 将胃向上翻,暴露网膜囊后壁,再于网膜孔的下方找出肝总动脉,解剖出其两个分支。向上进入肝十二指肠韧带内的一支为肝固有动脉,向下经十二指肠上部后方的一支为胃十二指肠动脉。它再分两支。一支经幽门下方于大网膜内沿胃大弯走行的为胃网膜右动脉;另一支走行于胰头和十二指肠降部之间沟内的为胰十二指肠上动脉,观察其沿沟向两侧发分支供应胰头和十二指肠上半部。用解剖镊沿胃十二指肠动脉近十二指肠上缘处解剖十二指肠上动脉,它分布于十二指肠上部上缘的前面 2/3 和后面 1/3。此外,尚有来自胃右动脉的小支分布于十二指肠上部的上缘。十二指肠上部的后面有十二指肠后动脉分布,它起于胃十二指肠动脉。胃网膜右动脉发出分支分布于十二指肠上部下缘(见图 6－24、6－25、6－33)。

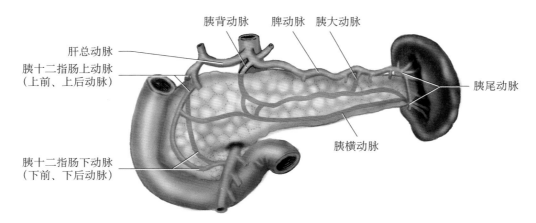

图 6－33　胰和十二指肠的动脉

2. 胰十二指肠下动脉的观察 在十二指肠水平部前沿肠系膜上动脉向右寻找观察胰十二指肠下动脉,它与胰十二指肠上动脉形成双弓吻合,分布于十二指肠与胰头。

3. 脾动脉的解剖 沿已解剖出来的肝总动脉,找到腹腔干,自腹腔干向左清理出它的第3个分支——脾动脉的起始部。清理时注意腹腔干周围有一个神经丛即腹腔神经丛。尽最大可能保留这个神经丛,待以后解剖。继续沿胰上缘切开腹膜,自腹腔干向左清理脾动脉。它沿胰上缘向左行,沿途分出胰支供应给胰,发出胃后动脉,上行于网膜囊后壁腹膜的深面,经胃膈韧带至胃底后壁。它的出现率约为 72％,大多为 1～2 支(见图 6－25)。脾动脉在进入脾门前分出胃网膜左动脉于大网膜内沿胃大弯向右行。在清理脾动脉时,要观察脾动脉随胰尾经脾肾韧带到达脾门,并注意胰尾周围及脾门处的淋巴结分布。注意脾动脉分支至脾时常呈两种类型:一种为分支早而长;另一种为分支晚而短(近脾时再分支)。仔细观察脾动脉分支至脾的特点。脾实际并无所谓的"门",故动脉进入脾的位置常有变异。

（三）肝十二指肠韧带及胆囊的解剖

1. 肝十二指肠韧带的解剖 纵行剖开肝十二指肠韧带,可见下列 3 个结构,逐一清理:①肝固有动脉居左前方,为内脏神经丛所围绕;②胆总管并列于动脉之右侧;③肝门静脉位

于前两者的后方,同时可见胃左静脉注入肝门静脉(图 6-24)。

2. 肝门内结构的观察 追踪上述 3 个结构到肝门,清理周围结缔组织,找出它们各分成的左、右两支,分别进入肝门,分布到左半肝和右半肝。解剖肝动脉时,注意其是否有异常的肝动脉。例如,副肝动脉多来自胃左动脉,异常的肝右动脉多来自肠系膜上动脉,它走行于胰头和肝门静脉的后方。解剖时若发现肝右动脉不起于肝动脉,应注意下次实习操作时追踪其是否起自肠系膜上动脉。

3. 胆囊的观察 清理胆总管,观察它与胆囊的关系,胆囊分成底、体、颈和管。胆囊颈在肝门处急转向下连于胆囊管。在颈的起始部较膨大,形成哈特曼囊(Hartmann pouch)。此处常可见一淋巴结,称胆囊淋巴结,胆囊结石常停留于此。胆囊管进入肝十二指肠韧带以锐角与肝总管合并成胆总管。用解剖镊仔细解剖观察胆囊管与肝总管,常在汇合前并行一段由结缔组织相连接,将其分开,观察两管的实际汇合点。胆囊管、右肝管、肝总管和部分肝右叶的下面构成一个三角区,称胆囊三角(Calot 三角)。尝试在胆囊三角内寻找胆囊动脉,追踪到它分成两支,分布于胆囊前、后面。另外,再追踪到它的起点。胆囊动脉的变异很多,但在胆囊三角这一段的行径还是比较恒定的,故胆囊手术时,在此寻找胆囊动脉比较可靠(见图 6-29、6-30)。

4. 胆总管的走行 将胃向下翻,从肝十二指肠韧带处找出胆总管,然后在十二指肠降部的右侧切开腹后壁的腹膜;将十二指肠降部向左翻开,继续向下清理胆总管,见到它经十二指肠上部后方,沿胰头和十二指肠降部之间下行,在降部的左后内侧穿进十二指肠(见图 6-29、6-31)。用刀切开十二指肠降部,观察十二指肠大乳头及其上的纵形黏膜皱襞。

5. 肝门静脉的观察 将胰上缘向下拉,可看到脾静脉不是与脾动脉紧密伴行,而是走行在胰的后面(脾动脉沿胰上缘行走)。清理脾静脉时,注意不要损伤汇入脾静脉下缘的肠系膜下静脉。向右清理直到其在胰颈后方与肠系膜上静脉合并成肝门静脉,而后进入肝十二指肠韧带内,同时注意汇入肝门静脉的胃左静脉(图 6-34)。

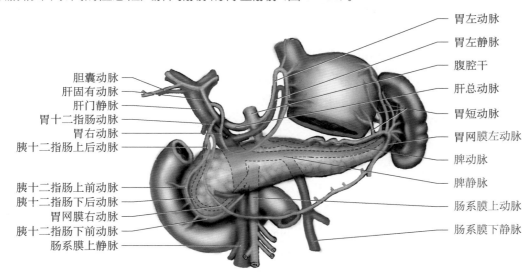

图 6-34 结肠上区的血管

第五节 肝 的 解 剖

一、 基本要求

(1) 肝门的位置和肝蒂的组成。

(2) 肝的分叶和分段。

二、 主要内容

(一) 肝门和肝蒂

肝的脏面朝向后下方,凹凸不平,与腹腔脏器相邻。脏面中部有呈"H"形的沟,其中部的横沟为肝门(porta hepatis),是左、右肝管,肝固有动脉左、右支,肝门静脉左、右支和肝的淋巴管及神经进出肝的门户。出入肝门的结构被结缔组织包绕,形成肝蒂(hepatic pedicle)。在肝门处,一般左、右肝管在前,肝固有动脉的左、右支居中,肝门静脉的左、右支在后。此外,左、右肝管的汇合点最高,紧贴横沟;肝门静脉的分叉点稍低,离横沟稍远;肝固有动脉的分叉点最低。在肝十二指肠韧带内,胆总管位于右前方,肝固有动脉位于左前方,肝门静脉位于两者之间的后方。

腔静脉沟向后伸入膈面,在其上端处可见 3 条肝静脉注入下腔静脉,临床上称此处为第二肝门(secondary portal of live),被冠状韧带所覆盖。其在肝外标记是沿镰状韧带向上后方的延长线。此线正对着肝左静脉或肝左静脉和肝中静脉合干后注入下腔静脉处。因此,在手术暴露第二肝门时,可按此标志寻找。在腔静脉沟下部,肝右后下静脉和尾状叶静脉出肝处称第三肝门。

(二) 肝的分叶和分段

按外形,肝膈面分左叶、右叶,脏面分左叶、右叶、方叶和尾状叶。这种分叶方法并不完全符合肝内管道系统的分布规律,也不适应肝内占位性病变定位诊断及肝部分切除的手术需要。肝内管道可分为 Glisson 系统和肝静脉系统。前者由血管周围纤维(Glisson 囊)包绕肝门静脉、肝固有动脉和肝管及其在肝内的逐级分支形成;后者的各级属支走行于肝段之间,最后汇合成肝左、肝中和肝右静脉,在腔静脉沟的上端注入下腔静脉。依据 Glisson 系统在肝内的分支和分布,C. Couinaud(1957)首先将肝分为左、右两半,再进一步分为 5 叶 8 段,每段有自己的流入和流出血管以及胆管系统,在每一段的中心处有肝门静脉、肝固有动脉及胆管分支,每一段的外围处有通过肝静脉的流出血管。按顺时针方向将肝的 8 个肝段分别用罗马数字Ⅰ~Ⅷ标记,Ⅰ段:尾状叶;Ⅱ段:左外叶上段;Ⅲ段:左外叶下段;Ⅳ段:左内叶;Ⅴ段:右前叶下段;Ⅵ段:右后叶下段;Ⅶ段:右后叶上段;Ⅷ段:右前叶上段。临床上以肝的叶、段为依据,可进行肝的叶、段切除或肝肿瘤的放射介入治疗。

在肝血管的铸型标本上,可以看到在肝的叶与叶或段与段之间有明显的裂隙存在,这些裂隙称为肝裂,形成各叶、段之间的自然分界线(图 6 - 35~6 - 38)。常用的肝裂有:

1. **正中裂**　正中裂(median fissure)在肝膈面为下腔静脉左壁至胆囊切迹中点的连线，在脏面为经胆囊窝中份越横沟入腔静脉沟的连线。肝中静脉主干位于裂内，将肝分为左、右半肝，直接分开相邻的左内叶与右前叶。

2. **背裂**　背裂(dorsal fissure)位于尾状叶前方，上起肝左、肝中和肝右静脉出肝处，下至肝门。将尾状叶与左内叶和右前叶分开。

3. **左叶间裂**　左叶间裂(left interlobar fissure)在肝膈面相当于肝镰状韧带附着线左侧 1 cm 处，在脏面以左纵沟为标志，起自肝下缘的肝圆韧带裂，向后上方经静脉韧带裂至肝左静脉汇入下腔静脉入口处，肝门静脉左支矢状段位于裂内，将左半肝分为左内叶和左外叶。

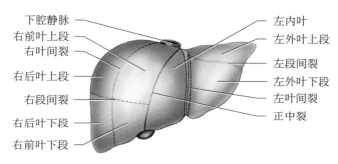

图 6 - 35　肝的分叶分段（前面观）

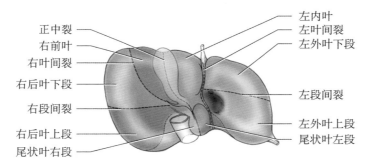

图 6 - 36　肝的分叶分段（脏面观）

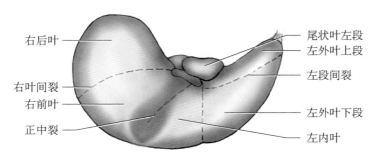

图 6 - 37　肝的分叶分段（膈面观）

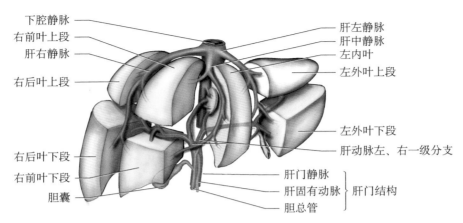

下腔静脉
右前叶上段
肝右静脉
右后叶上段

肝左静脉
肝中静脉
左内叶
左外叶上段

左外叶下段
肝动脉左、右一级分支

右后叶下段
右前叶下段
胆囊

肝门静脉
肝固有动脉 } 肝门结构
胆总管

图 6 - 38 Couinaud 肝段

4. 左段间裂 左段间裂(left intersegmental fissure)是指在肝膈面相当于下腔静脉左壁至肝左缘上、中 1/3 交点的连线,转至脏面止于左纵沟中点稍后上方,肝左静脉于裂内走行,将左外叶分为外叶上段和外叶下段。

5. 右叶间裂 右叶间裂(right interlobar fissure)在肝膈面相当于肝的右前下角引弧线至下腔静脉右壁的连线,转至脏面,连于肝门右端。此裂内有肝右静脉主干走行,将右半肝分为右前叶与右后叶。

6. 右段间裂 右段间裂(right intersegmental fissure)是指在肝脏面为肝门右端至肝右缘中点的连线,转至膈面,连于正中裂。此裂相当于肝门静脉右支主干平面,将肝右前、后叶分为右前叶上、下段和右后叶上、下段。

三、层次解剖

1. 取肝 将肝翻起,于肝门处切断肝总管、肝固有动脉和肝门静脉本干;于肝门后方,尾状突的深面,切断下腔静脉;再在肝膈面切断冠状韧带、左、右三角韧带;将下腔静脉上端与膈的腔静脉孔分离,取下肝。

2. 肝蒂的观察 肝蒂内有肝门静脉、肝管和肝动脉等 3 套管道。肝门静脉分左、右支的分叉点位于下腔静脉右前方,其间以尾状突分隔。肝固有动脉分肝左、右动脉的分叉点位置最低,多于肝十二指肠韧带上部内已分成肝左、右动脉,口径比肝管细。肝左、右管汇成肝总管的汇合点位置最高,紧贴横沟。

3. 肝门静脉左支的解剖 从肝门静脉本干的分叉点向左解剖出肝门静脉左支横段(transverse portion of left portal vein),转弯向前于左纵沟中段内剥出左支矢状段(sagittal portion)。于左支横段和矢状段转角处(角部),剥离出向外上方伸展的外上段静脉。在矢状段的前端膨大处(囊部),向左下剥出外下段静脉和向右剥出 2～3 支的左内叶静脉。各级肝管的口径只有肝门静脉支的 1/3,剥离左支及分支时,随时观察肝管与其同级肝门静脉支的位置关系和伴行情况。

4. 肝门静脉右支的解剖 从肝门静脉本干的分叉点向右解剖出肝门静脉右支。于横沟的右端,从肝门静脉右支剥出向右前方的右前叶静脉和向后的右后叶静脉。剥离右支及分支时,注意肝管与其同级肝门静脉支的位置关系和伴行情况。

5. **第二肝门的解剖**　在第二肝门处,下腔静脉有肝左、中、右静脉的开口。先从肝中静脉(middle hepatic vein)的开口处,向前下偏右的方向剥离出肝中静脉的主干,主干在肝门静脉本干分叉点的前上方的肝实质中已分左、右两支。从肝左静脉(left hepatic vein)的开口,依左下前的方向剥离出肝左静脉的主干,在肝门静脉左支矢状段的左侧,于左外叶的肝实质中剥离出肝左静脉主干,走行于肝门静脉左支的外上段静脉和外下段静脉之间。从粗大的肝右静脉(right hepatic vein)的开口处,沿右下方向剥离出肝右静脉主干,于右半肝的实质中,剥离出肝右静脉走行于肝门静脉右支的前、后叶静脉之间。若肝右静脉细小,则可在第三肝门处,剪开下腔静脉肝内段下部的后壁,找到其右壁上较粗大的肝静脉开口,剥离出其静脉干,此即肝右后下静脉(right posterior inferior hepatic vein),它位于右后叶下段的肝实质中(图6-39、6-40)。

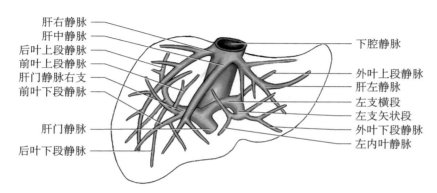

图6-39　肝内的肝静脉和肝门静脉(前面观)

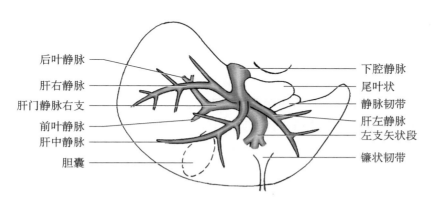

图6-40　肝内的肝静脉和肝门静脉(膈面观)

6. **肝铸型标本的观察**　观察肝铸型标本中用不同颜色显示的不同管道结构,了解管道结构的大小、空间位置关系、管道分支情况。

第六节　结肠下区器官

一、基本要求

（1）胰的位置、分部及毗邻。

（2）大肠、小肠的分部、形态特点。

（3）肠系膜上、下动脉的分支及形态特点。

（4）阑尾的位置、根部的体表投影。

（5）肝门静脉的组成、属支及与上、下腔静脉的吻合。

二、主要内容

（一）胰

1. 位置与体表投影　胰位于胃及网膜囊的后方，在第1、第2腰椎水平横贴于腹后壁，除胰尾外均属腹膜外位。其在腹前壁的投影为：上缘约平脐上10 cm，下缘约相当于脐上5 cm处。

2. 分部与毗邻　胰可分头、颈、体、尾4部分，各部之间无明显界限（见图6-25、6-34）。

（1）胰头：是胰右端最宽大的部分，位于第2腰椎体的右前方。其上、下方和右侧被十二指肠包绕。在胰头的下部有一向左后上方的钩突（uncinate process）。由于钩突与胰头和胰颈之间夹有肝门静脉起始部和肠系膜上动、静脉，故胰头肿大时，可压迫肝门静脉起始部，影响其血液回流，出现腹水、脾大等症状。在胰头右后方与十二指肠降部之间有胆总管经过，有时胆总管可部分或全部被胰头所包埋。因此，当胰头肿大压迫胆总管时，可影响胆汁排出，发生阻塞性黄疸。

（2）胰颈：是指胰头与胰体之间的狭窄扁薄部分，长2 cm。其前上方邻接胃幽门，其后面与肠系膜上静脉和肝门静脉起始部相邻。

（3）胰体：较长，占胰的大部分，横位于第1腰椎体前方，呈三棱柱形。其前面隔网膜囊与胃后壁相邻，故胃后壁癌肿或溃疡穿孔常与胰体粘连；后面与腹主动脉、左肾上腺、左肾及左肾血管相贴，脾静脉从左向右行于肾静脉的上方；上缘与腹腔干、腹腔丛相邻，脾动脉沿上缘向左走行。胰腺癌患者常因癌肿侵及腹腔丛而引起剧烈的腹背痛。

（4）胰尾：较细，向左上方行于脾肾韧带内，与脾动、静脉伴行至脾门，故在脾切除结扎脾血管时，应防止损伤胰尾。

3. 胰管与副胰管　胰管（pancreatic duct）位于胰实质内，偏胰的后面，走行与胰的长轴一致，从胰尾经胰体走向胰头，沿途接受许多小叶间导管，最后于十二指肠降部的后内侧壁内与胆总管汇合成肝胰壶腹，开口于十二指肠大乳头。在胰管上方，常可见一小管，称副胰管，开口于十二指肠小乳头，主要引流胰头前上部的胰液（图6-25）。

4. 血管、神经和淋巴

（1）血管：胰头的血液供应丰富，胰十二指肠上前、后动脉和胰十二指肠下前、后动脉在胰头的前后面相互吻合形成动脉弓，由弓发出分支供应胰头及十二指肠。胰体及胰尾的动脉分别由胰背动脉（发自腹腔干、脾动脉或肝总动脉）、胰大动脉（为脾动脉胰支中最大者）和胰尾动脉（发自脾动脉或胃网膜左动脉）。胰的静脉与同名动脉伴行，汇入肝门静脉、脾静脉或肠系膜上静脉（图 6-25、6-33、6-34）。

（2）淋巴引流：汇入十二指肠降部和胰头之间的胰头后淋巴结及沿脾动脉排列的脾动脉旁淋巴结，最后汇入腹主动脉旁淋巴结。

（3）神经：胰的神经来自腹腔神经节发出的交感神经节后纤维和来自右迷走神经的副交感神经节前纤维。这些神经纤维交织形成腹腔神经丛，随血管分布于胰。

（二）肠系膜上、下动脉分支的形态特点

1. 小肠的动脉 肠系膜上、下动脉自腹主动脉发出后，反复分支，相邻分支之间吻合成多级动脉弓，如肠系膜上动脉向左发出 12～18 条空、回肠动脉均彼此吻合成弓。上 1/4 段的小肠只有 1 级弓，中 2/4 段的小肠有 2～3 级弓，而末 1/4 段的小肠可有 4 级弓。每段均由最后一级弓发出直血管，分布到肠管（图 6-41）。

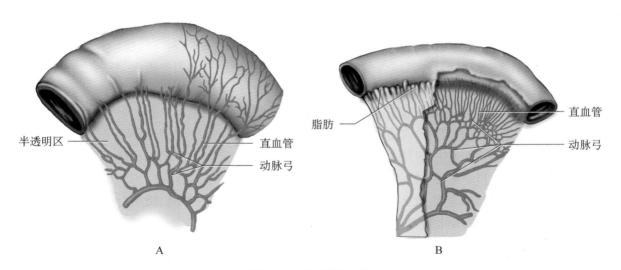

图 6-41 空、回肠的血管

A. 空肠；B. 回肠

2. 大肠的动脉 发自肠系膜上动脉的回结肠动脉、右结肠动脉、中结肠动脉和发自肠系膜下动脉的左结肠动脉，均分成两个分支，沿结肠的系膜缘走行，与邻近的结肠动脉吻合成弓，称边缘动脉。乙状结肠动脉起自肠系膜下动脉的左缘，有 2～4 支，可形成 2～3 级弓。然而最末一支的乙状结肠动脉和肠系膜下动脉的终末支——直肠上动脉无吻合，以致此处肠壁血供较差。

结肠动脉的变异较多，如右结肠动脉直接起自肠系膜上动脉的只占半数，其余的起自回

结肠动脉或中结肠动脉。中结肠动脉多偏右侧进入横结肠系膜内,因此可有一副中结肠动脉偏左侧进入横结肠系膜内。

(三) 阑尾

阑尾为一细长的盲管,根部附着于盲肠后内侧壁,位置比较固定,远端游离,有三角形的阑尾系膜,属腹膜内位器官。其根部体表投影位于脐和右髂前上棘连线的外、中 1/3 交界点,称麦氏(McBurney)点;也可位于左、右髂前上棘连线的中、右 1/3 交界点,称 Lanz 点。

阑尾一般位于右髂窝内,但可随着盲肠异位而改变,高位可至肝下,低位可降至小骨盆腔内。阑尾游离端的位置变异较大,常见的是盲肠后位和盆位。此外,有盲肠下位、回肠前位、后位等。盲肠后位时,阑尾炎可引起腰大肌刺激征,若右大腿过度后伸可引起疼痛;盆位时可引起闭孔内肌刺激征,若将大腿屈曲内旋可引起疼痛,盆位阑尾炎可刺激膀胱和直肠,引起临床表现,需予以鉴别;回肠前位时,由于位置表浅,右下腹压痛更为明显。

阑尾动脉发自回结肠动脉,走行在阑尾系膜的游离缘处,阑尾静脉与动脉伴行,经回结肠静脉、肠系膜上静脉汇入肝门静脉。化脓性阑尾炎时细菌栓子可随静脉血流入肝,引起肝脓肿。

(四) 肝门静脉

1. 组成 肝门静脉(hepatic portal vein)是一短粗的静脉干,长 6~8 cm,管径 1~1.2 cm,主要由肠系膜上静脉和脾静脉汇合而成。其汇合部位通常在胰颈的后方,但也有变异。肝门静脉与一般静脉不同,它的始末均为毛细血管。一端始于胃、肠、胰和脾的毛细血管网;另一端终于肝血窦,并且成人的肝门静脉及其属支均缺乏瓣膜。因此,肝内或肝外肝门静脉阻塞,均可引起血液的逆流,导致肝门静脉高压症。

2. 毗邻 肝门静脉起点约在第 2 腰椎水平,经十二指肠、胆总管、胃十二指肠动脉等结构的后方向右上行,进入肝十二指肠韧带,继续上行达肝门,分左、右支,分别进入左、右半肝。在肝十二指肠韧带内,肝门静脉的右前方为胆总管,左前方为肝固有动脉,后方隔网膜孔与下腔静脉相邻。它与胰的关系密切,因此胰的病变可累及肝门静脉。

3. 属支 主要有肠系膜上静脉、脾静脉、肠系膜下静脉、胃左静脉、胃右静脉、胆囊静脉和附脐静脉。这些静脉多数是与同名动脉伴行。

4. 肝门静脉与上、下腔静脉间的吻合 肝门静脉与上、下腔静脉间有广泛的侧支吻合,但在正常的情况下吻合支细小,血流量少,吻合支并不开放,静脉血按正常方向回流。当肝门静脉高压时(如肝硬化),静脉血回流受阻,血流可经吻合支进入上、下腔静脉系而形成侧支循环,从而降低肝门静脉的压力。吻合主要有如下 4 个途径(图 6 - 42)。

(1)肝门静脉→胃左动脉→食管下段静脉丛→半奇静脉→奇静脉→上腔静脉。

(2)肝门静脉→脾静脉→肠系膜下静脉→直肠上静脉→直肠静脉丛→直肠下静脉、肛静脉→髂内静脉→髂总静脉→下腔静脉。

(3)肝门静脉→附脐静脉→脐周静脉网→胸、腹壁的浅深静脉→上、下腔静脉。

(4)肝门静脉的属支在腹后壁与下腔静脉的属支腰静脉、膈下静脉、肾静脉、睾丸静脉或卵巢静脉等形成广泛的侧支吻合。

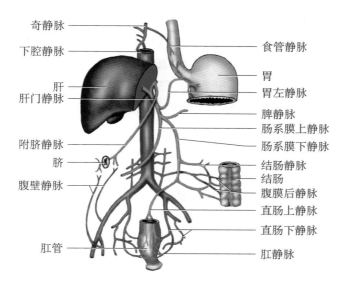

奇静脉
下腔静脉
肝
肝门静脉
附脐静脉
脐
腹壁静脉
肛管

食管静脉
胃
胃左静脉
脾静脉
肠系膜上静脉
肠系膜下静脉
结肠静脉
结肠
腹膜后静脉
直肠上静脉
直肠下静脉
肛静脉

图 6-42　肝门静脉与上、下腔静脉间的吻合

（五）临床要点

门静脉高压症（portal hypertension）是一组由肝门静脉压力持久增高引起的症候群。大多数由肝硬化引起。当肝门静脉血不能顺利通过肝脏回流入下腔静脉就会引起门静脉压力增高。表现为门—体静脉间交通支开放，大量肝门静脉血在未进入肝脏前就直接经交通支进入体循环，从而出现腹壁和食管静脉扩张、脾脏肿大和脾功能亢进、肝功能失代偿和腹水等。最为严重的是食管和胃连接处的静脉扩张，一旦破裂就会引起严重的急性上消化道出血，危及生命。经颈静脉肝内门体静脉分流术（transjugular intrahepatic portosystemic shunt，TIPS）通过在肝静脉与肝门静脉之间的肝实质内建立分流道，以微创方式从结构上显著降低肝门静脉阻力，是降低肝硬化患者门静脉压力的治疗手段之一。常规操作解剖要点：①血管入路：一般选择右侧颈内静脉，可以提供较直的路径，有利于操作。②肝静脉插管：将 TIPS 套件引入肝静脉，一般选择肝右或肝中静脉，肝左静脉较小且几乎与下腔静脉垂直，一般不选用。③肝门静脉穿刺：为 TIPS 的技术难点。肝门静脉右支一般位于肝右静脉前方，肝中静脉后方；肝门静脉左支位于肝中静脉前方，肝左静脉后方。依据术前影像学资料或术中 CO_2 造影引导肝门静脉穿刺，穿刺靶点宜选择肝门静脉右干距分叉 1.5～2.0 cm 处。④支架植入：肝门静脉造影后，选择长度、直径合适的球囊导管，扩张肝内分流道，置入支架，支架静脉端应延续至肝静脉与下腔静脉汇合处。

三、层次解剖

（一）辨认各段肠管

1. 识别结肠　寻找结肠带、结肠袋及肠脂垂，确认盲肠和结肠，并以此与小肠区别。

2. 寻找阑尾　以盲肠的前结肠带为标志，向下追踪可找到阑尾根部。手术时可用同样方法找到阑尾根部。

3. 区分空肠和回肠 空肠和回肠可依肠系膜内的血管弓和直血管来区别。将肠管拉出腹膜腔,把肠系膜对光映照,可见肠系膜内的血管呈扇形散开。因为肠系膜根短(全长约为15 cm),而肠管长(空、回肠长 5～6 m),所以在肠系膜根部,肠系膜上动脉发出的空肠、回肠动脉紧靠在一起,越近肠管越散开,在近肠管区动脉支互相吻合成弓,在弓的远侧发出直血管进入肠管壁的系膜缘。仔细观察对比空肠和回肠系膜内的血管安排,空肠系膜内的血管粗,动脉弓少(一般 1～2 级)、直血管长;回肠系膜内的血管较细、动脉弓的层数多(可达 4～5级)、直血管短。在活体上可见空肠由于血液供应较丰富,所以色泽为粉红,回肠血液供应较少故色泽较淡(图 6 - 41)。

4. 寻找十二指肠空肠曲及十二指肠悬韧带 将横结肠向上翻起,沿十二指肠水平部向左至空肠的起始处,可见一个由后向前的弯曲,即十二指肠空肠曲。将其向下牵拉,其上方与脊柱间的腹膜皱襞即十二指肠悬韧带(Treitz 韧带),在腹部手术时,可作为确定空肠起始的重要标志(图 6 - 21)。

(二) 肠系膜上动脉、静脉的解剖 (图 6 - 43、6 - 44)

1. 解剖肠系膜上动脉、静脉 将大网膜、横结肠及横结肠系膜翻向上方,把全部系膜小肠推向左侧,暴露肠系膜根。于胰的下缘小心切开肠系膜根右侧腹膜,清除结缔组织,便可找到肠系膜上动脉。向上追踪该动脉,可见其经过胰及脾静脉后方,起自腹主动脉(一般在腹腔干起点的下方)。肠系膜上动脉周围有致密的内脏神经丛。翻起胰下缘,于胰颈后方找到肝门静脉,自肝门静脉向下清理出位于肠系膜上动脉右侧的肠系膜上静脉。观察肠系膜上动、静脉位于胰的钩突和十二指肠水平部的前方,注意它们的毗邻关系,注意观察肠系膜上动脉与腹主动脉之间的锐角内有哪些结构通过。

2. 解剖小肠动、静脉 沿肠系膜根剥离,暴露肠系膜上动脉、静脉一直到回盲肠结合处。在此过程中,可见自肠系膜上动脉、静脉的左缘发出一些空肠和回肠动脉、静脉,分布到空肠、回肠,沿途有内脏神经缠绕着,并有一系列淋巴结伴随。

3. 解剖右侧结肠的动、静脉 沿血管向右将腹膜剥离,直到升结肠,可见肠系膜上动脉的右缘自上向下发出 3 支:到横结肠右份的中结肠动脉、到升结肠的右结肠动脉、到回盲结合处的回结肠动脉。结肠的血管到结肠边缘分成两支,互相吻合成弓,回结肠动脉的回肠支和最末一支的回肠动脉吻合成弓。以上动脉有同名静脉伴行。解剖结肠血管时,观察沿血管排列的淋巴结。

解剖右结肠动脉时,注意观察其起点。

4. 寻找阑尾动、静脉 沿盲肠前面的结肠带找到阑尾,观察阑尾系膜,在其游离缘处分离出阑尾动脉,向上追踪可见其起自回结肠动脉。

5. 寻找胰十二指肠下动脉 自肠系膜上动脉的右缘,中结肠动脉起点的上方,于十二指肠水平部和胰头之间找到胰十二指肠下动脉,它向右行,分出前、后两支,分别走行在胰头的前、后方。观察其和来自胃十二指肠动脉的胰十二指肠上动脉的前、后支吻合形成前、后弓。

6. 切除空、回肠 在十二指肠空肠曲远侧的肠系膜上用血管钳相隔 2 cm 穿两孔,分别穿塑料线,结扎空肠,在两个结扎间切断空肠。同样,在回盲肠结合处的近侧 10 cm 处依上述方法切断回肠。在保留肠系膜和肠系膜上动、静脉的同时,沿小肠系膜缘全长切断系膜与空、回肠,移去小肠。

(三) 肠系膜下动脉、静脉的解剖（图 6‑43、6‑44）

1. 解剖肠系膜下静脉　在十二指肠空肠曲的左方,找到一个纵行腹膜皱襞,切开此腹膜皱襞即可显露肠系膜下静脉。分别往上、下追踪,可见该静脉引流降结肠及乙状结肠的静脉血注入脾静脉。

2. 解剖左侧结肠的动、静脉　从肠系膜下静脉处的腹膜切口开始,分别向两侧剥离肠系膜根与降结肠之间的腹膜,注意不要损坏腹膜下各结构。

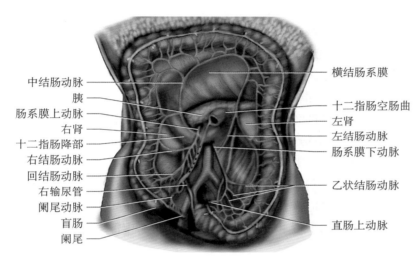

图 6‑43　结肠及其动脉

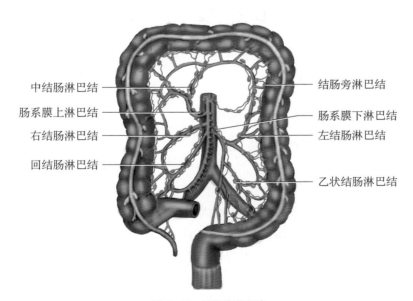

图 6‑44　结肠的淋巴结

在肠系膜下静脉右侧,找到与其伴行的左结肠动脉。沿左结肠动脉向左找出其上、下两支,分布到降结肠,追踪其上支与中结肠动脉的左支吻合成弓,追踪其下支与乙状结肠动脉的第1支吻合成弓。再沿左结肠动脉往右下,找到肠系膜下动脉本干,由本干向上追踪,可见其起源于腹主动脉,注意其附近的淋巴结,即腹主动脉淋巴结。在肠系膜下动脉的左缘,左结肠动脉起点的下方,解剖出2～4支到乙状结肠的乙状结肠动脉。肠系膜下动脉本干一直向下进入盆腔,延续为直肠上动脉,分布到直肠上部。解剖血管时,注意观察沿血管排列的淋巴结。

(四) 观察肝门静脉及其属支

结合前一次结肠上区操作结果,再系统观察一下肝门静脉及其属支。

(五) 十二指肠和胰及其周围血管的毗邻

十二指肠如"C"形,环抱胰头,可以分为4部。胰的位置较深,位于腹后壁,其前方有胃及横结肠等覆盖,可分为4部。胰头主要由胰十二指肠上、下动脉的前后支供应,胰颈和胰体的背面主要由胰背动脉供应。脾动脉常发出2～10条胰支,其中有一支胰大动脉进入胰的中、左1/3交界处上缘。十二指肠和胰的大部分都是腹膜外器官,贴在腹后壁,由右向左与右肾、下腔静脉、腹主动脉及其神经丛、左肾等相贴。在胰的前面有横结肠系膜横跨。因此,胰的上份属结肠上区,而它的下份属于结肠下区。

腹主动脉的分支及其相应的静脉和十二指肠、胰的关系:腹腔干从胰的上缘发出,它的分支脾动脉沿胰的上缘向左行,另一分支肝总动脉沿胰上缘向右行。肠系膜上动脉从胰的后方起于腹主动脉的前壁,向下行跨过十二指肠水平部的前面而到达肠系膜根。肠系膜下动脉则是在第3腰椎高度起于腹主动脉前壁,在壁腹膜后面沿腹后壁向左下走行。

第七节　腹　后　壁

一、　基本要求

(1) 肾的位置、血供和被膜。

(2) 输尿管的行径和毗邻。

(3) 腹后壁的血管和神经。

(4) 腹部主要的内脏神经节和神经丛。

二、　主要内容

腹膜后间隙介于腹后壁的腹膜壁层和腹内筋膜之间,上至膈并经腰肋三角与后纵隔相通,下至骶骨岬,两侧向外延续于腹前外侧壁的腹膜外组织。间隙内除有大量疏松结缔组织外,主要有肾、肾上腺、输尿管、大血管、神经和淋巴结等。

(一) 肾

1. 位置　肾位于脊柱两侧。左肾在第11胸椎椎体下缘至第2腰椎椎体下缘;右肾受肝的影响,在第 12 胸椎椎体上缘至第 3 腰椎椎体上缘之间。女性一般较男性低半个腰椎。

2. 毗邻 左侧第十二肋斜行跨过左肾的中份,而右侧则跨过右肾的上份。在第 12 肋以上,肾隔膈肌与胸膜腔相邻;在第 12 肋以下,与腹后壁的肌肉相贴。由于肾是紧贴腹后壁的器官,故肾脏手术以沿第 12 肋下方做斜切口为宜。手术时应以第 12 肋为标志,防止损伤第 12 肋上方的胸膜腔造成气胸。

3. 肾血管 肾动脉多平第 1～2 腰椎椎间盘高度,于肠系膜上动脉起点下方,以直角起自腹主动脉的两侧。肾动脉位于肾静脉的后上方。由于腹主动脉位置偏左,故右肾动脉较左侧的稍长,经下腔静脉后方入肾。肾动脉是肾的功能和滋养动脉,故管径较粗、流量较大。肾动脉入肾门之前分为前、后两干,干一般在肾窦内再分出段,每 1 个肾段动脉及其所属的肾组织称为肾段(renal segment)。肾段动脉之间无吻合,如某一段动脉阻塞,可引起相应肾段坏死。前干较粗,进入肾窦,位于肾盂前方,分出上、前上、前下、下 4 个段,分别至相应的肾段;后干较细,在肾窦内绕肾盂上缘至后方,分出数支至肾后段,即肾后面近肾门的一部分肾实质(图 6 - 45)。肾内的静脉无节段性,各段之间有丰富的静脉吻合网,在肾窦内汇合成 2～3 支,出肾门则合为一粗干,走行于肾动脉的前方。左肾静脉较长,约 5 cm,横行越过腹主动脉和肠系膜上动脉形成向下开放的夹角后,再汇入下腔静脉。右肾静脉较短,约 2 cm,注入下腔静脉。

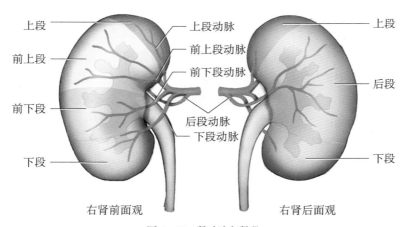

图 6 - 45 肾动脉和肾段

(二) 肾上腺

1. 位置和形态 肾上腺位于肾的上端,与肾共同包在肾筋膜内。左侧为新月形,右侧呈三角形,长约 5 cm,宽约 3 cm,厚约 1 cm,重 5～7 g。

2. 毗邻 左肾上腺的前面上部有网膜囊和胃,下部有胰体和脾动、静脉。脾动脉一般位于其中部的前面,后面与膈相邻,内侧缘有左腹腔神经节、左膈下动脉及胃左动脉。右肾上腺的前面为肝右叶,后面为膈,内侧缘与下腔静脉、右腹腔神经节及右膈下动脉相邻。

3. 肾上腺血管 动脉来源有 3 支:肾上腺上动脉,由膈下动脉发出;肾上腺中动脉,由腹主动脉发出;肾上腺下动脉,由肾动脉发出。左肾上腺静脉汇入左肾静脉,右肾上腺静脉汇入下腔静脉的右后壁。

（三）腹后壁的血管、内脏神经和淋巴（图6-46）

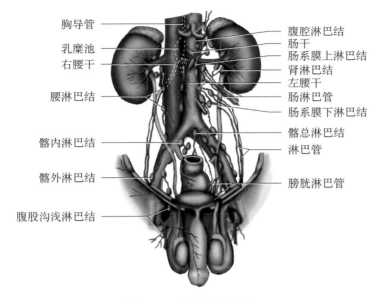

图6-46 腹后壁的淋巴结

1. **腹主动脉** 腹主动脉为胸主动脉的延续,于第12胸椎体下缘穿膈肌的主动脉裂孔进入腹部,在腰椎体前方下行,至第4腰椎体下缘分左、右髂总动脉。

腹主动脉的分支有壁支和脏支。壁支为1对膈下动脉、4对腰动脉和1支骶正中动脉。膈下动脉紧贴膈肌下面,腰动脉紧贴腹后壁横行。脏支为3个不成对脏支和3对成对脏支。不成对脏支由腹主动脉前壁发出,成对脏支由腹主动脉侧壁发出。下腔静脉位于腹主动脉右侧,右肾动脉走行在下腔静脉的后面,右睾丸动脉则走行在下腔静脉的前面。

沿腹主动脉及其分支周围有许多淋巴结,这些淋巴结的输出管汇合成肠干和左、右腰干。

2. **下腔静脉** 下腔静脉及其属支与腹主动脉及其分支不完全伴行。成对脏器右侧静脉直接汇入下腔静脉,而成对脏器左侧静脉则先汇集于左肾静脉,然后再注入下腔静脉。左睾丸静脉的行程长且垂直加入左肾静脉,血流不顺畅,故左侧睾丸静脉曲张的发生率比右侧多。不成对脏支的静脉先汇成肝门静脉入肝,后经肝内的肝左、肝中、肝右静脉注入下腔静脉。成对的壁支与其同名动脉伴行,注入下腔静脉。

3. **腹腔内脏神经丛** 腹腔内脏神经丛随动脉走行,分布情况和动脉一致。腹腔神经丛由副交感神经的迷走神经和交感神经的内脏大、小神经及交感神经的其他分支共同组成。在腹主动脉的前面,围绕腹腔干根部的两侧有若干坚实的大小不一的硬块,即腹腔神经节,接受内脏大神经的节前纤维。在腹主动脉和肾动脉交角处,有主动脉肾神经节,它接受内脏小神经的节前纤维。它们发出的节后纤维和迷走神经后干的腹腔支共同组成腹腔丛和许多副丛,沿腹腔干、肠系膜上动脉等分支至腹部脏器,故迷走神经纤维能沿肠系膜上动脉的分支到达结肠左曲,来自骶2～4节的盆内脏神经(副交感神经),其分支随肠系膜下动脉的分支走行,故盆内脏神经的分布可达结肠左曲以下的肠管。

4. 乳糜池　乳糜池(cisterna chyli)由肠干和左、右腰干汇入形成,位于第 1 腰椎体前方。腹主动脉的右后方,有时在腹主动脉与下腔静脉之间,其上端延续为胸导管,向上经膈的主动脉裂孔进入胸腔。但约有 14%的人无明显的乳糜池,而由互相吻合的淋巴管所替代。

（四）临床要点

肾脏手术传统的手术入路有 4 种:①腰部入路;②腹部入路;③胸腔入路;④胸腹联合入路。腰部入路又分第 12 肋下切口、第 11 肋间切口及腰背部胸膜外切口等。腹部入路分腹膜外切口及经腹腔切口。以第 12 肋下手术入路为例,其解剖层次为:①皮肤切口:起于第 12 肋骨下缘约 1 cm 骶棘肌外缘,沿第 12 肋骨斜向前下,止于髂前上嵴内上方。②切开皮下组织:显露其深面的背阔肌及腹外斜肌。③切开肌层:顺切口方向切开后上方的背阔肌及其深面的下后锯肌和前下方的腹外斜肌,显露其深面的腰背筋膜、腹内斜肌,再切开腹内斜肌。注意腹内斜肌深面的髂腹下神经及髂腹股沟神经,以免将其切断。④切开腰背筋膜及腹横肌:先将腰背筋膜切一小口,插入示指,在腹横肌深面将腹膜向前方推开,然后沿切口方向切开腰背筋膜及腹横肌。⑤切开肾筋膜:推开腹膜外的肾周围脂肪,充分显露肾筋膜。提起肾筋膜,将其充分切开暴露下方的肾脂肪囊。⑥显露肾脏:在脂肪囊内游离肾脏,沿肾纤维囊表面将肾脏从肾脂肪囊内剥出。⑦关闭切口:注意不要将肋下神经、髂腹下神经和髂腹股沟神经缝合结扎,以免手术后发生顽固性疼痛。

三、层次解剖

（一）腹主动脉和下腔静脉的解剖

仔细清除腹腔干和肠系膜上、下动脉根部的淋巴结、结缔组织,即可观察到被神经丛包绕的粗大的腹主动脉。它位于脊柱前方,始于膈的主动脉裂孔,向下追踪时可见腹主动脉在第 4 腰椎水平分为左、右髂总动脉。而神经丛则下延至盆部成为上腹下丛。

剥离腹主动脉右侧的腹膜,观察腹主动脉右侧的下腔静脉。在右髂总动脉后方,去除少许脂肪,找到下腔静脉的起始部,它由左、右髂总静脉汇成。在左、右髂总动脉之间剥开腹膜,寻找左髂总静脉,右髂总静脉则位于其同名动脉的深面(图 6 - 47)。

（二）观察肾和肾上腺的毗邻结构

1. 右肾前面的毗邻　右肾的内侧份为十二指肠降部,外侧份的上部为肝右叶,外侧份的下部为结肠肝曲,上端有右肾上腺,下端与空肠接触。

2. 左肾前面的毗邻　左肾的中份有胰横过;上份有胃、脾;下份的内侧为空肠,外侧为结肠脾曲,上端有左肾上腺。

3. 肾后面的毗邻　用手伸入胸膜腔底肋膈隐窝,观察肾后面与第 12 肋、膈肌和胸膜腔的毗邻关系,这对临床手术有密切关系(图 6 - 48)。

（三）肾被膜的解剖

肾被膜由外向内依次有肾筋膜、脂肪囊、纤维囊。切开左肾区的腹膜,检查包绕在左肾前面的一层筋膜,即肾筋膜前层。在肾的内侧缘纵行剖开肾筋膜,将之向外翻,可见到较厚

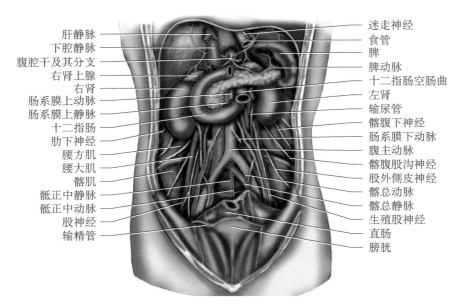

肝静脉　　　　　　　　　　　　　　　　　　　　迷走神经
下腔静脉　　　　　　　　　　　　　　　　　　　食管
腹腔干及其分支　　　　　　　　　　　　　　　　脾
右肾上腺　　　　　　　　　　　　　　　　　　　脾动脉
右肾　　　　　　　　　　　　　　　　　　　　　十二指肠空肠曲
肠系膜上动脉　　　　　　　　　　　　　　　　　左肾
肠系膜上静脉　　　　　　　　　　　　　　　　　输尿管
十二指肠　　　　　　　　　　　　　　　　　　　髂腹下神经
肋下神经　　　　　　　　　　　　　　　　　　　肠系膜下动脉
腰方肌　　　　　　　　　　　　　　　　　　　　腹主动脉
腰大肌　　　　　　　　　　　　　　　　　　　　髂腹股沟神经
髂肌　　　　　　　　　　　　　　　　　　　　　股外侧皮神经
骶正中静脉　　　　　　　　　　　　　　　　　　髂总动脉
骶正中动脉　　　　　　　　　　　　　　　　　　髂总静脉
股神经　　　　　　　　　　　　　　　　　　　　生殖股神经
输精管　　　　　　　　　　　　　　　　　　　　直肠
　　　　　　　　　　　　　　　　　　　　　　　膀胱

图 6 - 47　腹后壁的脏器和结构

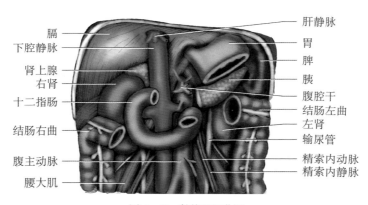

膈　　　　　　　　　　　　　　　　　　　　肝静脉
下腔静脉　　　　　　　　　　　　　　　　　胃
肾上腺　　　　　　　　　　　　　　　　　　脾
右肾　　　　　　　　　　　　　　　　　　　胰
十二指肠　　　　　　　　　　　　　　　　　腹腔干
　　　　　　　　　　　　　　　　　　　　　结肠左曲
结肠右曲　　　　　　　　　　　　　　　　　左肾
　　　　　　　　　　　　　　　　　　　　　输尿管
腹主动脉　　　　　　　　　　　　　　　　　精索内动脉
　　　　　　　　　　　　　　　　　　　　　精索内静脉
腰大肌

图 6 - 48　肾前面的毗邻

的一层脂肪,即脂肪囊。检查肾上极内上方的肾上腺,可见它也是包在肾筋膜的里面。提起肾的外缘,可以看到肾后面的脂肪和肾后筋膜,从而理解肾筋膜与肾脂肪囊包绕着肾和肾上腺。再观察最内层的纤维膜,它紧贴肾,活体时能从正常肾表面剥离,如剥离困难即为病理现象。在肾部分切除或肾外伤时,应缝合纤维膜,以防肾实质撕裂(图 6 - 49、6 - 50)。

用相似的步骤解剖右肾和右肾上腺。

(四)　腹部成对脏器血管的解剖

1. 观察左肾静脉　起自左肾门,行经肠系膜上动脉之后,腹主动脉之前,终于下腔静脉。沿途接受下方来的左睾丸静脉,在左肾上腺前面解剖出左肾上腺静脉,追踪其注入左肾静脉。检查右肾,可见右肾离下腔静脉较近,故右肾静脉较短。

2. 观察左肾动脉　起自腹主动脉左缘,肠系膜上动脉起点的稍下方,它向左进入左肾。

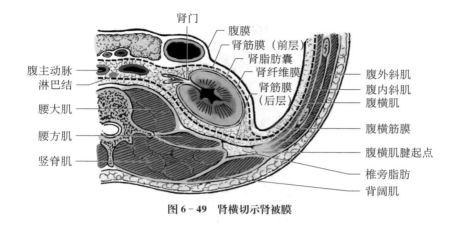

图 6 - 49　肾横切示肾被膜

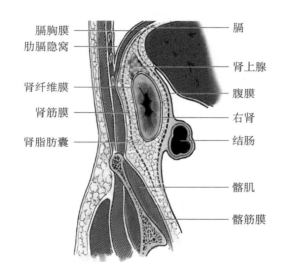

图 6 - 50　肾纵切示肾被膜

在左肾动脉起点水平处,分开腹主动脉及下腔静脉,可见右肾动脉起自腹主动脉右缘,行经下腔静脉及右肾静脉的后方到达右肾。注意观察有无副肾动脉。

3. **观察肾上腺中动脉**　在肾动脉起点的上方,腹主动脉的侧方寻找左、右肾上腺中动脉,在右侧观察右肾上腺静脉汇入下腔静脉。

4. **解剖睾丸静脉(卵巢静脉)**　睾丸静脉(卵巢静脉)走行在腰大肌前面,注意其内侧伴行的睾丸动脉。剥开腹膜,观察左侧睾丸静脉汇入左肾静脉,右侧者直接汇入下腔静脉的前方。解剖睾丸动脉,向上追踪其起自腹主动脉,起点在肠系膜上、下动脉起点之间(图 6 - 51)。

(五)肾蒂结构和输尿管的解剖

从肾门处解剖肾蒂。观察肾静脉、肾动脉和肾盂,了解它们之间的位置关系。肾盂向下至肾下缘水平处移行为输尿管。游离输尿管,观察其行径:沿腰大肌表面经结肠血管和睾丸

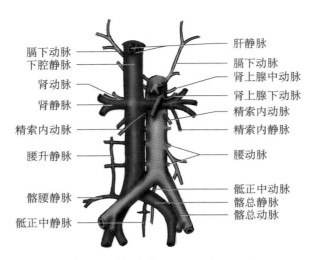

膈下动脉
下腔静脉
肾动脉
肾静脉
精索内动脉
腰升静脉
髂腰静脉
骶正中静脉

肝静脉
膈下动脉
肾上腺中动脉
肾上腺下动脉
精索内动脉
精索内静脉
腰动脉
骶正中动脉
髂总静脉
髂总动脉

图 6 - 51　腹主动脉分支和下腔静脉属支

动、静脉的深面向下,在小骨盆入口处,右侧输尿管越过右髂外动脉起始部的前方,左侧输尿管越过左髂总动脉末端的前方,进入盆腔。

（六）腰动脉的解剖

分离下腔静脉和腹主动脉之间的一些结缔组织,然后提起腹主动脉,可见其右后壁发出第 2～4 右腰动脉,其左缘发出第 2～4 左腰动脉。腰动脉经腰部交感干的后方,行至腰大肌的深面(见图 6 - 51)。

（七）腰部交感干的解剖

在左腰动脉的前方,沿腰大肌的内侧缘,稍加清理,可见纵行的左侧腰部交感干。干上有 3～4 个梭形膨大部,即交感干神经节。腰部交感干为胸部交感干之延续,向下经髂总动、静脉深面进入盆腔,右侧交感干与左侧相似,但被下腔静脉所覆盖。

（八）腹腔神经节的解剖

找出已经解剖过的腹腔干,它的两侧各有一个块状的神经节,称腹腔神经节。用解剖镊将左侧腹腔神经节向前牵拉,可见左内脏大神经连于该神经节,在腹主动脉和左肾动脉交角处,可找到左侧主动脉肾神经节,从此节继续往上追踪,可见它连于左内脏小神经。右侧腹腔神经节位于下腔静脉与膈肌右脚之间,联系情况相同,可不必重复解剖。

（九）腹后壁肌和神经的观察

1. **腰大肌**　腰大肌起自腰椎体侧面和横突,向下与其外侧起于髂窝的髂肌会合成髂腰肌,经腹股沟韧带深面,止于股骨小转子。

2. **腰方肌**　腰方肌连于髂嵴与第 12 肋和腰椎横突之间。

3. **肋下神经**　把右肾从腹后壁掀起,翻向正中线,清除其周围的脂肪及肾筋膜的后层,在近腰肋外侧弓的下方可找到肋下神经,向外穿入腹横肌。

4. **髂腹下神经**　髂腹下神经为第 1 腰神经的第 1 个分支,位于肋下神经的下方,沿腰方肌前面走向外下方,在髂嵴上方穿入腹横肌。第 1 腰神经的第 2 个分支为髂腹股沟神经,沿髂腹下神经下方穿入腹横肌。

5. 股外侧皮神经 股外侧皮神经在髂腹股沟神经的下方,自腰大肌外侧缘深面出现,横过髂肌,在髂前上棘的内侧经腹股沟韧带深面至股部。

6. 股神经 股神经在股外侧皮神经的内侧,髂肌与腰大肌之间,它与髂腰肌一道经过腹股沟韧带深面的肌腔隙进入股部。寻找自腰大肌前面穿出的生殖股神经,它在该肌浅面下降分为股支和生殖支(图6-52)。

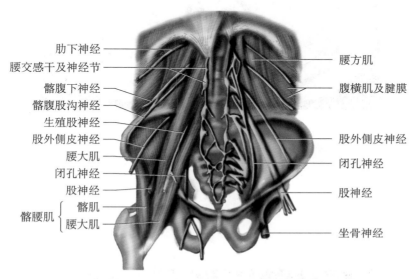

图6-52 腹膜后间隙的神经和腹后壁肌肉

(十)通过膈的主要结构

观察膈,并检查其裂孔及通过的主要结构。

1. **主动脉裂孔** 观察其中通过的腹主动脉和胸导管。
2. **食管裂孔** 观察其中通过的食管及迷走神经。
3. **腔静脉孔** 观察其中通过的下腔静脉。
4. **膈脚** 观察其中穿过的内脏大、小神经和交感干。

(李文生)

第八节 断层影像解剖

一、经第二肝门横断面

经第二肝门横断面如图6-53所示。

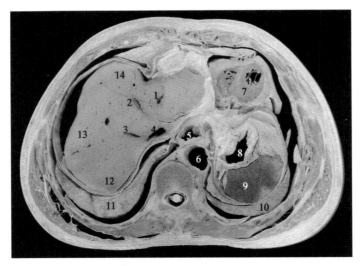

图 6 - 53　经第二肝门横断面

1. 肝左静脉；2. 肝中静脉；3. 肝右静脉；4. 下腔静脉；5. 食管；
6. 胸主动脉；7. 心；8. 胃；9. 脾；10. 左肺下叶；11. 右肺下叶；12. 肝右
后叶；13. 肝右前叶；14. 肝左内叶

二、 经第一肝门横断面

经第一肝门横断面如图 6 - 54 所示。

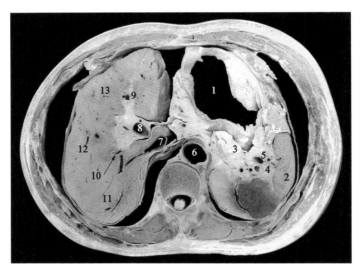

图 6 - 54　经第一肝门横断面

1. 胃体；2. 脾；3. 胰尾；4. 脾动脉；5. 脾静脉；6. 腹主动脉；7. 下
腔静脉；8. 肝门静脉；9. 肝门静脉左支；10. 肝门静脉右支；11. 肝右后
叶；12. 肝右前叶；13. 肝左内叶

三、 经腹腔干横断面

经腹腔干横断面如图 6 - 55 所示。

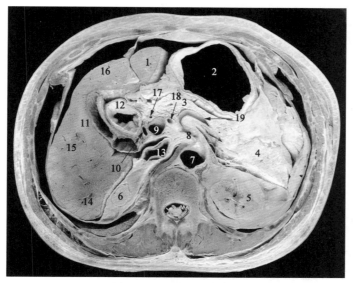

图 6 - 55　经腹腔干横断面

1. 肝左外叶；2. 胃体；3. 胰体；4. 胰尾；5. 左肾；6. 右肾；7. 腹主动脉；8. 腹腔干；9. 肝门静脉；10. 胆总管；11. 胆囊；12. 十二指肠；13. 下腔静脉；14. 肝右后叶；15. 肝右前叶；16. 肝左内叶；17. 肝固有动脉；18. 肝总动脉；19. 脾动脉

四、 经肠系膜上动脉横断面

经肠系膜上动脉横断面如图 6 - 56 所示。

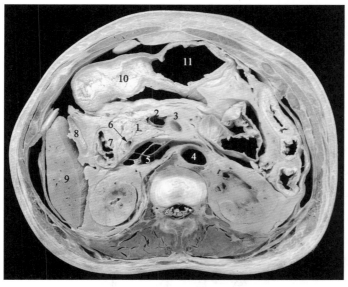

图 6 - 56　经肠系膜上动脉横断面

1. 胰头；2. 肠系膜上静脉；3. 肠系膜上动脉；4. 腹主动脉；5. 下腔静脉；6. 胆总管；7. 十二指肠；8. 升结肠；9. 肝右后叶；10. 胃幽门窦；11. 胃体

（高　璐）

第七章 盆 部

第一节 概 述

盆部(the pelvis)位于躯干下部,以骨盆为支架,包括盆壁及盆腔内脏器等结构。骨盆借界线分为前上方的大骨盆和后下方的小骨盆。大骨盆为固有腹腔的一部分,小骨盆为通常所指的盆腔。

盆腔的上口即界线;下口由耻骨联合下缘、耻骨下支、坐骨支、坐骨结节、骶结节韧带和尾骨尖围成,并借盆膈与下方的会阴相邻。在盆腔的上、下口之间有一贯穿腔内各平面前后径与横径相交的中轴线,称骨盆轴(pelvic axis),其弯度与骶尾骨盆面的曲度基本一致,为胎儿分娩之产道。

一、 境界与分区

盆部前面以耻骨联合上缘、耻骨嵴、耻骨结节、腹股沟韧带和髂嵴前份的连线与腹部为界;后面以髂嵴后份和髂后上棘至尾骨尖的连线与腰区和骶尾部为界。

二、 表面解剖
（一） 体表标志
在盆部上界由前到后可扪到髂前上棘、髂结节、髂嵴、髂后上棘;在腹前正中线下端可触摸到耻骨联合上缘、两侧的耻骨嵴及其外侧的耻骨结节、腹股沟韧带。
（二） 体表投影
从髂前上棘与耻骨联合连线的中点至脐下 2 cm 处作一连线,此线上 1/3 段为髂总动脉的投影,下 2/3 段为髂外动脉的投影,上、中 1/3 交界点为髂内动脉起点。

第二节 盆 腔

一、 基本要求
(1) 盆腔脏器与腹膜的关系。

（2）直肠的形态、位置、毗邻、血供及淋巴回流。

（3）输尿管盆部的位置、行径及毗邻。

（4）膀胱的形态、位置、毗邻。

（5）前列腺的形态、位置、毗邻，输精管盆部行程和毗邻。

（6）子宫的形态、位置、毗邻、固定装置及子宫动脉的行径与输尿管的关系。

（7）卵巢、输卵管的位置、固定装置及与子宫阔韧带的关系。

（8）闭孔血管、神经的行径及毗邻。

（9）腰骶丛神经与盆部大血管的毗邻。

二、　主要内容

（一）　盆壁

盆壁可分为前、后及外侧壁。前壁较短，为耻骨联合内面及邻近的耻骨部分；后壁为骶、尾骨及梨状肌组成；外侧壁后部为髂骨和坐骨，前部为耻骨及闭孔膜内侧的闭孔内肌和筋膜。

覆盖盆壁内面的有闭孔内肌及梨状肌。闭孔内肌位于盆外侧壁的前部，肌束汇集成腱，出坐骨小孔至臀区。梨状肌位于盆后壁，穿经坐骨大孔至臀区，它将坐骨大孔分隔为梨状肌上孔和梨状肌下孔，孔内有血管神经进出盆腔（图 7 - 1）。

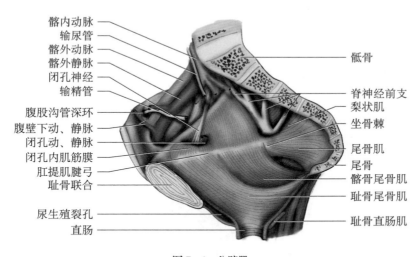

图 7 - 1　盆壁肌

（二）　盆膈

盆膈（pelvic diaphragm）又称盆底，由肛提肌、尾骨肌及覆盖其上、下面的筋膜构成。上面的筋膜称为盆膈上筋膜（superior fascia of pelvic diaphragm），下面的筋膜称为盆膈下筋膜（inferior fascia of pelvic diaphragm）。盆膈封闭骨盆下口的大部分，仅在其前方两侧肛提肌的前内侧缘之间留有一狭窄裂隙，称盆膈裂孔，由下方的尿生殖膈封闭。盆膈被直肠、尿道和女性的阴道所通过。它承托盆内脏器，并与腹肌和膈协同增加腹内压（图 7 - 2）。

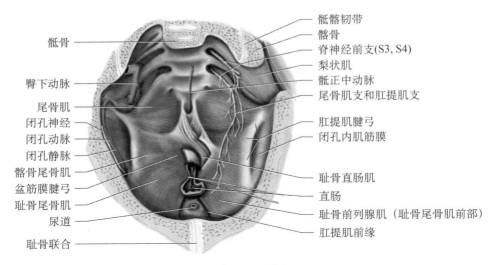

图 7 - 2　盆底肌

肛提肌为一对宽薄的扁肌,左右会合成漏斗状。它起于耻骨、坐骨棘及肛提肌腱弓(tendinous arch of levator muscle of anus),肌纤维向后内下走行,止于会阴中心腱及肛尾韧带和尾骨尖。该肌主要有两部分组成:耻骨尾骨肌、髂骨尾骨肌。

左、右耻骨尾骨肌在直肠后面联合形成一"U"形袢,此部分称耻骨直肠肌。它绕过肛管直肠交界处,此肌收缩使直肠后壁接近前壁,维持直肠会阴曲。当排便时,耻骨直肠肌松弛,会阴曲消失,利于排便。

尾骨肌为一对退化的肌,起于坐骨棘盆面,止于尾骨和骶骨下部的侧缘,覆于骶棘韧带上面。

(三) 盆筋膜

盆筋膜(pelvic fascia)是腹内筋膜的延续。小骨盆壁和盆内脏器均被盆筋膜所覆盖,分别称为盆筋膜的壁层和脏层(图 7 - 3)。

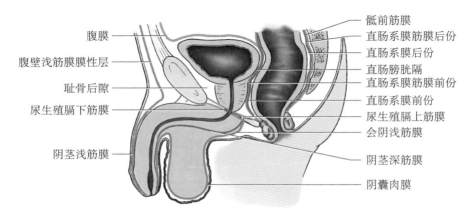

图 7 - 3　男性盆筋膜和筋膜间隙示意图

1. 盆筋膜的壁层 盆壁筋膜(parietal pelvic fascia)随其被覆的部位不同而给以不同的名称。如被覆在闭孔内肌表面的部分,称闭孔筋膜,其中在耻骨体后面与坐骨棘之间闭孔筋膜呈线性增厚成肛提肌腱弓。覆盖在梨状肌表面的为梨状肌筋膜。在盆底覆盖肛提肌及尾状肌的称盆膈上筋膜。覆盖在骶骨及骶正中动脉、骶前静脉丛表面的,称骶前筋膜(presacral fascia,又称 Waldeyer 筋膜),较为致密,在 MRI 图像上可见,向上越过骶岬后与腹膜后组织相延续;向下延伸到直肠穿盆膈处,与盆膈上筋膜相延续;两侧与梨状肌、肛提肌上表面的筋膜相延续。左、右腹下神经和下腹下丛位于它的表面。在临床上作直肠癌根治术,分离直肠后方时,应注意勿损伤骶前筋膜,以免引起骶前静脉丛的破裂,而产生难以控制的出血。

2. 盆筋膜的脏层 盆脏筋膜(visceral pelvic fascia)包绕脏器成为与其脏器形状相同的囊或鞘。包绕在具有很大扩张性的脏器表面的筋膜很薄,包绕脏器根部起固定作用的筋膜则较厚,有的形成韧带,如耻骨前列腺韧带(puboprostatic ligament)或耻骨膀胱韧带(pubovesical ligament)就是由增厚的筋膜脏层移行于壁层所构成。筋膜在相邻两脏器间还形成筋膜隔,如男性在直肠与前列腺、精囊腺及输精管壶腹之间的额状结缔组织隔,称直肠膀胱隔(rectovesical septum),在女性称直肠阴道隔(rectovaginal septum)。此外,女性在子宫颈、阴道与膀胱、尿道之间的结缔组织隔,分别称为膀胱阴道隔(vesicovaginal septum)和尿道阴道隔(urethrovaginal septum)。盆筋膜在血管和神经通过处,不但构成一些能通过的开口,而且与之相结合,形成脏器侧韧带或血管神经鞘,此特点对盆腔脓液的蔓延有很大的临床意义。

3. 盆筋膜间隙 盆筋膜在盆腔内构成许多间隙,较重要的间隙有 3 个(图 7 - 3)。

(1) 耻骨后间隙(retropubic space):又称膀胱前间隙或 Retzius 间隙,位于耻骨联合和膀胱之间。此间隙的后界为膀胱前壁和包绕输尿管和供应膀胱的血管神经鞘,称膀胱侧韧带(lateral vesicle ligament)。两侧和下界是耻骨前列腺韧带(女性为耻骨膀胱韧带)和盆膈。间隙内充以脂肪及疏松结缔组织,并与腹前壁的腹膜外间隙相通。当耻骨骨折时,此间隙内可发生血肿。如膀胱前壁或尿道前列腺部损伤,尿液可渗入此间隙。当此间隙有积液需作引流时,可作耻骨上腹膜外正中切口到达此间隙。

(2) 骨盆直肠间隙:位于腹膜与盆膈之间。后界为直肠及直肠侧韧带(lateral rectal ligament);前界男性为膀胱、前列腺和膀胱侧韧带,女性为子宫阔韧带、子宫颈和阴道上部。间隙内充满结缔组织,容积很大。如有脓肿,不及时引流,可穿入直肠、膀胱或阴道,也可穿破肛提肌,进入坐骨肛门窝。

(3) 直肠后间隙(retrorectal space):又称骶前间隙(presacral space),位于直肠与骶骨之间,其前方以直肠侧韧带为界,下方为盆膈,上方与腹膜后间隙相通。故此间隙如发生感染,可向腹膜后间隙扩散。

(四) 盆部的神经

1. 骶丛 骶丛是人体最大的神经丛,由腰骶干和骶 1~4 神经的前支在梨状肌的前方合成骶丛(图 7 - 4)。骶丛略呈三角形,尖向坐骨大孔下部集中形成坐骨神经和阴部神经。它们穿出孔后支配下肢及会阴。骶丛的背面及盆面还发出许多分支,分述如下。

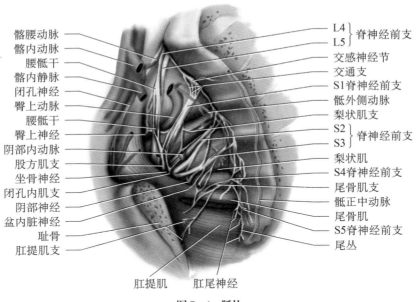

髂腰动脉
髂内动脉
腰骶干
髂内静脉
闭孔神经
臀上动脉
腰骶干
臀上神经
阴部内动脉
股方肌支
坐骨神经
闭孔内肌支
阴部神经
盆内脏神经
耻骨
肛提肌支

L4
L5 } 脊神经前支
交感神经节
交通支
S1脊神经前支
骶外侧动脉
梨状肌支
S2
S3 } 脊神经前支
梨状肌
S4脊神经前支
尾骨肌支
骶正中动脉
尾骨肌
S5脊神经前支
尾丛

肛提肌   肛尾神经

图7-4 骶丛

（1）由骶丛根发出的分支：

1）肌支：到梨状肌、肛提肌及尾骨肌。

2）盆内脏神经：为随第2～4骶神经的前支出来的副交感纤维，参加盆丛，支配盆内脏器。

（2）由骶丛盆面发出的分支：

1）至闭孔内肌的神经：在坐骨神经与阴部神经之间，从梨状肌下孔出盆。

2）至股方肌的神经：先行于坐骨神经的盆面，以后随坐骨神经出盆。

（3）由骶丛背面发出的分支：

1）臀上神经：从梨状肌上孔出盆，支配臀中肌、臀小肌及阔筋膜张肌。

2）臀下神经：从梨状肌下孔出盆，主要支配臀大肌。

3）股后皮神经：与臀下神经共同经梨状肌下孔出盆，支配股后皮肤及臀区皮肤。

骶丛位于盆内的后外侧壁，不易受到损伤。但也可能由于脊髓及马尾的病变、骨盆骨折、骶髂关节脱位、骨盆结核或肿瘤、妊娠时胎头压迫等因素而受损。

2. 闭孔神经 闭孔神经来自腰丛，它起于腰2～4神经的前支。自腰大肌内侧缘下行入盆，沿盆侧壁在闭孔血管的上方向前，穿闭膜管至股部，支配股部内收肌群及股内侧的皮肤。闭孔神经的损伤可引起股内收肌群瘫痪，导致大腿不能内收、外旋无力等症状。

3. 自主神经

（1）盆部交感神经：主要有盆部交感干和上腹下丛。盆部交感干位于骶前孔的内侧，每侧一般有2～3个骶交感神经节。左右交感干在尾骨前方相互汇合成奇神经节（该节一般很小或缺如）。骶交感神经节的节后纤维在直肠两侧加入盆丛（下腹下丛），并沿着髂内动脉分支而形成许多小丛,分布至盆内脏器。

　　上腹下丛在第 5 腰椎前方,左右髂总动脉之间,是腹主动脉丛向下的延续。该丛从两侧接受下位腰交感节发出的腰内脏神经。该丛向下进入盆内,沿髂内动脉下降至直肠两侧加入盆丛(图 7 - 5)。

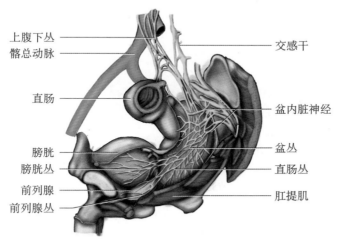

图 7 - 5　盆部的内脏神经

　　(2) 盆部副交感神经:中枢位于脊髓第 2~4 骶节内,起于该部的节前纤维,随相应的骶神经出骶前孔,然后离开骶神经构成盆内脏神经。盆内脏神经也加入盆丛,并随同该丛的交感纤维到达盆内脏器,最后在器官壁内的神经节内换元,其节后纤维支配直肠、膀胱及生殖器官。部分骶部副交感纤维向上经上腹下丛到肠系膜下丛,随肠系膜下动脉分支分布到降结肠、乙状结肠,其节前纤维也在器官壁内换元(见图 7 - 5)。

　　由于盆丛位于直肠两侧,在直肠癌根治术时要防止盆丛的损伤。

　　(五) 直肠的血管神经及淋巴回流

　　1. 直肠系膜　直肠没有两层腹膜形成的系膜悬挂在骶骨上,而是紧贴骶骨前面,属腹膜间位和外位器官。由于在直肠周围存在大量的疏松结缔组织、脂肪、血管、神经及淋巴管和淋巴结,这些包裹直肠的组织和结构在临床上称为直肠系膜(mesorectum)。直肠系膜呈柱状,上达直肠与乙状结肠交界处,下达盆膈上表面。以直肠与骶骨之间的量最大,直肠两侧的次之,直肠前方的量最小。直肠系膜内有直肠上动脉及其分支、直肠上静脉及其属支、沿直肠上动脉走行和排列的淋巴管和淋巴结。直肠系膜外有一层无血管、呈网眼状的组织包裹直肠系膜,属直肠的脏筋膜,称为直肠系膜筋膜(mesorectal fascia)。直肠后方的直肠系膜筋膜明显,与骶前筋膜相邻;直肠两侧的直肠系膜筋膜外表面有下腹下丛(盆丛);而在直肠前方,直肠系膜筋膜与直肠膀胱隔(男性)或直肠阴道隔(女性)相延续。向上,直肠系膜筋膜与乙状结肠浆膜下的结缔组织相延续;向下,与盆膈表面的盆壁筋膜相延续。直肠侧韧带通常是指连于直肠与盆侧壁之间的直肠下动静脉、骶神经、脂肪和结缔组织结构穿过直肠系膜筋膜、直肠系膜到达直肠。近似于基底位于盆腔侧壁、顶端进入直肠的三角形,牵拉直肠时可显示。直肠癌外科手术力求将整个直肠系膜(包括其中的直肠)一起切除,如果直肠癌已经波及直肠系膜筋膜,外科手术切除治疗的可能性不大(图7-6)。

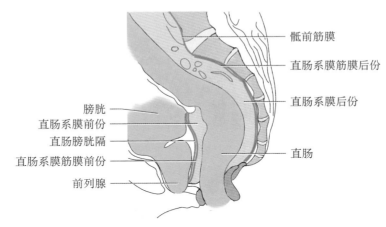

图7-6 直肠系膜示意图(男性正中矢状面)

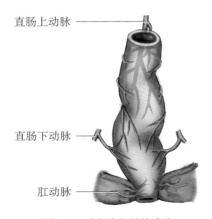

图7-7 直肠和肛管的动脉

2. 直肠的血管 直肠分成3段,共有5支动脉供应(图7-7)。

(1)上段:由肠系膜下动脉的终支直肠上动脉供应。

(2)中段:由髂内动脉的分支直肠下动脉供应,有2支。

(3)下端:即在齿状线以下,由阴部内动脉的分支肛动脉供应,有2支。

直肠的静脉间吻合丰富,形成两个相互间有吻合的静脉丛:直肠上静脉丛位于齿状线以上的黏膜下层内,直肠下静脉丛位于齿状线以下的皮肤深层。直肠上静脉丛汇入直肠上静脉,经肠系膜下静脉入肝门静脉;或汇入直肠下静脉,经髂内静脉入下腔静脉。直肠下静脉丛通过肛静脉经阴部内静脉、髂内静脉入下腔静脉。直肠上、下静脉丛是门—腔静脉吻合之一。由于该处静脉无瓣膜,因此直肠静脉丛比较容易发生静脉曲张而形成痔。齿状线以上的为内痔,齿状线以下的为外痔,齿状线上下都有的痔称混合痔。

3. 直肠的淋巴回流 以齿状线为界分成上下两组。

(1)上组的回流方向:

1)大部分淋巴管沿直肠上血管向上至肠系膜下淋巴结。

2)向两侧,淋巴管沿直肠下血管汇入髂内淋巴结。

3)向下,淋巴管穿肛提肌与坐骨直肠窝内淋巴丛相通,入髂内淋巴结。

4)向后入骶淋巴结。

(2)下组回流肛管及其周围的淋巴管经会阴入腹股沟浅淋巴结。

上、下两组淋巴通过吻合支相通。

4. 直肠的神经　齿状线以上由交感神经和副交感神经支配。交感神经来自上腹下丛和盆丛,副交感神经是直肠功能的主要调节神经。纤维来自盆内脏神经,通过直肠侧韧带分布于直肠和肛管。齿状线以下由躯体性神经,即阴部神经的分支支配。故齿状线以上的直肠黏膜对疼痛不敏感,如内痔、肿瘤等疾患不感到疼痛,因此早期往往不容易发觉,而齿状线以下的部分则感觉敏锐,如有病变可引起剧烈疼痛。

（六）膀胱的血管、神经和淋巴

1. 膀胱的血管　膀胱的动脉主要来自膀胱上、下动脉,前者起自脐动脉近侧段,后者起于髂内动脉。膀胱静脉汇入膀胱颈周围的静脉丛而入髂内静脉。

2. 膀胱的淋巴回流　膀胱前部的淋巴注入髂内淋巴结;膀胱三角和膀胱后部的淋巴大部分注入髂外淋巴结,少数沿膀胱血管注入髂内淋巴结。

3. 膀胱的神经　膀胱的交感神经来自脊髓第11、第12胸节和第1、第2腰节,经盆丛至膀胱,副交感神经来自盆内脏神经,支配膀胱逼尿肌,抑制尿道内括约肌,与排尿有关。与意识性控制排尿有关的尿道括约肌(女性为尿道阴道括约肌),则由阴部神经支配。膀胱排尿反射通过盆内脏神经传入,膀胱的痛觉随盆丛中交感神经纤维传出。

（七）前列腺的血管、神经和淋巴

1. 前列腺的组织学分区　根据前列腺组织学上的特点,将前列腺分为3个区,即移行区、中央区和外周区,各占腺体实质的5%、25%和70%;还有一非腺性组织的纤维肌性基质。

（1）移行区:围绕尿道前列腺部近侧段(精阜以上尿道)的两侧,左右对称,是前列腺良性增生的常发部位。

（2）中央区:位于尿道前列腺部近侧段的后方,近锥状形,其尖表面为精阜,有两射精管穿过,较少发生良性和恶性病变,前列腺增生时该区萎缩。

（3）外周区:位于前列腺的后方、左右两侧及尖部,呈卷状包绕移行区、中央区和尿道前列腺部的远段,为前列腺癌的好发部位。

（4）纤维肌性基质:呈薄板状,位于腺体及尿道的前面。临床上可经此区手术入路,进行前列腺增生的摘除术。

2. 前列腺的被膜　前列腺表面有一层致密的纤维组织和平滑肌包膜,称前列腺固有膜,与膀胱肌层相延续,并伸入前列腺实质,将腺体分成许多小叶。固有膜外面还包裹一层前列腺筋膜,属盆筋膜脏层的组成部分,其前方增厚形成耻骨前列腺韧带。在前列腺固有膜和筋膜之间的间隙内有前列腺静脉丛、动脉和神经分支。

3. 前列腺的血管　前列腺由多支动脉供血,包括膀胱上动脉、膀胱下动脉、直肠下动脉、阴部内动脉等。主要血供来自膀胱下动脉的前列腺动脉,这些血管沿腺体后外侧膀胱前列腺沟进入。前列腺静脉在前列腺筋膜与固有膜之间形成前列腺静脉丛,接受阴茎背深静脉并收集前列腺和尿道的静脉血,在前列腺外侧和底部与闭孔静脉、膀胱静脉丛形成丰富的交通支,最后汇入髂内静脉。

4. 前列腺的淋巴 前列腺周围静脉丛中有丰富的淋巴网,淋巴管随静脉引流至髂内和髂外淋巴结,部分进入闭孔和骶前淋巴结,向上至髂总淋巴结。

(八)子宫的血管、神经和淋巴

1. 子宫的血管 子宫动脉发自髂内动脉,经盆侧壁向前内下行至子宫阔韧带基部,然后在此韧带两层腹膜间向内行,在距子宫颈外侧 2 cm 外,越过输尿管的前上方,继而沿子宫侧缘分别向上、下行走,分布于子宫、卵巢、输卵管及阴道。子宫动脉越过输尿管的前上方,为子宫切除术中应该特别注意的地方。结扎子宫动脉时应注意勿损伤其下方的输尿管。

子宫静脉在子宫阔韧带内,起自子宫颈和阴道两侧的子宫阴道静脉丛,汇入髂内静脉。它与膀胱和直肠静脉丛广泛交通。所以在妊娠末期容易发生外阴和阴道的静脉曲张,以及直肠静脉丛曲张。

2. 子宫的淋巴回流 子宫的淋巴回流可分为两部分。

(1)子宫底及子宫体上部的淋巴管:主要沿卵巢血管注入腹主动脉周围的腰淋巴结。子宫角附近的淋巴管常沿子宫圆韧带走向腹股沟浅淋巴结。

(2)子宫体下部和子宫颈的淋巴管:沿子宫动脉走向髂内、外动脉周围的髂内淋巴结和髂外淋巴结,小部分向后注入骶淋巴结。这些淋巴结常是子宫癌的转移之处。

3. 子宫的神经 支配子宫的神经是盆丛的纤维,它发出的分支经髂内动脉至子宫两旁,形成子宫阴道丛。交感、副交感神经都通过此丛,从丛内发出的纤维分布于子宫和阴道上部。

(九)临床要点

结直肠癌根治术 结、直肠癌是我国常见的恶性肿瘤,手术切除是主要的治疗方法。根据直肠淋巴结随血管配布的原则,直肠上组的淋巴主要回流入直肠上动脉周围的直肠上淋巴结。因此,临床在施行直肠癌切除术时,首先结扎、切断肠系膜下动、静脉及清扫其周围的淋巴管,以防癌细胞经肠系膜下淋巴管扩散。有文献报道,直肠系膜内的淋巴结主要位于直肠后方,而且绝大部分集中于直肠上 2/3,其直径多数小于 3 mm。因此,完整切除直肠系膜,包括肿瘤下方(远侧)5 cm 的系膜结构,对于防止术后的局部复发具有重要意义。临床病理证明,肿瘤在肠壁向上、下生长的速度较慢,范围较小,一般肿瘤下方 3 cm 处肠壁多呈阴性;而肿瘤绕肠壁环形生长则较快,一般侵占环周 1/3 只需 6 个月,这一现象有利于临床保肛手术的实施。1982 年 Heald 等报道认为直肠癌根治术时,切除全部直肠系膜对于降低术后复发率具有重要意义,临床上称为全直肠系膜切除术(total mesorectal excision,TME)。

三、层次解剖

(一)盆腔脏器与腹膜的配布

盆腔脏器表面不同程度覆盖腹膜,透过腹膜可观察到盆腔前、后方的膀胱和直肠。在两者之间可观察到女性的子宫、输卵管和卵巢;男性的精囊腺、输精管壶腹和膀胱下方的前列腺。

1. 男性盆腔的观察 腹膜进入盆腔后,覆盖在膀胱的上面及底的上份、精囊和输精管壶腹的上部,继续向后下覆盖直肠中部的前面及上部的前面和两侧面(直肠下部无腹膜覆盖),向上移行为乙状结肠系膜,再向后与盆后壁和腹后壁的壁腹膜相续。膀胱上面的腹膜向两侧移行为盆侧壁腹膜,膀胱与盆侧壁之间的腹膜浅凹称膀胱旁窝(paravesical fossa),窝底外侧有输精管经过而隆起的腹膜皱襞。在膀胱后方与直肠之间的腹膜移行处是盆腔(也是腹膜腔)的最低部位,称直肠膀胱陷凹(rectovesical pouch)。其两侧各有一条弧形的腹腔皱襞,即直肠膀胱襞。该襞起自膀胱底,向两侧伸展,并环抱直肠,其深面为直肠膀胱韧带。在直肠膀胱襞与盆壁之间的腹膜浅凹,称直肠旁窝(pararectal fossa)。其腹膜深面有输尿管和髂内动脉分支经过(图7-8)。

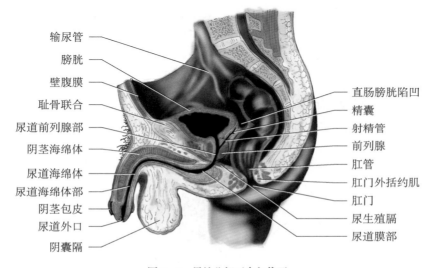

图7-8　男性盆部正中矢状面

2. 女性盆腔的观察　腹膜覆盖膀胱、直肠和乙状结肠的情况与男性相似,但腹膜不覆盖膀胱的后面,而是从膀胱底直接折转至子宫体前面,绕过子宫底至子宫体、子宫颈和阴道穹窿后部后面,再返折至直肠。由膀胱返折至子宫体处形成膀胱子宫陷凹(vesicouterine pouch);由子宫体、子宫颈向下经阴道穹窿后部后面返折至直肠处形成直肠子宫陷凹(rectouterine pouch),它是女性腹膜腔的最低处,此凹两侧界为直肠子宫襞(rectouterine fold),其内有由平滑肌和结缔组织构成的子宫骶韧带。子宫前、后壁的腹膜在其两侧缘汇合成双层腹膜皱襞,向两侧延至骨盆侧壁,即子宫阔韧带,其上缘游离,内有输卵管,输卵管外侧端扩大呈漏斗状,称输卵管漏斗部,开口于腹膜腔,观察输卵管的壶腹部、峡部和子宫部。卵巢被包裹于阔韧带后层内,其上端借卵巢悬韧带(suspensory ligament of ovary)(又称骨盆漏斗韧带)连于盆侧壁,内含卵巢血管、神经和淋巴管等。卵巢下端借卵巢固有韧带连于子宫与输卵管结合处的后下方,该韧带由结缔组织和平滑肌构成。由于该韧带被阔韧带后层腹膜覆盖,故从阔韧带后面观,可见到这一腹膜皱襞。卵巢后缘游离,前缘为系膜缘,其中有血管神经出入。在阔韧带前面,可见到走行于两层腹膜内的子宫圆韧带。该韧带由结缔组织和平滑肌构成,其起自子宫输卵管结合处的前下方,向前外行至腹股沟管(图7-9)。

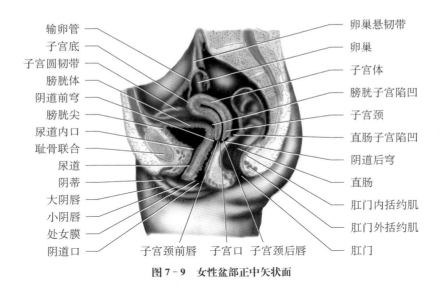

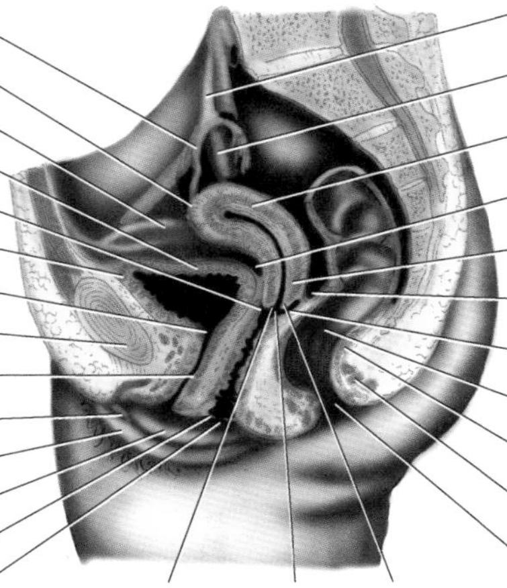
输卵管
子宫底
子宫圆韧带
膀胱体
阴道前穹
膀胱尖
尿道内口
耻骨联合
尿道
阴蒂
大阴唇
小阴唇
处女膜
阴道口
子宫颈前唇
子宫口
子宫颈后唇
卵巢悬韧带
卵巢
子宫体
膀胱子宫陷凹
子宫颈
直肠子宫陷凹
阴道后穹
直肠
肛门内括约肌
肛门外括约肌
肛门

图 7－9　女性盆部正中矢状面

（二）盆腔入口处结构的解剖

在骨盆边缘处将腹膜切开、向内掀起，剔除腹膜外组织，观察跨过盆腔入口处的结构（图 7－10）。

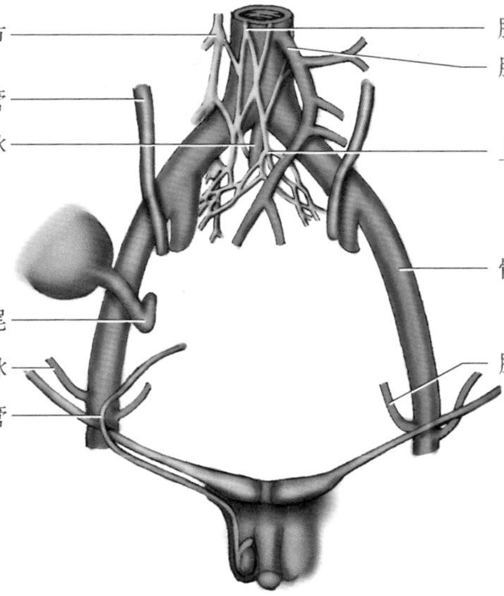
交感干和交感神经节
输尿管
骶正中动脉
阑尾
旋髂深动脉
输精管
腹主动脉丛
肠系膜下动脉
上腹下丛
髂外动脉
腹壁下动脉

图 7－10　盆部入口处各结构示意图

1. 腹前壁的纵行结构　复习前面观察过的 5 条腹膜皱襞：脐正中襞、脐内侧襞和脐外侧襞。

2. 输精管　输精管在腹壁下动脉的外侧斜行，越过盆缘处的髂外动脉入盆，继而向内跨过脐动脉和输尿管至膀胱底。女性的子宫圆韧带基本在与输精管相同的部位越过盆缘。

3. 卵巢动、静脉　将卵巢悬韧带的腹膜切开，即可分离出卵巢动、静脉。血管在输尿管

的前外侧跨过髂外血管入盆。

4. 髂内、外动脉　髂总动脉在骶髂关节前方分为髂内、外动脉。髂内动脉与后内侧的伴行静脉一起向下进入盆腔；髂外动脉位于腰大肌的前内侧，沿盆缘外侧下行入股部，延续为股动脉。

5. 输尿管　在髂总动脉分叉处附近，左输尿管跨过左髂总动脉末端的前方入盆，在入盆前经过乙状结肠系膜根的深面。因此，在施行乙状结肠手术时，注意不要损伤。右输尿管跨过右髂外动脉起始部的前方入盆。

6. 乙状结肠系膜和肠系膜下血管　观察以前解剖操作分离出的肠系膜下动、静脉。动脉在输尿管内侧跨过左髂总血管的前方入盆，至直肠后方延续为直肠上动脉。

7. 神经　除了位于髂内血管深面的腰骶干和外侧的闭孔神经入盆外，还有位于腰大肌内侧直下的腰交感干，以及位于腹主动脉分叉处的上腹下丛，包括其向下发出的腹下神经。

8. 骶正中动脉　骶正中动脉在腹主动脉分叉处发出，向下经上腹下丛的深面，越过骶骨岬入盆。

（三）锯开骨盆

为便于后面解剖，在第3、第4腰椎体之间横行锯下盆部，再沿骶骨正中线、耻骨联合和肛门的连线作盆部正中矢状锯开。注意盆部脏器的对称性，以便左、右侧能够完整解剖。

（四）腹膜与盆膈的关系及盆筋膜的观察

在盆部矢状切面上再观察腹膜覆盖脏器的情况。通过观察，可见盆部腹膜并不是完整地包绕盆内脏器，更没有紧贴盆膈。将腹膜自盆壁进一步向内掀开，用手指探入腹膜下间隙内，可见盆部腹膜与盆膈之间有大量的脂肪结缔组织（腹膜外组织）。当结缔组织紧贴盆侧壁时，可形成较致密的膜性层，称盆筋膜壁层，而被覆于脏器表面的一层，称盆筋膜脏层。盆部脏器的大部分血管、神经都走在此间隙内，它们可被筋膜包绕形成所谓的韧带或蒂。当这些间隙有炎症或血肿时，可沿这些韧带或蒂蔓延，同时这些韧带或蒂也可限制液体向其他间隙扩散。

（五）盆腔内脏器的结构及毗邻

1. 观察膀胱的结构及毗邻　从矢状面观察膀胱内腔的黏膜层，发现膀胱黏膜呈现许多皱襞，只在膀胱底部出现一个较光滑的三角区，即膀胱三角（trigone of bladder），它是肿瘤、结核和炎症的好发部位。寻找三角的两侧外上角输尿管口，三角的下角尿道内口。三角的底边是一条黏膜皱襞，称输尿管间襞。在活体，膀胱镜下所见为一苍白带，其两端可见到输尿管口，常呈裂隙状，是临床寻找输尿管口的标记。

将膀胱尖从耻骨联合后方拉开，可见膀胱与耻骨联合之间存在间隙，此为耻骨后间隙，内有疏松的结缔组织。当用手指向下分离直至耻骨联合下缘时，可遇到较硬的纤维索，此为连接膀胱颈至耻骨联合下缘的耻骨膀胱韧带，在男性为连接前列腺至耻骨联合下缘的耻骨前列腺韧带，该韧带左右各一，构成了耻骨后间隙的底。在两侧韧带之间有阴茎背深静脉，女性为阴蒂背深静脉通过，此静脉与阴部静脉和膀胱静脉丛相连。沿此间隙继续向后外侧伸入，将膀胱与盆侧壁分离，可见在膀胱后外侧近盆底处有一呈冠状位的纤维隔，此隔构成耻骨后间隙的后界,为膀胱侧韧带,分离出隔内的膀胱下动、静脉、神经和输尿管。此外,在盆缘内侧找到脐动脉,见其发出1~2支膀胱上动脉到膀胱外上壁。追踪脐动脉,可见它起自髂内动脉。

在男性标本上,找到前面已解剖出的输精管,它在盆缘内侧跨过脐动脉入盆向内,并向后跨过闭孔神经和血管,在接近膀胱底部外上角处,经输尿管前上方向内下到膀胱底部。在该处输精管膨大形成输精管壶腹,将壶腹同其外侧的精囊腺一起拉向后下,即可见到输精管与精囊腺排泄管合并而形成的射精管(长1.5~2 cm)。该管经前列腺底穿向前下入前列腺。在矢状面上观察前列腺,呈栗形,其底邻接膀胱,尖位于尿生殖膈上面。前列腺表面被盆筋膜所构成的前列腺鞘所包被,内部中央从底到尖有尿道穿过,并有射精管插入。

2. 观察子宫、阴道的结构及毗邻

(1) 在矢状面上观察子宫:呈前倾前屈位,子宫颈的下部位于阴道内,为子宫颈阴道部。围绕子宫颈四周的阴道腔称阴道穹窿,分别称为阴道前穹窿、后穹窿和左右侧穹窿,后穹窿比前穹窿深。子宫颈的内腔呈纺锤形,称子宫颈管,向上通子宫腔,向下以子宫颈管外口,开口于阴道(图7-9)。

(2) 在矢状面上观察阴道:上端附着于子宫颈周围,下端开口于阴道前庭,在尿道外口的后方。分离并观察位于子宫颈、阴道与膀胱、尿道之间的结缔组织隔,它们分别被称为膀胱阴道隔和尿道阴道隔。前者结构疏松,含有静脉丛;后者结构较紧密。膀胱阴道瘘和尿道阴道瘘均通过上述隔发生(见图7-9)。

阴道后壁上部覆盖腹膜,在腹膜下的阴道与后方的直肠之间为直肠前间隙,内有疏松结缔组织,如果阴道后壁薄弱,可发生直肠向阴道后壁凸出,形成直肠膨出。

(3) 观察子宫的韧带:首先切开子宫阔韧带前层,于前、后两层之间查看:①两层间含有少量腹膜外组织;②从子宫角向前下方发出子宫圆韧带,该韧带沿骨盆侧壁弯向前上,穿入腹环;③连于卵巢下端和子宫角后下方的卵巢固有韧带;④观察子宫阔韧带的下部与盆底腹膜相延续,切开盆底腹膜,在子宫颈两侧找到向后外延伸至盆侧壁的子宫主韧带。该韧带的前上部分由平滑肌和结缔组织构成,后下部分含有盆丛神经。它将子宫颈连至骨盆的侧壁,以支持子宫和阴道,为防止子宫下垂的主要力量。但在标本上,此韧带不明显,不必解剖。

(4) 观察子宫动脉:于子宫颈外侧约2.0 cm处分离出由外向内,或由后外斜向前内的子宫动脉,其在子宫颈侧缘分成向上的子宫体支和向下的子宫阴道支。仔细剥离子宫动脉深(后)面的筋膜,即可见到由后上走向前下并与之交叉的输尿管,注意观察两者之间的交叉毗邻关系。

3. 观察直肠的结构及毗邻(见图7-8、7-9)

(1) 在矢状面上观察直肠:紧邻骶、尾骨的前面下行,于尾骨以下,直肠转向后下方,穿过盆膈,终于肛门。直肠形成的直肠骶曲(sacral flexure)和直肠会阴曲(perineal flexure),它们分别距肛门7~9 cm和3~5 cm。直肠腔内有3条横襞,分别位于直肠的左、右、左壁。其中最上方的直肠左侧横襞接近于乙状结肠,距肛门约11 cm;中间的右横襞大而恒定,距肛门约7.5 cm,相当于直肠膀胱陷凹或直肠子宫陷凹的腹膜返折附近,此襞常作为直肠镜检查的定位标志。查看齿状线及其下方的肛梳或痔环(pecten)。痔环下缘称白线,相当于肛门内括约肌水平。在老年人,齿状线附近常有因静脉丛曲张而形成的痔。

(2) 观察直肠前间隙:位于腹膜与盆膈之间。该间隙的后界为直肠及呈冠状位的直肠侧韧带,内有直肠下动脉、静脉和神经等,前界在女性为子宫颈下部、阴道上部及前方两侧的膀胱侧韧带;在男性为膀胱、前列腺和膀胱侧韧带。直肠前间隙容积较大,充满疏松结缔组织,如有感染,脓液可积聚于此,并可扩展蔓延进入直肠、膀胱或阴道,甚至穿破肛提肌,进入坐骨直肠窝。

(3) 观察直肠后间隙:位于直肠与骶骨之间,内有疏松结缔组织。该间隙向上与腹后壁的腹膜外组织相延续,向前有直肠侧韧带,用解剖镊剥离韧带表面的筋膜及结缔组织,可见有2~3条随第2~4骶神经前支分出的副交感神经纤维,构成盆内脏神经,在直肠两侧加入盆丛。在直肠后间隙内,注意观察自腹主动脉表面延伸至髂总动脉之间的上腹下丛。该丛入盆后又分为两组,分别沿左、右髂内动脉下降,和盆内脏神经混合组成盆丛(下腹下丛),发出分支沿髂内动脉的脏支分布到各脏器。间隙向后为盆筋膜壁层(骶前筋膜),其深面有骶前静脉丛。在骶骨前方,找到沿骶前孔内侧下降的骶交感干。向下,左、右交感干在尾骨前会合,构成奇神经节。

由于该间隙非常疏松,且前壁筋膜又较致密,从而成为直肠癌向后生长的一个"天然屏障",和手术切除的一个"天然界面"。因此,直肠后间隙是直肠切除术的理想入路。但此处手术分离,尚需注意:①腹下神经在第一骶椎水平,旁骶骨中线1 cm处从骶前筋膜深面穿出,向前穿过直肠后间隙进入直肠脏筋膜行向外下。因此,在分离直肠后间隙时,应避免在锐性分离时伤及神经;其次,应同时将神经与筋膜分离,否则神经不仅会限制牵拉直肠而影响间隙的分离,而且有可能随直肠系膜一并被切除。②在钝性分离直肠后间隙时,术者为了避免因损伤骶前筋膜而引起静脉丛的破裂出血,分离时往往向前靠近直肠脏筋膜进行,特别当碰到难以通过的直肠骶骨韧带时,手指常会无意识地撕破手术界面——直肠脏筋膜,而进入直肠系膜内,从而导致系膜内淋巴结及癌巢结节的残留、扩散与种植,这是直肠癌切除后局部复发率居高不下的主要原因。为此,目前国内外对直肠癌相继开展了手术辅助腹腔镜"TME"的治疗方法。该手术的特点是在直视下,通过锐性分离,将直肠系膜完整切除。由于手术将直肠及其周围结构作为整体切除,从而大大降低了手术后的局部复发率。同样,在直肠癌经腹会阴联合切除术(Miles手术)中,同样也应该保持直肠系膜切除的完整性,即腹部组必须沿直肠脏筋膜(或骶前筋膜)分离达盆膈,而不能半途终止于直肠骶骨韧带处,以避免会阴组向上分离时,因解剖切除界面不清而破坏并进入直肠系膜内,导致系膜内结构残留而引起复发。

(六) 盆壁的血管、神经及毗邻

1. 观察闭孔动脉、神经　在骨盆侧壁近闭孔处,寻找闭孔动脉,并追踪至髂内动脉。清除闭孔周围结缔组织,查看伴行在前上方和后下方的闭孔神经和静脉,以及越过其表面的输尿管、输精管或子宫圆韧带。闭孔动脉在闭孔处常向上发出耻骨支,与腹壁下动脉的耻骨支吻合于腔隙韧带(陷窝韧带)的内侧。查看有无因闭孔动脉较细或缺如,使腹壁下动脉的耻骨支增粗而成为异常的闭孔动脉。在股疝手术时应给予注意,以免损伤此血管而引起大出血。

2. 观察髂内动脉的分支　在骶髂关节前找到髂内动脉,清理周围筋膜,查看动脉前方有输尿管经过,后方有腰骶干,后内侧为髂内静脉,外侧为闭孔神经和髂外静脉。沿动脉主干向远侧清理脂肪和伴行静脉,至坐骨大孔(或梨状肌)上缘处分为前、后两干,后干分支全是壁支,前干除发出壁支外,还发出脏支。除已解剖过的闭孔动脉和脏支外,其他壁支有如下几条(图 7 - 11)。

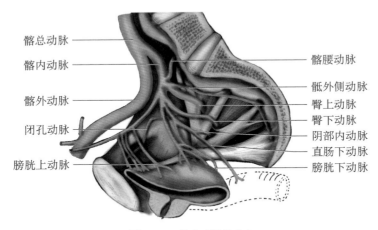

图 7 - 11　髂内动脉的分支

(1) 阴部内动脉:发自前干,沿盆底的梨状肌和骶丛表面下行,至梨状肌下缘出盆。注意该动脉常发出直肠下动脉和膀胱下动脉,如先前未解剖到,应在此寻找。

(2) 臀下动脉:为前干的终末支,穿梨状肌下缘出盆,位置较阴部内动脉高。该动脉常与阴部内动脉合干。

(3) 髂腰动脉:为后干最高的分支,亦可起自髂内动脉本干,行向腰大肌深面。

(4) 骶外侧动脉:发自后干,起点略低于髂腰动脉,沿骶前孔内侧下行。

(5) 臀上动脉:较粗,为后干的延续,经腰骶干和第 1 骶神经前支之间穿梨状肌上缘出盆。

（七）骶丛

观察及清理髂内动脉各分支后,结扎并去除与其伴行的髂内静脉及其属支。清理闭孔神经内侧的筋膜,寻找由腰 4、腰 5 神经前支组成的腰骶干。沿腰骶干向下追踪,清除梨状肌表面的筋膜,可见腰骶干和全部骶神经及尾神经的前支组成的骶丛。其中骶 1 神经前支最为粗大,其他前支较细。骶丛在梨状肌表面呈三角形的扁带,其尖端以坐骨神经指向坐骨大孔。在坐骨神经下方、尾骨肌上缘可找到骶丛的另一分支阴部神经,该神经与阴部内动脉伴行。

用手指触摸坐骨棘,并由此向内依此查看梨状肌下缘的相关结构:坐骨神经,臀下动、静脉,阴部内动、静脉和阴部神经(见图 7 - 4)。

在盆部辨别出上述血管神经后,在臀区或会阴部的解剖中再观察相应的血管神经的全部行程。注意髂内动脉分支的起点变异较多。

（高静琰　李文生）

第八章　会　阴

第一节　概　述

一、境界与分区

会阴（the perineum）是指封闭骨盆下口的全部软组织的总称，呈菱形，其前界为耻骨联合下缘，后界为尾骨尖，前侧界为耻骨弓，后侧界为骶结节韧带，两侧角为坐骨结节。会阴以两侧坐骨结节的连线为界，分为前、后两个三角区。前方是尿生殖区（urogenital region），又称尿生殖三角（urogenital triangle），男性有尿道、女性有尿道和阴道通过。后方是肛区（anal region），也称肛门三角（anal triangle），有肛管通过。临床所称会阴是指外生殖器（女性阴道外口或男性阴茎根）与肛门之间的区域，是解剖学上所指的狭义会阴。

二、血管、神经和淋巴

分布到会阴的动脉、神经主要为阴部内动脉和阴部神经，它们分别发自髂内动脉和骶丛，经梨状肌下孔出盆腔到臀区，绕过坐骨棘经坐骨小孔进入会阴。此外，还有少量内脏神经分布至会阴。会阴的浅静脉汇入股静脉，深静脉汇入盆内静脉。淋巴主要注入腹股沟浅淋巴结。

第二节　肛　区

一、基本要求

（1）肛管的形态、位置及临床意义。

（2）肛门外括约肌的组成、肛门直肠环的组成及其临床意义。

（3）坐骨肛门窝的境界及阴部内血管、阴部神经及其分支的行径。

二、主要内容

（一）肛管

肛管（anal canal）长约 4 cm，上续直肠，向后下绕尾骨尖终于肛门。肛门位于尾骨尖下约

4 cm处,会阴中心体的稍后方。肛门周围皮肤形成辐射状皱褶。

肛门括约肌可分为以下两部分。

1. 肛门内括约肌 肛门内括约肌为肛管壁内环行肌层增厚形成,属不随意肌,有协助排便的作用。

2. 肛门外括约肌 肛门外括约肌为环绕肛门内括约肌周围的横纹肌。按其所在部位的深浅可分为3部分。

(1) 皮下部:为环形肌束,位于肛门周围皮下,不附着于骨。皮下部上缘与肛门内括约肌的下缘相邻,两者之间有直肠纵行肌、肛提肌及其筋膜共同组成的肛门肌间隔穿行。此肌间隔为弹性纤维束,向下一部分绕肛门内括约肌下缘止于白线及痔环;另一部分穿肛门外括约肌皮下部至肛周皮肤。手术切断皮下部肌束不致引起大便失禁。

(2) 浅部:位于皮下部的深面,呈前后椭圆形方向围绕肛管下部,肌束前方止于会阴中心腱,后方附着于尾骨尖。

(3) 深部:在浅部的上方,为较厚的环形肌束,其最深部的肌纤维与肛提肌的耻骨直肠肌融合。肛门外括约肌的深部与浅部是控制排便的重要肌束(图8-1)。

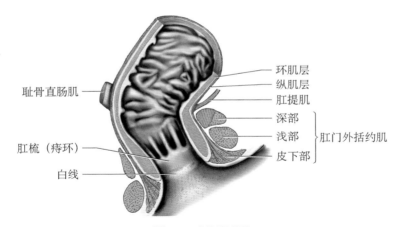

图8-1 肛门括约肌

肛管直肠环由耻骨直肠肌、肛门外括约肌的深部和浅部、直肠纵行肌的下部及肛门内括约肌共同围绕在肛管与直肠交接处的强大肌环。此环对肛管具有重要的括约作用,如被切断,即可引起大便失禁(图8-2)。

(二) 坐骨肛门窝

1. 境界 坐骨肛门窝(ischioanal fossa),又称坐骨直肠窝(ischiorectal fossa),位于肛提肌下方、肛管两侧,为成对的锥形间隙(图8-3)。其窝底向下为肛门两侧的浅筋膜及皮肤,窝尖向上由肛提肌与闭孔内肌汇合而成,表面覆盖盆膈下筋膜与闭孔内肌筋膜,内侧壁的下部为肛门外括约肌,上部为肛提肌、尾骨肌及覆盖它们的盆膈下筋膜,外侧壁的下部为坐骨结节内侧面,上部为闭孔内肌及其筋膜,前壁为会阴浅横肌及尿生殖膈,后壁为臀大肌下缘及其筋膜和深部的骶结节韧带。坐骨肛门窝向前延伸至肛提肌与尿生殖膈之间,形成前隐

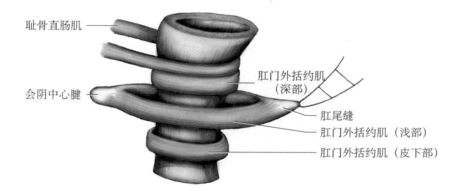

图 8‑2 肛管直肠环示意图

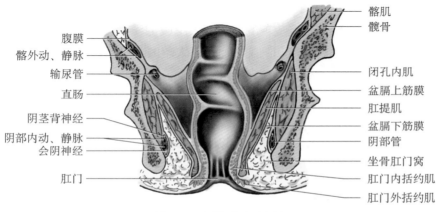

图 8‑3 坐骨肛门窝示意图

窝;向后延伸至臀大肌、骶结节韧带与尾骨肌之间,形成后隐窝。窝内除有肛管、肛门括约肌、血管、淋巴管、淋巴结及神经外,尚有大量的脂肪组织,称坐骨肛门窝脂体,排便时利于肛管扩张,并具有弹性垫的作用。由于窝内脂肪的血供欠佳,直肠和肛管感染时容易形成脓肿或瘘管。同时,窝周围的结构均较薄弱,因此,脓肿可溃破皮肤、直肠,甚至肛提肌。当坐骨肛门窝脓肿引流超过 50 ml 时,应考虑是否有骨盆直肠脓肿穿破肛提肌的可能。

2. 血管、神经和淋巴 阴部内动脉起自髂内动脉前干,经梨状肌下孔出盆,绕过坐骨棘后面,穿坐骨小孔至坐骨肛门窝。主干沿窝外侧壁上的阴部管(又称 Alcock 管)前行。阴部管是位于坐骨结节上方约 3 cm 处,由包绕阴部神经和阴部内血管的闭孔内肌筋膜形成。在管内,阴部内动脉发出 2～3 支肛动脉,分布于肛管及肛门周围的肌和皮肤,行至阴部管前端时,阴部内动脉改为会阴动脉进入尿生殖区,发出阴囊后动脉(女性称阴蒂后动脉)后,本干改称为阴茎背动脉。阴部内静脉及其属支均与同名动脉伴行。

阴部神经由骶丛发出,与阴部内血管伴行,在阴部管内、阴部管前端的行程、分支和分布皆与阴部内血管相同(图 8‑4)。由于阴部神经在行程中绕坐骨棘,故会阴手术时,常在坐骨结节与肛门连线的中点,经皮刺向坐骨棘下方,进行阴部神经阻滞麻醉。

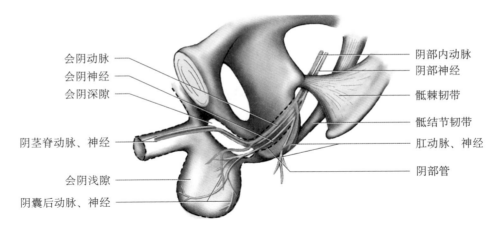

图 8-4 阴部内动脉和阴部神经示意图

肛管、肛门外括约肌、肛门周围皮下的淋巴汇入腹股沟浅淋巴结,然后至髂外淋巴结;也有部分坐骨肛门窝的淋巴沿肛血管和阴部内血管汇入髂内淋巴结。

三、层次解剖

（一）皮肤切口

为便于解剖,可同时作尿生殖区和肛区的皮肤切口。从坐骨结节沿耻骨支向前至耻骨联合,向后沿骶结节韧带弧形至尾骨,再于坐骨结节横行向内,绕肛门旁 1.5 cm 和绕女性阴裂切开皮肤。

（二）层次解剖

1. 坐骨肛门窝内血管、神经的观察 肛区皮肤较厚硬,皮下脂肪组织发达,呈团块状,并含有许多纤维隔,故剥离皮肤可连同部分浅筋膜一并切除。该区浅筋膜充填于整个坐骨肛门窝内,清理过程须注意下列结构的解剖。

（1）于臀大肌下缘深面,即坐骨肛门窝后隐窝内充分清除脂肪组织,以暴露骶结节韧带。

（2）于骶结节韧带深面的坐骨小孔处,查看来自臀区的阴部内动脉和阴部神经,它们进入坐骨肛门窝后,即穿入由闭孔内肌筋膜构成的阴部管内。

（3）打开阴部管,分离出由阴部神经和阴部内动脉发出的肛神经和肛动脉。它们横行经过坐骨肛门窝至肛门,故分离时应与其平行进行,以避免割断。

（4）阴部内动脉和阴部神经发出肛门支后,前者改名为会阴动脉,后者分成阴茎背神经与会阴神经。继续追踪至尿生殖膈后缘,见会阴动脉除发出细小的会阴横动脉至会阴浅横肌外,还发出阴囊后动脉（女性称阴蒂后动脉）,其与会阴神经分出的阴囊后神经一起跨会阴浅横肌至阴囊。会阴动脉本干则改名为阴茎背动脉,与同名神经（女性称阴蒂神经）一起向前进入坐骨肛门窝前隐窝（待尿生殖区解剖）（图 8-5、8-6）。

2. 坐骨肛门窝境界的观察 坐骨肛门窝呈尖向上、底朝下的楔形,内侧壁为肛提肌及其盆膈下筋膜,外侧壁为闭孔内肌及其筋膜,窝的前界为会阴浅横肌,后界为臀大肌下缘。但

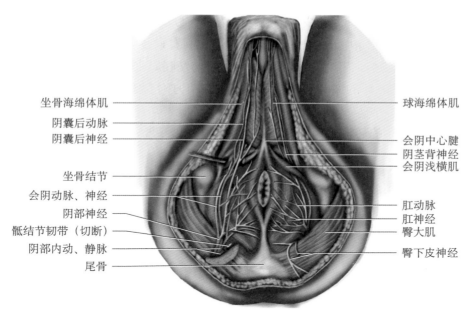

坐骨海绵体肌

阴囊后动脉

阴囊后神经

坐骨结节

会阴动脉、神经

阴部神经

骶结节韧带（切断）

阴部内动、静脉

尾骨

球海绵体肌

会阴中心腱

阴茎背神经

会阴浅横肌

肛动脉

肛神经

臀大肌

臀下皮神经

图 8 - 5　男性会阴的神经和血管

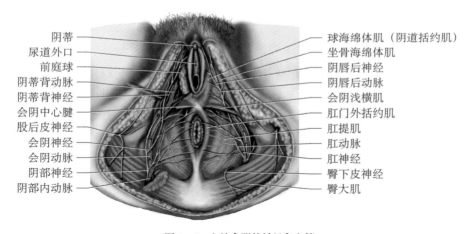

阴蒂

尿道外口

前庭球

阴蒂背动脉

阴蒂背神经

会阴中心腱

股后皮神经

会阴神经

会阴动脉

阴部神经

阴部内动脉

球海绵体肌（阴道括约肌）

坐骨海绵体肌

阴唇后神经

阴唇后动脉

会阴浅横肌

肛门外括约肌

肛提肌

肛动脉

肛神经

臀下皮神经

臀大肌

图 8 - 6　女性会阴的神经和血管

窝还向前、后延伸至尿生殖膈深面和臀大肌下缘深面,分别构成坐骨肛门窝前隐窝和后隐窝。因此,盆膈和尿生殖膈可理解为呈立体的上下位置关系。坐骨肛门窝尖由肛提肌与闭孔内肌汇合而成,表面覆有薄层筋膜。有时两肌之间筋膜因连接不牢而出现裂隙(见盆腔部分),使坐骨肛门窝与盆腔相通。尝试去除筋膜,查看所解剖的标本(见图 8 - 3)。

3. 肛门括约肌

(1)肛门内括约肌:于盆的矢状切面查看由直肠内层环行肌增厚所形成的肛门内括约肌,该肌环绕于肛管,但无括约肛门的作用。

(2)肛门外括约肌:是环绕在内括约肌周围的横纹肌,呈块状,由浅入深可分为 3 部分(见图 8 - 1)。

1）皮下部：是位于肛门周围皮下的环形肌束，其前方附着于会阴中心腱，后方附着于肛尾韧带。肌的上缘与肛门内括约肌下缘相邻，两者之间有直肠纵行肌、肛提肌及其筋膜共同组成的肛门肌间隔穿过，向下附着于肛管的白线、痔环及肛周皮肤。

2）浅部：位于皮下部的深面，为椭圆形肌束，其前方附着于会阴中心腱，后方附着于尾骨尖。

3）深部：为较厚的环形肌束，紧贴肛门内括约肌最深部，并与肛提肌的耻骨直肠肌融合。

第三节　尿　生　殖　区

一、基本要求

尿生殖区的肌肉和筋膜层次及相关动脉、神经和肌肉的毗邻关系。

二、主要内容

（一）尿生殖区的肌肉

尿生殖区肌肉分为浅、深两层：浅层为会阴浅横肌、球海绵体肌（女性称阴道括约肌）和坐骨海绵体肌，深层为会阴深横肌和尿道括约肌（女性称尿道阴道括约肌）。在浅层肌肉层中有会阴中心腱（perineal central tenden）或称会阴体（perineal body），是狭义会阴深面的一个腱性结构，呈楔形，很多会阴肌附着于此，它协助加强盆底肌，特别在女性较大而且有韧性。分娩时，此处受到强烈的伸展与扩张，保护不当易受撕裂，导致相应肌肉松弛，甚至子宫、直肠脱垂等。因此，会阴中心腱在妇产科特别予以重视，并冠以会阴之称。

（二）尿生殖区的筋膜

1. 浅筋膜　浅筋膜分为两层。浅层为脂肪层，较薄，与腹下部和股部的浅筋膜延续；深层呈膜状，称为会阴浅筋膜（superficial fascia of perineum），又称 Colles 筋膜，向后附于尿生殖膈后缘，向两侧附着于耻骨下支和坐骨支，向前与阴囊肉膜、阴茎浅筋膜和腹壁的浅筋膜膜性层（Scarpa 筋膜）相续。

2. 深筋膜　深筋膜也分为两层。浅层的尿生殖膈下筋膜（inferior fascia of urogenital diaphragm）或会阴膜（perineal membrane），覆盖在会阴深横肌和尿道括约肌的下面；深层的尿生殖膈上筋膜（superior fascia of urogenital diaphragm），位于会阴深横肌和尿道括约肌的上面。尿生殖膈下、下筋膜和其中的会阴深层肌组成尿生殖膈（urogenital diaphragm）。尿生殖膈于盆膈下方封闭盆膈裂孔，两者之间为坐骨肛门窝前隐窝（图 8-7）。亦有增强盆底，协助承托盆腔脏器的作用。

（三）会阴间隙

1. 会阴浅隙　会阴浅隙（superficial perineal space）为会阴浅筋膜与尿生殖膈下筋膜之间的间隙（见图 8-7）。筋膜与尿生殖膈上筋膜一起在两侧附着于耻骨弓，后方于尿生殖膈

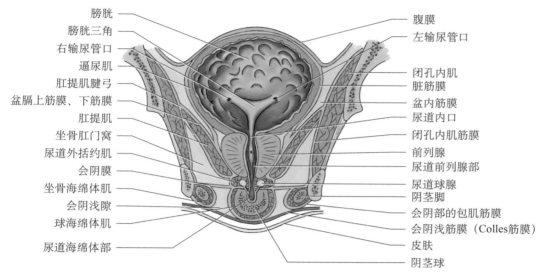

膀胱　　　　　　　　　　　　　　　　　　　　腹膜
膀胱三角　　　　　　　　　　　　　　　　　　左输尿管口
右输尿管口
逼尿肌　　　　　　　　　　　　　　　　　　　闭孔内肌
肛提肌腱弓　　　　　　　　　　　　　　　　　脏筋膜
盆膈上筋膜、下筋膜　　　　　　　　　　　　　盆内筋膜
肛提肌　　　　　　　　　　　　　　　　　　　尿道内口
坐骨肛门窝　　　　　　　　　　　　　　　　　闭孔内肌筋膜
尿道外括约肌　　　　　　　　　　　　　　　　前列腺
会阴膜　　　　　　　　　　　　　　　　　　　尿道前列腺部
坐骨海绵体肌　　　　　　　　　　　　　　　　尿道球腺
会阴浅隙　　　　　　　　　　　　　　　　　　阴茎脚
球海绵体肌　　　　　　　　　　　　　　　　　会阴部的包肌筋膜
尿道海绵体部　　　　　　　　　　　　　　　　会阴浅筋膜（Colles筋膜）
　　　　　　　　　　　　　　　　　　　　　　皮肤
　　　　　　　　　　　　　　　　　　　　　　阴茎球

图 8 - 7　盆和会阴的筋膜示意图

后缘愈合；但会阴浅筋膜向前与阴囊肉膜、阴茎浅筋膜和腹前壁的 Scarpa 筋膜相移行。因此，尿道在浅隙内发生断裂，如尿道球部连同阴茎深筋膜损伤或在尿生殖膈下筋膜与尿道球连接的薄弱处破裂，尿液可渗入浅隙，并沿浅筋膜下扩散到阴囊、阴茎和腹前壁。会阴浅隙内含有：①左、右阴茎海绵体脚和尿道海绵体的尿道球；②尿生殖区的浅层肌，即球海绵体肌、坐骨海绵体肌及会阴浅横肌；③支配尿生殖区肌肉的神经、血管，以及阴囊后神经和动脉。

2. 会阴深隙　会阴深隙（deep perineal space）为尿生殖膈上筋膜与下筋膜之间的间隙（见图 8 - 7）。由于尿生殖膈上、下筋膜在会阴深横肌周围愈合呈封闭状态，因此，通过其中的尿道如破裂，尿液只能渗入会阴深隙内，而不会向外扩散。会阴深隙内含有会阴深横肌和尿道括约肌，男性的尿道球腺和阴茎（阴蒂）背动脉、神经及阴茎深动脉。

（四）阴茎

阴茎根固定在会阴浅隙内，阴茎体和头游离，呈圆柱状。体上面称阴茎背，下面称尿道面。尿道面正中有阴茎缝，与阴囊缝相接。

1. 层次结构　阴茎由外到内依次为如下几层（图 8 - 8）。

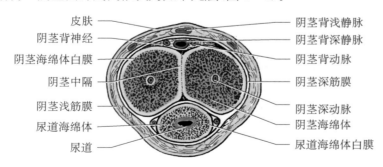

皮肤　　　　　　　　　　　　　　　　阴茎背浅静脉
阴茎背神经　　　　　　　　　　　　　阴茎背深静脉
阴茎海绵体白膜　　　　　　　　　　　阴茎背动脉
阴茎中隔　　　　　　　　　　　　　　阴茎深筋膜
阴茎浅筋膜　　　　　　　　　　　　　阴茎深动脉
尿道海绵体　　　　　　　　　　　　　阴茎海绵体
尿道　　　　　　　　　　　　　　　　尿道海绵体白膜

图 8 - 8　阴茎的层次

（1）皮肤：薄而有伸缩性。

（2）阴茎浅筋膜（superficial fascia of penis）：疏松无脂肪，内有阴茎背浅静脉及淋巴管。该筋膜四周分别移行于阴囊肉膜、会阴浅筋膜及腹前外侧壁的浅筋膜膜性层。

（3）阴茎深筋膜（deep fascia of penis）：又称 Buck 筋膜，包裹阴茎的 3 条海绵体，前端始于冠状沟，后续于腹白线，在耻骨联合前面有弹性纤维参加形成阴茎悬韧带。此筋膜深面与白膜之间有阴茎背深静脉（正中）和阴茎背动脉和阴茎背神经（两侧）。故做包皮切除术或阴茎手术时，可在阴茎根背面两侧施行阴茎背神经阻滞麻醉。

（4）白膜（albuginea）：分别包裹 3 条海绵体，阴茎海绵体部略厚，尿道海绵体部较薄，左、右阴茎海绵体之间形成阴茎中隔。

2. 血管、神经和淋巴　阴茎的血供主要来自阴茎背动脉和阴茎深动脉。阴茎背动脉穿行于阴茎深筋膜与白膜之间，阴茎深动脉则经阴茎脚进入阴茎海绵体。

阴茎有阴茎背浅静脉和阴茎背深静脉。前者收集阴茎包皮及皮下的小静脉，经阴部外浅静脉汇入大隐静脉；后者收集阴茎海绵体和阴茎头的静脉血，向后穿过耻骨弓状韧带与会阴横韧带之间进入盆腔，分左、右支汇入前列腺静脉丛（图 8 - 9）。

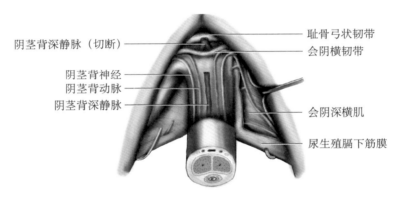

阴茎背深静脉（切断）　　耻骨弓状韧带
　　　　　　　　　　　　会阴横韧带
阴茎背神经
阴茎背动脉
阴茎背深静脉　　　　　　会阴深横肌
　　　　　　　　　　　　尿生殖膈下筋膜

图 8 - 9　阴茎的血管和神经示意图

阴茎皮肤的淋巴管注入两侧的腹股沟浅淋巴结，深层的淋巴注入腹股沟深淋巴结或直接注入髂内、外淋巴结。

三、尿生殖区的层次解剖

（一）浅层结构

皮肤较薄，被有阴毛，富有汗腺和皮脂腺。浅筋膜疏松，故剥离皮肤不宜过深，以免损伤深层结构。浅筋膜可分为脂肪层和膜性层两层。脂肪层位于皮下，为少量的脂肪组织。剔去脂肪层，深面为薄而透明的膜性层，又称会阴浅筋膜或 Colles 筋膜。该筋膜两侧附着于耻骨弓，向前移行为阴囊肉膜、阴茎浅筋膜和腹前壁的 Scarpa 筋膜（暂不解剖）。

（二）深层结构

1. 会阴浅隙　用探针或解剖镊挑起会阴浅筋膜，其深面即为会阴浅隙。该筋膜覆盖在

3块会阴浅层肌(浅隙内),即球海绵体肌(女性称阴道括约肌)、坐骨海绵体肌和会阴浅横肌的表面。撕去筋膜,查看上述肌肉分别位于尿道球(女性称前庭球)、阴茎海绵体(女性称阴蒂海绵体)的表面和尿生殖三角的后缘。会阴浅横肌的肌束较稀疏,其内侧端的附着点即为会阴中心腱。将女性阴道括约肌(大阴唇深面)的中份切断,翻起肌肉即见深面的前庭球。横行切断前庭球,其构造略似海绵体,由静脉丛和纤维结缔组织构成。在分离上述肌肉筋膜过程中,注意追踪:①会阴横动脉,在浅隙内,行于会阴浅横肌的表面,该动脉较细,可与对侧同名动脉吻合;②阴囊后动脉、神经,分别自会阴动脉和神经发出,向前跨过会阴浅横肌入会阴浅隙,行向阴囊;③会阴神经肌支,有数支,其中浅支支配会阴浅隙内的肌肉,深支穿入会阴深隙分布于会阴深层肌(见图8-4、8-6)。

2. 会阴深隙　在会阴中心腱旁 0.5 cm 处,切断会阴浅横肌,翻向外侧。解剖尿生殖膈:由浅入深小心切开并揭起尿生殖膈下筋膜,该筋膜较薄。剔除筋膜,深面为呈横行方向的会阴深横肌,其围绕尿道的部分称尿道括约肌(女性称尿道阴道括约肌)。局部切开并翻起会阴深横肌,深面为菲薄的尿生殖膈上筋膜。注意:尿生殖膈上、下筋膜两侧亦附着于耻骨弓;后方与会阴浅筋膜一起于尿生殖膈后缘愈合;前缘在耻骨联合下方愈合,并增厚形成会阴横韧带,亦称骨盆横韧带。从而理解会阴深隙是一四边封闭的间隙,而会阴浅隙是一向前开放的间隙。在会阴横韧带与耻骨下缘的耻骨弓状韧带之间,有阴茎(阴蒂)背深静脉通过。于坐骨肛门窝前隐窝处进一步清理脂肪,追踪离开阴部管的阴茎背神经、动脉,它们穿尿生殖膈上筋膜进入会阴深隙。切开附着于耻骨支的阴茎脚,分离出神经、血管。因其行径位置较深,故不必追踪。女性的阴蒂背动脉和神经穿会阴深横肌的外侧缘,在阴蒂脚的深面向前直达阴蒂背部(不必解剖)(见图8-4、8-9)。

四、阴茎的层次解剖

(一)浅层结构

阴茎的皮肤较薄,皮下组织疏松,故具有较大的伸展性,其向前延伸为双层套状的阴茎包皮。从阴茎颈向后至耻骨联合,纵行切开阴茎体背面的皮肤,并于切口两端再作环切。翻开皮肤,见阴茎浅筋膜内有多条互相吻合的阴茎背浅静脉。该筋膜与会阴浅筋膜、腹前壁的 Scarpa 筋膜及阴囊肉膜相连续(见图8-8)。

(二)深层结构

同皮肤切口,将浅筋膜连同静脉一并翻起,深面为阴茎深筋膜。该筋膜前端于阴茎颈,后端续于腹白线,并以阴茎悬韧带附着于耻骨联合前面。小心切开阴茎背面的深筋膜,于正中线分离出单一的阴茎背深静脉,该静脉向后穿过耻骨弓状韧带与会阴横韧带之间的裂隙,汇入盆腔静脉丛。在静脉两侧,依次分离与其伴行的阴茎背动脉和阴茎背神经。它们在阴茎脚深面,穿尿生殖膈下筋膜到会阴浅隙,最后绕至阴茎背面,故阴茎手术可在阴茎根背面两侧施行阴茎背神经的阻滞麻醉(见图8-8)。

(三)阴茎海绵体

于阴茎体中份横行切断阴茎,观察分别包裹3条海绵体表面的白膜。该膜为致密结缔组织,其中阴茎海绵体白膜厚于尿道海绵体白膜,在左、右阴茎海绵体之间,白膜还形成阴茎中隔。于阴茎背面,沿中隔一侧切开阴茎海绵体,观察与阴茎轴垂直的中隔裂隙,该裂隙为沟通左、右侧海绵体的腔隙。白膜内面连有构成海绵体的海绵体小梁,小梁之间为充有血液的腔隙,并有小动脉开口。于阴茎海绵体和尿道海绵体断端的中央,分别分离出阴茎深动脉和尿道,前者由阴茎背动脉发出,经阴茎脚进入阴茎海绵体(不必追踪)(见图 8-8、8-9)。

(高静琰)

第九章 脊 柱 区

第一节 概 述

脊柱区（The vertebral region）也称背区（The back），是指脊柱及其后方和两侧软组织所共同组成的区域。

一、 境界与分区

（一）境界

上达枕外隆凸和上项线，下至尾骨尖。两侧自上而下为斜方肌前缘、三角肌后缘上份、腋后襞、腋后线、髂嵴后份、髂后上棘和尾骨尖的连线。

（二）分区

脊柱区自上而下可分为以下各区：

1. **项区** 项区（nuchal region）上界为枕外隆突和两侧的上项线，下界为第 7 颈椎棘突至两侧肩峰的连线。

2. **胸背区** 胸背区（thoracodorsal region）上界为项区的下界，下界为第 12 胸椎棘突、第 12 肋下缘至第 11 肋前份的连线。

3. **腰区** 腰区（lumbar region）上界为胸背区下界，下界为两髂嵴后份和两髂后上棘的连线。

4. **骶尾区** 骶尾区（sacral coccyx region）是两髂后上棘与尾骨尖三点间所围成的三角区。

二、 表面解剖

1. **肩胛骨** 其背面高耸的骨嵴为肩胛冈。两侧肩胛冈内侧端的连线平第 3 胸椎棘突。上肢下垂时可触及肩胛骨上角平第 2 肋骨、下角平第 7 肋骨。

2. **棘突** 在后正中线上可摸到大部分椎骨的棘突。第 7 颈椎棘突较长，末端不分叉，在皮下形成一个隆起，常作为计数椎骨的标志。

3. **骶骨** 骶正中嵴下端有一凹陷感，为第 4、第 5 骶椎椎板未融合形成的生理性缺陷，即骶管裂孔。裂孔两侧有向下的突起，称骶角，体表易触及，常作为骶管麻醉的进针定位标志。骶正中嵴外侧的隆嵴为骶外侧嵴,是经骶后孔作骶神经阻滞麻醉的标志。

4. 髂嵴和髂后上棘 髂嵴为髂骨翼的上缘,髂嵴后端的突起为髂后上棘,两侧髂后上棘的连线平第 2 骶椎棘突,两侧髂嵴最高点的连线平对第 4 腰椎棘突。

5. 第 12 肋 竖脊肌外侧可触及此肋,有时较短,易将第 11 肋误认为第 12 肋,以致腰部的切口过高,有损伤胸膜的可能。

6. 脊肋角 竖脊肌外侧缘与第 12 肋的交角,称脊肋角(vertebrocostal angle),肾位于该角深部。肾疾患时,该处常有叩击痛或压痛,也是肾囊封闭常用的进针部位。

第二节　脊柱周围的软组织

一、基本要求

背部浅层肌的层次安排及胸腰筋膜的结构特征。

二、主要内容

脊柱区由浅入深有皮肤、浅筋膜、深筋膜、肌层、血管神经等软组织和脊柱、椎管及其内容物等结构。

（一）**浅层结构**

1. 皮肤 皮肤厚而致密,移动性小,有较丰富的毛囊和皮脂腺。

2. 浅筋膜 浅筋膜致密而厚实,含有较多脂肪,并有许多结缔组织纤维束与深筋膜相连。项区上部的浅筋膜含纤维较多,故特别坚韧,腰区的浅筋膜含脂肪较多。

3. 皮神经 皮神经均来自脊神经后支(图 9-1)。

（1）项区:颈神经后支的皮支主要有枕大神经和第 3 枕神经。枕大神经是第 2 颈神经后支的分支,在上项线下方、斜方肌的起点处浅出,伴枕动脉的分支上行,分布至枕部皮肤。第 3 枕神经是第 3 颈神经后支的分支,穿斜方肌浅出,分布于项区上部的皮肤。

（2）胸背区:胸神经后支的皮支在棘突两侧浅出。上部皮神经几乎呈水平位向外侧走行;下部分支斜向外下,分布至胸背区和腰区的皮肤。第 12 胸神经后支的分支可分布至臀区。

（3）腰区:腰 1~3 神经后支的外侧支组成臀上皮神经,行经腰区,穿胸腰筋膜浅出,越过髂嵴,分布至臀区上部。其在髂嵴上方浅出处比较集中,此部位在竖脊肌外侧缘附近。腰部急剧扭转时,该神经易受损伤,是腰腿痛的常见原因之一。

（4）骶尾区:骶、尾神经后支的皮支在髂后上棘至尾骨尖连线上的不同高度,分别在臀大肌起始部浅出,分布至骶尾区的皮肤。骶 1~3 神经后支的皮支组成臀中皮神经。

4. 浅血管 项区的浅动脉主要来自枕动脉、椎动脉和肩胛背动脉等分支;胸背区来自肋间后动脉、肩胛背动脉和胸背动脉等分支;腰区来自肋下动脉和腰动脉的分支;骶尾区来自臀上、下动脉等分支。各动脉均有伴行的静脉。

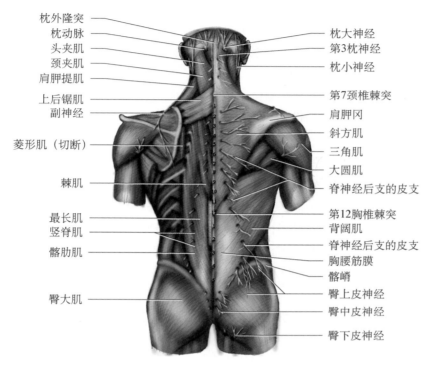

枕外隆突
枕动脉
头夹肌
颈夹肌
肩胛提肌
上后锯肌
副神经
菱形肌（切断）
棘肌
最长肌
竖脊肌
髂肋肌
臀大肌

枕大神经
第3枕神经
枕小神经
第7颈椎棘突
肩胛冈
斜方肌
三角肌
大圆肌
脊神经后支的皮支
第12胸椎棘突
背阔肌
脊神经后支的皮支
胸腰筋膜
髂嵴
臀上皮神经
臀中皮神经
臀下皮神经

图 9-1　背部浅层和深层结构

（二）深筋膜

项区和胸背区的深筋膜较薄弱，骶尾区的深筋膜与骶骨背面的骨膜相连接。第 12 肋与髂嵴之间的深筋膜增厚，并分为前、中、后 3 层，称胸腰筋膜(thoracolumbar fascia)（图 9-2）。

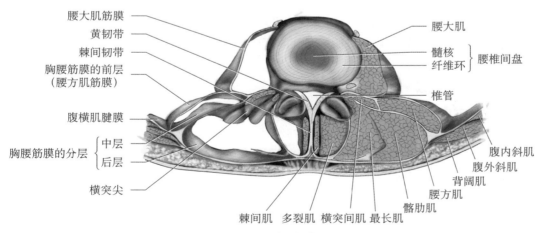

腰大肌筋膜
黄韧带
棘间韧带
胸腰筋膜的前层
（腰方肌筋膜）
腹横肌腱膜
胸腰筋膜的分层 { 中层 后层
横突尖

腰大肌
髓核 } 腰椎间盘
纤维环
椎管
腹内斜肌
腹外斜肌
背阔肌
腰方肌
髂肋肌

棘间肌　多裂肌　横突间肌　最长肌

图 9-2　胸腰筋膜

1. 胸腰筋膜后层　胸腰筋膜后层覆于竖脊肌的后面，与背阔肌和下后锯肌腱膜相连接，向下附于髂嵴，内侧附于腰椎棘突和棘上韧带，外侧在竖脊肌外侧缘与中层连接，形成竖脊肌鞘。

2. 胸腰筋膜中层 胸腰筋膜中层位于竖脊肌与腰方肌之间,内侧附于腰椎横突尖和横突间韧带,外侧在腰方肌外侧缘与前层连接,形成腰方肌鞘,并作为腹横肌起始部的腱膜,向上附于第 12 肋下缘,向下附于髂嵴。

3. 胸腰筋膜前层 胸腰筋膜前层位于腰方肌前面,又称腰方肌筋膜,内侧附于腰椎横突尖,向下附于髂腰韧带和髂嵴后份,上部增厚形成内、外侧弓状韧带。

（三）肌层

肌层可分为浅层肌、中层肌和深层肌(见图 9-1)。

1. 浅层肌 浅层肌包括斜方肌、背阔肌和腹外斜肌后部。

(1)斜方肌:位于项区和胸背区上部宽大的扁肌,由副神经支配。血供主要来自颈浅动脉和肩胛背动脉,以及枕动脉和节段性的肋间后动脉。该肌可供肌瓣或者肌皮瓣作移植。

(2)背阔肌:位于胸背区下部和腰区浅层较宽大的扁肌,由胸背神经支配。血供主要来自胸背动脉和节段性的肋间后动脉及腰动脉的分支。该肌可以胸背动脉为蒂,做成转移或游离肌瓣或者肌皮瓣。

2. 中层肌 中层肌有肩胛提肌、菱形肌、上后锯肌和下后锯肌。

3. 深层肌 深层肌常称背部深肌或脊柱固有肌,由一群相互分离、长短不一,相互重叠的肌组成,位于椎骨棘突两侧,具有广泛的起点和止点,从骶骨延伸到颅底,均接受脊神经后支的支配,作用是使脊柱伸直、回旋和侧屈。

(1)夹肌:位于颈部的后外侧份,覆盖竖脊肌的颈部。

(2)竖脊肌:位于上后锯肌、下后锯肌和脊柱区深筋膜的深面,是背深肌中最长、最粗大的肌,以腰部和下胸部最为明显。依照肌纤维的位置和起止点,竖脊肌可分为外侧的髂肋肌,中间的最长肌和内侧的棘肌。

(3)横突棘肌:位于椎骨棘突与横突之间的沟槽内,位置最深,紧靠椎骨。由浅至深依次为半棘肌、多裂肌和回旋肌。半棘肌颈部的深面为头大直肌、头小直肌、头下斜肌和头上斜肌组成的枕下肌。

（四）特殊区域

1. 听诊三角 听诊三角(triangle of auscultation)又称肩胛旁三角,位于斜方肌的外下方,肩胛骨下角内侧的肌间隙。其内上界为斜方肌外下缘,外侧界为肩胛骨脊柱缘,下界为背阔肌上缘,三角的底为薄层脂肪组织、深筋膜和第 6 肋间隙,表面覆以皮肤和浅筋膜,是背部听诊呼吸音最清晰的部位(图 9-3)。

2. 腰上三角 腰上三角(superior lumbar triangle)位于背阔肌深面,第 12 肋下方。其内侧界为竖脊肌外侧缘,外下界为腹内斜肌后缘,上界为第 12 肋。有时由于下后锯肌在第 12 肋的附着处与腹内斜肌后缘相距较近,则下后锯肌也参与构成一个边,共同围成一个四边形的间隙。三角的底为腹横肌起始部的腱膜。腱膜深面有 3 条与第 12 肋平行排列的神经,自上而下为肋下神经、髂腹下神经和髂腹股沟神经(图 9-4)。腱膜的前方有肾和腰方肌。肾手术的腹膜外入路必经此三角。当切开腱膜时,应注意保护上述 3 条神经。

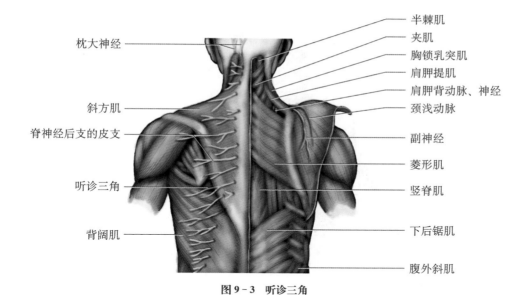

图 9 - 3　听诊三角

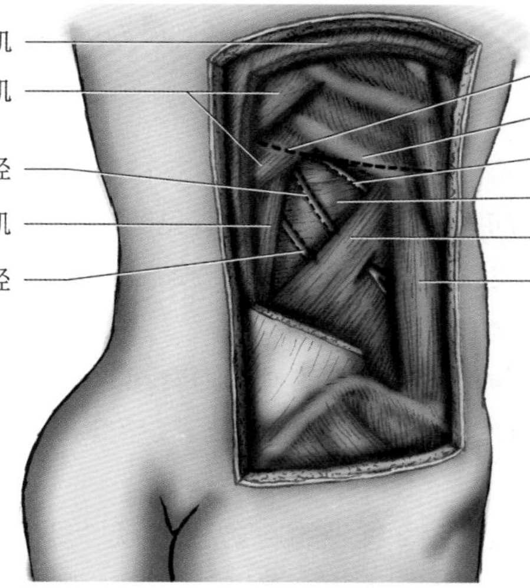

图 9 - 4　腰上三角

3. 腰下三角　腰下三角(inferior lumbar triangle)由髂嵴、腹外斜肌后缘和背阔肌前下缘围成,三角的底为腹内斜肌,表面仅覆以皮肤和浅筋膜(图 9 - 5)。此三角为腹后壁的又一薄弱区,也会发生腰疝。

三、层次解剖

(一)皮肤切口

使尸体处于俯卧位,作下列切口,将皮肤翻向两侧至斜方肌前缘或腋后线:

(1)自枕外隆突向下到骶骨正中嵴沿身体后正中线切开皮肤;

(2)自枕外隆突向外沿两侧的上项线至乳突;

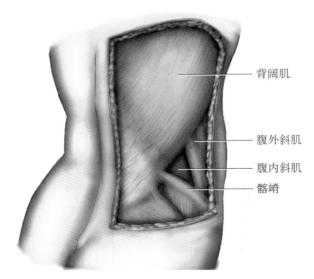

背阔肌

腹外斜肌

腹内斜肌

髂嵴

图 9-5　腰下三角

（3）自第 7 颈椎棘突至肩峰；

（4）自正中切口下端向外沿髂棘至髂前上棘。

（二）项部的层次解剖

1. 浅筋膜　浅筋膜厚而致密，与皮肤紧密相连，含有较多的脂肪。在浅筋膜中有很多浅血管和皮神经。因此，在清除浅筋膜的同时，注意寻找（见图 9-1）。

2. 显露斜方肌　在项部把皮肤向外翻至显露斜方肌的外侧缘为止，而背部翻至腋后线为止（见图 9-1）。

3. 解剖枕动脉　在斜方肌与胸锁乳突肌的枕骨附着部之间的间隙内寻找。大约于枕外隆突外侧一横指处可见到该动脉有一小段横行向内上，以后穿过斜方肌附着部至皮下，分布于枕部皮肤（见图 9-1）。

4. 解剖枕大神经　枕大神经为颈 2 神经的后支，紧靠枕动脉的内侧，在斜方肌附着部穿出至皮下，向上分为 2 条分支，与动脉一起分布于枕部皮肤（见图 9-1）。

5. 观察枕淋巴结　在上述枕动脉与枕大神经之外侧，即斜方肌止点的外侧缘，可找到几个细小的枕淋巴结。它们收集枕部的淋巴液，然后注入颈深淋巴结。

（三）背部的层次解剖

1. 观察脊神经后支　背部的皮神经来自脊神经的后支，每 1 支分为内侧支与外侧支，两支皆有小分支至肌肉，其中一支穿过肌肉至皮下而成为皮神经。在胸部上方 6 条皮神经为后支的内侧支，其穿出肌肉至皮下的位置靠近于正中线，可以在齐肩胛冈水平线，离正中线 2 cm 处找出胸 2 神经作为代表。下方 6 条皮神经来自胸神经后支的外侧支，其与中线的距离较远（3～4 cm），找出 1～2 条即可（见图 9-1）。

2. 观察肋间后动脉的后支　背部的浅血管是肋间后动脉的后支，与上述神经伴行（见图 9-1）。

3. 观察斜方肌及背阔肌 清理浅层肌肉表面的筋膜(见图9-1、9-5)。

(1)观察斜方肌:在背部上份,起自枕外隆凸、项韧带及12个胸椎棘突,止于锁骨、肩峰及肩胛冈。在斜方肌上端横行切断它在枕骨上的起点。再在项、胸部棘突外侧一横指处,轻轻纵行切断该肌的起点,将肌片翻向外侧。然后在它深面肩胛提肌的浅面寻找副神经及与该神经伴行的颈横动脉降支,它们由上而下沿肩胛骨内侧缘行走。

(2)观察背阔肌:在背部下份,起自下6个胸椎棘突、胸腰筋膜和髂嵴后部,止于上肢肱骨结节间沟底。在髂嵴上方,查看由背阔肌前缘、髂嵴上缘与腹外斜肌后缘之间构成的腰下三角。沿腱膜的外侧缘切断背阔肌的肌性部分,将肌肉翻向外侧,可见此肌有部分纤维起自下位3根肋骨的外面。

(3)观察菱形肌:位于斜方肌深面,起自下位颈椎与上位胸椎棘突,止于肩胛骨脊柱缘。在棘突附近纵行切断该肌,翻向外侧,检查进入该肌的颈横动脉的降支和肩胛背神经。

4. 观察深筋膜及胸腰筋膜 清理剩余的浅筋膜,观察深筋膜。背部的深筋膜较薄,而向下至腰部,则显著增厚,称为胸腰筋膜。该筋膜分前、中、后3层,包裹竖脊肌、腰方肌(见图9-2)。

(四)腰部的层次解剖

1. 浅筋膜 腰区上部的浅筋膜为很薄的疏松结缔组织,不易与深筋膜分开,下部的浅筋膜与臀部的浅筋膜相连,为较厚的脂肪层,为了避免伤及深筋膜,清理浅筋膜时可沿髂嵴作一切口,在此切口的外侧端沿腹外侧部再作一纵切口,此处脂肪性的浅筋膜与致密的深筋膜可以明显分开,注意不要伤及深筋膜。

2. 观察脊神经后支 腰部的皮神经为腰1～3神经后支的外侧支,在竖脊肌外侧缘穿出深筋膜为臀上皮神经,可于髂嵴稍上方找寻。

3. 观察腰动脉的后支 腰部的浅血管是腰动脉的后支,与上述神经伴行。

4. 观察背阔肌和腹外斜肌的起点 在深筋膜的覆盖下,可见到背阔肌起自胸腰筋膜后层,肌纤维向外上方集中,到达上肢。在外侧部可见到起自下位8根肋骨的锯齿状的腹外斜肌起始部,被背阔肌所覆盖,其纤维方向与背阔肌相交成锐角。

5. 观察下后锯肌 在肩胛骨下角水平处切断背阔肌,将之向后正中线翻去,可见到背阔肌深面的下后锯肌,并可看到背阔肌和下后锯肌都是起始于胸腰筋膜的后层。下后锯肌的止点是下位4根肋骨的背面。与下后锯肌在同一层次,于腹部外侧腹外斜肌的深面,可以看到腹内斜肌。下后锯肌、腹内斜肌与竖脊肌之间有一间隙,由腹横肌的腱膜所填补,该间隙即腰上三角,腹膜后脓肿常从此突出(见图9-4)。

6. 观察腹横肌 切断下后锯肌于肋骨上的止点,并向下翻,清理腹横肌腱膜,可见其内侧缘与胸腰筋膜相连。纵行切开胸腰筋膜后层,可看到竖脊肌。在该肌深面,可见到胸腰筋膜中层,腹横肌腱膜在后、中两层遇合处与胸腰筋膜相连,向外侧,腹横肌腱膜即转变为腹横肌的肌性部分,位于腹内斜肌的深面。腹横肌腱膜上缘在第12肋与第1腰椎横突之间,甚坚强,称腰肋韧带(lumbocostal ligament)。肾手术时有时需切断此韧带,以扩大手术入路。

7. 观察腰方肌 切开腹横肌腱膜,向内侧翻开,可见到胸腰筋膜中层的前面有腰方肌。该肌下至髂嵴,上达第12肋,在其前方有胸腰筋膜前层,向外与腹横肌深面的腹横筋膜中层相融合。在胸腰筋膜前层有一层筋膜,属于腹内筋膜(abdominal internal fascia),这部分腹内筋膜即为腰方肌筋膜。

8. 观察髂腹下神经和肋下神经 在腰方肌前斜跨过一相当粗的神经即髂腹下神经,该神经向外侧行走跨过肾脏下份的后方,以后穿出腹横肌,走行于腹横肌与腹内斜肌之间。在第 12 肋下缘处不远的地方找到肋下神经,该神经在第 12 肋尖端处即穿过腹横肌,走行于该肌与腹内斜肌之间。

9. 观察第 12 肋与肾的位置关系 左侧第 12 肋斜跨过左肾中份的后面,几乎将左肾分为上、下两等份。在右侧,第 12 肋斜跨过右肾上 1/3 处。第 12 肋为肾手术时很重要的标志,一般在此上方即为胸膜腔。可切断第 11 肋的一部分,打开胸腔及胸膜腔,仔细观察肾后面与第 12 肋的毗邻。

10. 观察肾旁脂肪 在髂腹下神经的前方,特别是下方近髂窝的部分可以见到较厚的脂肪层,为腹膜后组织。此处的组织由于是在肾的后面及外侧,故称肾旁脂肪(pararenal fat)。观察肾旁脂肪的范围及厚薄程度等特点。在上方(近第 12 肋处)将肾脏推向前,可以发现肾旁脂肪能与肾筋膜后层自然分离。剖开肾后筋膜,即可见到肾脂肪囊。

11. 经腰部到达肾的手术层次 由浅至深依次为:皮肤、浅筋膜、深筋膜、背阔肌或腹外斜肌、下后锯肌或腹内斜肌、腹横肌腱膜、腰方肌、腹横筋膜及髂腹下神经、肋下神经等、腹膜后组织(肾旁脂肪)、肾后筋膜、肾脂肪囊而到达肾的后面。

第三节　背部深层及脊柱

一、 基本要求

背部由浅入深进入椎管的层次结构。

二、 层次解剖

1. 斜方肌深面的颈夹肌、头夹肌及半棘肌的解剖 清理项部斜方肌深面的头夹肌、颈夹肌和头半棘肌。在枕外隆突外两指处,于头半棘肌表面解剖出枕动脉及枕大神经,沿棘突两侧纵行切断头夹肌,向外翻开,再以水平方向在上项线的附着处切断头半棘肌(保留枕大神经),把头半棘肌翻向外,细心清除该肌深面的结缔组织,可见到一个三角区,为枕下三角(suboccipital triangle)。此三角的内上界为头后大直肌,外上界为头上斜肌,外下界为头下斜肌。在三角内,可见到颈 1 神经的后支——枕下神经,它支配头后大、小直肌、头上斜肌和头下斜肌。在枕下三角附近还可找到向外侧行走的椎动脉,它位于枕下神经深面,向内穿寰枕后膜经枕骨大孔入颅腔。在头下斜肌下缘可见到颈 2 神经的后支——枕大神经的起始部分,枕动脉与该神经伴行(图 9-6)。

2. 上、下后锯肌的解剖 上后锯肌很薄,位于菱形肌的深面,起于下位两个颈椎棘突和上位两个胸椎棘突,止于第 2~5 肋(见图 9-1)。下后锯肌位于背阔肌的深面,起自下位两

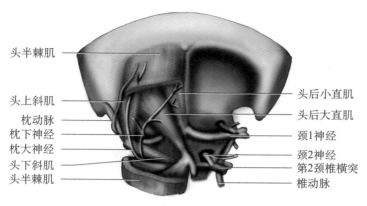

图 9 - 6　枕下三角

个胸椎棘突和上位两个腰椎棘突,止于第 9～12 肋(见图 9 - 4)。沿脊柱棘突两旁纵行切断该两肌,清理两肌深面的竖脊肌。该肌粗壮,左右成对,起自骶骨、腰椎棘突和胸腰筋膜,向上分别止于肋骨、椎骨的横突和棘突及颞骨的乳突。

3. 脊柱后面结构的解剖　在背部正中依次清理皮肤、浅筋膜和棘上韧带。清除脊柱两旁的竖脊肌,暴露整个脊柱后面的棘突及椎板,观察棘间韧带、黄韧带、椎板和横突间韧带(图 9 - 7、9 - 8)。

4. 椎管的内容物　椎管(vertebral canal)是由所有椎骨的椎孔通过椎骨间连接而形成的管道,内有脊髓、脊神经根、脊髓被膜、血管和脂肪等组织。椎管上端与枕骨大孔连接,下至尾骨。其前壁由椎骨体的后面、椎间盘及其后面的后纵韧带等构成。其后壁由椎弓板及黄韧带交替组成。两侧为椎弓根和椎间孔,椎间孔是脊神经进出椎管的通路。椎管的上端接近圆形,其颈段和腰段适应脊髓的颈、腰骶膨大而相应增大略呈三角形。胸段的椎管容积较小,呈圆柱形。在骶骨内椎管(也称骶管)变得宽而大。由于胸段椎管较狭窄,所以此部的椎体结核或椎管内肿瘤及脊柱骨折等,容易挤压脊髓和神经根而发生相应的临床症状(图 9 - 7、9 - 8)。

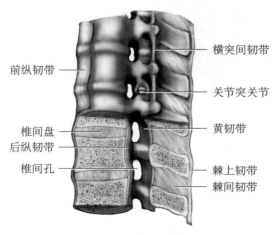

图 9 - 7　脊柱的韧带

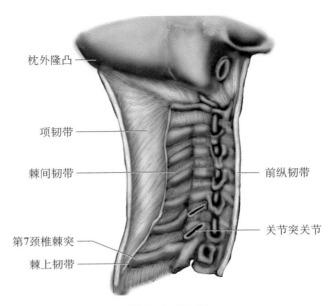

枕外隆凸

项韧带

棘间韧带

前纵韧带

关节突关节

第7颈椎棘突

棘上韧带

图 9 - 8　项韧带

　　将附着在棘突上的竖脊肌向两侧分离开,然后在棘突外 2 cm 处用钢锯按上下方向推拉,将椎板锯断。再于第 2 颈椎和第 5 腰椎下缘横断黄韧带,取下椎板,可见到硬膜外隙(epidural space)。其中充满脂肪、疏松结缔组织和椎内静脉丛等。清除椎管内的疏松结缔组织,观察硬脊膜,它向下至第 2 骶椎水平,构成一条细的纤维索,包绕在终丝周围。硬脊膜囊末端距离骶骨裂孔约 6 cm 处(图 9 - 9)。

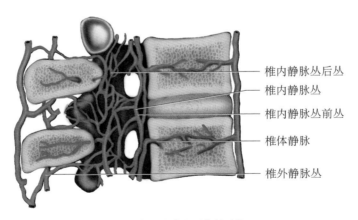

椎内静脉丛后丛

椎内静脉丛

椎内静脉丛前丛

椎体静脉

椎外静脉丛

图 9 - 9　椎骨矢状切示椎静脉丛

　　5. 脊髓被膜的解剖

　　(1) 剖开硬脊膜:沿着硬脊膜后方正中轻轻地作一纵切口,将它向两侧翻起。

　　(2) 观察蛛网膜:此膜是一层薄而透明的无血管膜,在活体上贴近硬脊膜,但在尸体上由于脑脊液已消失。因此,它不与硬脊膜紧贴,而与深面的软脊膜贴近,硬脊膜和蛛网膜之间有潜在的硬膜下腔。

（3）观察软脊膜：纵行切开蛛网膜，观察软脊膜与脊髓紧贴在一起，故不能将它们分开。软脊膜与蛛网膜之间的腔隙称蛛网膜下隙（subarachnoid space），内含有脑脊液。蛛网膜下隙向上与颅内的同名腔相通，向下扩大形成终池，池的下端终止于第 2 骶椎水平（图9-10）。

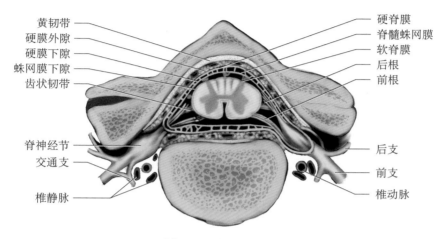

黄韧带　硬膜外隙　硬膜下隙　蛛网膜下隙　齿状韧带　脊神经节　交通支　椎静脉　硬脊膜　脊髓蛛网膜　软脊膜　后根　前根　后支　前支　椎动脉

图 9-10　脊髓及其被膜

6. 脊髓的外形　脊髓呈稍扁的圆柱形，上端在枕骨大孔处与脑干的延髓相连，下端平齐第 1 腰椎下缘。后面正中可见一后正中沟，两侧有后外侧沟，有脊神经后根根丝附着，在脊神经后根上有一膨大的脊神经节。注意观察此神经节的位置。

（1）观察脊髓膨大：位于第 4 颈椎至第 2 胸椎范围内的颈膨大和位于第 10 胸椎至第 1 腰椎范围内的腰骶膨大，脊髓末端的脊髓圆锥，成人位于第 1 腰椎水平。

（2）观察齿状韧带：脊髓的两侧前后根之间自软脊膜至硬脊膜的一片三角形薄膜为齿状韧带，借此可将脊髓分为前后两半。

（3）观察终丝：第 2 腰椎以下的终丝及其周围有脊神经构成的马尾，马尾浸泡在蛛网膜下隙内，该腔隙较大。因为脊髓位于第 1 腰椎以上，故于此处作穿刺抽取脑脊液，不致损伤脊髓。

（孙　燕）

中英文名词对照索引

Koch 三角　triangle of Koch　155

A

鞍隔　diaphragma sellae　92

B

白膜　tunica albuginea　173
半环线　semicircular line　172
半月线　linea semilunaris　162
背裂　dorsal fissure　195
背区　the back　239

C

耻骨后间隙　retropubic space　217

D

大脑镰　cerebral falx　91
胆总管　common bile duct　188
骶前间隙　presacral space　217
骶前筋膜　presacral fascia　217
骶尾区　sacral coccyx region　239
第二肝门　secondary portal of live　194
动脉　artery　2

F

乏特壶腹　ampulla of Vater　189
肺段支气管　segmental bronchi　135,140
肺根　pulmonary root　135
肺门　hilum of lung　135
肺韧带　pulmonary ligament　133
肺叶支气管　lobar bronchi　140
封套筋膜　investing fascia　53
腹白线　linea alba　161
腹部　the abdomen　161
腹股沟管　inguinal canal　166
腹股沟管浅环　superficial inguinal ring　168
腹股沟韧带　inguinal ligament　170
腹股沟三角　inguinal triangle　168
腹股沟斜疝　indirect inguinal hernia　168
腹股沟直疝　direct inguinal hernia　168
腹膜外组织　extraperitoneal tissue　164
腹腔　abdominal cavity　161

腹直肌鞘　sheath of rectus abdominis　172

G

肝蒂　hepatic pedicle　194
肝镰状韧带　falciform ligament of liver　176
肝门　porta hepatis　194
肝门静脉　hepatic portal vein　200
肝肾隐窝　hepatorenal recess　177
肝十二指肠韧带　hepatoduodenal ligament　177
肝胃韧带　hepatogastric ligament　177
肝胰壶腹　hepatopancreatic ampulla　189
肝右后下静脉　right posterior inferior hepatic vein　197
肝右静脉　right hepatic vein　197
肝圆韧带　ligamentum teres hepatis　176
肝中静脉　middle hepatic vein　197
肝总管　common hepatic duct　188
肝左静脉　left hepatic vein　197
左、右肝管　left or right hepatic duct　188
肛管　anal canal　229
肛门三角　anal triangle　229
肛区　anal region　229
弓状线　arcuate line　172
肱二头肌内侧沟　medial groove of biceps brachii　6
肱二头肌外侧沟　lateral groove of biceps brachii　6
股管　femoral canal　103,105
股环　femoral ring　106,166
股环隔　femoral septum　176
股鞘　femoral sheath　105
股三角　femoral triangle　103
股疝　femoral hernia　167
腘窝　popliteal fossa　115

H

海绵窦　cavernous sinus　92
海氏三角　Hesselbach's triangle　168
颌下三角　submandibular triangle　50
喉结　laryngeal prominence　51
后连合　posterior commissure　96
滑液鞘　synovial sheath　29
会阴　the perineum　229
会阴膜　perineal membrane　234
会阴浅筋膜　superficial fascia of perineum　234

会阴浅隙　superficial perineal space　234
会阴深隙　deep perineal space　235

J

肌　muscle　2
肌腱袖　musculotendinous cuff　30
肌腔隙　lacuna musculorum　104
肌三角　muscular triangle　50
脊柱区　the vertebral region　239
颊咽筋膜　buccopharyngeal fascia　53
甲状腺悬韧带　suspensory ligament of thyroid gland　66
腱滑液鞘　synovial sheath of tendon　43
腱膜下层　subaponeurotic space　89
腱系带　mesotendon　44
腱纤维鞘　fibrous sheath of tendon　44
精索　spermatic cord　173
颈部　the neck　50
颈动脉结节　carotid tubercle　51
颈动脉三角　carotid triangle　50
颈后区　posterior region of neck　51
颈后三角　posterior triangle of neck　50
颈筋膜　cervical fascia　52
颈筋膜浅层　superficial layer of cervical fascia　53
颈筋膜深层　deep layer of cervical fascia　53
颈筋膜中层　middle layer of cervical fascia　53
颈前区　anterior region of neck　50
颈深筋膜　deep cervical fascia　52
颈外侧区　lateral region of neck　50
静脉　vein　2
局部解剖学　regional anatomy　1

K

颏下三角　submental triangle　50
阔筋膜　fascia lata　102

L

肋膈隐窝　costodiaphragmatic recess　133
淋巴管　lymphatic vessel　2
淋巴结　lymph node　2
颅骨外膜　periosteum　89

M

卵巢悬韧带　suspensory ligament of ovary　223
帽状腱膜　galea aponeurotica　89
门静脉高压症　portal hypertension　201

N

脑蛛网膜　cerebral arachnoid mater　90
内、外侧肌间隔　medial and lateral brachial intermuscular septum　19
尿生殖膈　urogenital diaphragm　234

尿生殖膈上筋膜　superior fascia of urogenital diaphragm　234
尿生殖膈下筋膜　inferior fascia of urogenital diaphragm　234
尿生殖区　urogenital region　229
尿生殖三角　urogenital triangle　229
颞筋膜　temporal fascia　88
颞下窝　infratemporal fossa　82

P

膀胱三角　trigone of bladder　225
膀胱子宫陷凹　vesicouterine pouch　223
盆壁筋膜　parietal pelvic fascia　217
盆部　the pelvis　214
盆膈　pelvic diaphragm　215
盆膈上筋膜　superior fascia of pelvic diaphragm　215
盆膈下筋膜　inferior fascia of pelvic diaphragm　215
盆筋膜　pelvic fascia　216
盆脏筋膜　visceral pelvic fascia　217
皮肤　skin　1
脾肾韧带　splenorenal ligament　180

Q

脐　umbilicus　162
气管前间隙　pretracheal space　53
气管前筋膜　pretracheal fascia　53
前连合　anterior commissure　96
浅筋膜　superficial fascia　1
腔隙韧带　lacunar ligament　103

R

乳糜池　cisterna chyli　207

S

三边孔　triangular space　8
三叉神经节　trigeminal ganglion　93
上肢　the upper limb　5
舌下间隙　sublingual space　80
深环　deep inguinal ring　164
深筋膜　deep fascia　1
神经　nerve　2
神经点　nervous point　51
肾段　renal segment　205
十二指肠悬韧带　suspensory ligament of the duodenum　180
食管后隐窝　retroesophageal recess　144
食管系膜　mesoesophagus　144
收肌腱裂孔　adductor tendinous opening　106
手背静脉网　dorsal venous rete　47
四边孔　quadrangular space　8
锁骨上大窝　greater supraclavicular fossa　50

锁骨上小窝　lesser supraclavicular fossa　51
锁骨下窝　infraclavicular fossa　5,131
锁胸筋膜　clavipectoral fascia　9

T

听诊三角　triangle of auscultation　242
头　the head　73

W

腕尺侧管　ulnar carpal canal　25
腕桡侧管　radial carpal canal　25
网膜孔　epiploic foramen　178
网膜囊　omental bursa　178
胃床　stomach bed　179
胃脾韧带　gastrosplenic ligament　180
窝间韧带　interfoveolar ligament　175

X

下颌后窝　posterior mandibular fossa　83
下颌下间隙　submandibular space　53
下肢　the lower limb　99
陷窝韧带　lacunar ligament　176
项部　nuchal region　50
项区　nuchal region　239
小脑幕　tentorium of cerebellum　91
小脑上脚　superior cerebellar peduncle　95
小脑中脚　middle cerebellar peduncle　93
小网膜　lesser omentum　177
心　heart　151
心包　pericardium　143
心包横窦　transverse sinus of pericardium　144
心包前下窦　anteroinferior sinus of pericardium　144
心包腔　pericardial cavity　143
心包斜窦　oblique sinus of pericardium　144
星点　asterion　74
胸背区　thoracodorsal region　239
胸壁　the thoracic wall　130
胸部　the thorax　130
胸导管　thoracic duct　145
胸骨上窝　suprasternal fossa　51
胸膜　pleura　133
胸膜顶　cervical pleura　133
胸膜腔　pleural cavity　133
胸膜隐窝　pleural recesses　133
胸内筋膜　endothoracic fascia　133
胸腔　the thoracic cavity　130
胸锁乳突肌区　sternocleidomastoid region　50
胸腰筋膜　thoracolumbar fascia　170,241
血管腔隙　lacuna vasorum　104

Y

咽后间隙　retropharyngeal space　53

腰背筋膜　lumbodorsal fascia　170
腰区　lumbar region　239
腰上三角　superior lumbar triangle　242
腰下三角　inferior lumbar triangle　243
咬肌间隙　masseteric space　79
腋窝　axillary fossa　5
胰管　pancreatic duct　198
翼点　pterion　74
翼腭窝　pterygopalatine fossa　82
翼下颌间隙　pterygomandibular space　79
隐静脉裂孔　saphenous hiatus　103
硬膜外隙　epidural space　248
硬脑膜　cerebral dura mater　90
右段间裂　right intersegmental fissure　196
右冠状动脉　right coronary artery　154
右叶间裂　right interlobar fissure　196
鱼际间隙　thenar space　40

Z

掌内侧肌间隔　medial intermuscular septum of palm　38
掌浅弓　superficial palmar arch　7
掌深弓　deep palmar arch　7
掌外侧肌间隔　lateral intermuscular septum of palm　38
掌中间隙　midpalmar space　40
枕三角　occipital triangle　50
枕下三角　suboccipital triangle　246
支气管肺段　bronchopulmonary segment　135
直肠膀胱陷凹　rectovesical pouch　223
骶曲　sacral flexure　226
直肠后间隙　retrorectal space　217
会阴曲　perineal flexure　226
直肠系膜　mesorectum　219
直肠子宫陷凹　rectouterine pouch　223
指背腱膜　dorsal aponeurosis　46
终板　lamina terminalis　96
蛛网膜颗粒　arachnoid granulations　90
主支气管　principal bronchus　140
椎动脉三角　triangle of the vertebral artery　67
椎管　vertebral canal　247
椎前间隙　prevertebral space　53
椎前筋膜　prevertebral fascia　53
纵隔后淋巴结　posterior mediastinal lymph node　146
纵隔淋巴结　mediastinal lymph node　145
纵隔前淋巴结　anterior mediastinal lymph node　145
左段间裂　left intersegmental fissure　196
左冠状动脉　left coronary artery　152
左叶间裂　left interlobar fissure　195
坐骨肛门窝　ischioanal fossa　230
坐骨直肠窝　ischiorectal fossa　230

主要参考文献

1. 于彦铮. 局部解剖学. 上海：上海医科大学出版社，1993.
2. 于彦铮. 局部解剖学. 上海：复旦大学出版社，2005.
3. Anne MR，Agur，Arthur FD. 左焕琛主译. Grant 解剖学图谱. 15 版. 上海科学技术出版社，2011.
4. 彭裕文. 局部解剖学. 7 版. 北京：人民卫生出版社，2008.
5. 刘树伟，李瑞锡. 局部解剖学. 8 版. 北京：人民卫生出版社，2013.
6. 柏树令，应大君. 系统解剖学. 8 版. 北京：人民卫生出版社，2014.
7. 全国科学技术名词审定委员会. 人体解剖学名词. 2 版. 北京：科学出版社，2014.
8. 王怀经，应大君. 局部解剖学. 3 版. 北京：高等教育出版社，2014.
9. Patrick WT. Grant's Dissector. 15th ed. Philadelphia：Lippincott Williams & Wilkins，2013.
10. 刘树伟. 人体断层解剖学图谱. 济南：山东科学技术出版社，2014.
11. 张红旗. 系统解剖学. 上海：复旦大学出版社，2015.

图书在版编目（CIP）数据

局部解剖学/李文生主编. —上海：复旦大学出版社，2016.7（2019.1 重印）
（复旦博学）
基础医学本科核心课程系列教材
ISBN 978-7-309-12054-7

Ⅰ. 局…　　Ⅱ. 李…　　Ⅲ. 局部解剖学-医学院校-教材　　Ⅳ. R323

中国版本图书馆 CIP 数据核字（2015）第 319184 号

局部解剖学
李文生　主编
责任编辑/魏　岚　谢　强

复旦大学出版社有限公司出版发行
上海市国权路 579 号　邮编：200433
网址：fupnet@ fudanpress. com　　http://www. fudanpress. com
门市零售：86-21-65642857　　团体订购：86-21-65118853
外埠邮购：86-21-65109143　　出版部电话：86-21-65642845
崇明裕安印刷厂

开本 787 × 1092　1/16　印张 16.75　字数 357 千
2019 年 1 月第 1 版第 2 次印刷

ISBN 978-7-309-12054-7/R · 1532
定价：62.00 元